U0455654

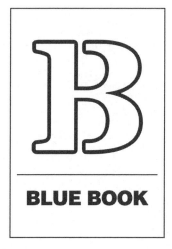

BLUE BOOK

智 库 成 果 出 版 与 传 播 平 台

"十三五"国家重点图书出版规划项目

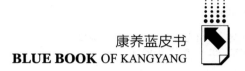

康养蓝皮书
BLUE BOOK OF KANGYANG

中国康养产业发展报告（2022~2023）

ANNUAL REPORT ON KANGYANG INDUSTRY OF CHINA (2022-2023)

主　编／何　莽
副主编／彭　菲　杜　洁
　　　　沈　山　崔永伟

社会科学文献出版社
SOCIAL SCIENCES ACADEMIC PRESS（CHINA）

图书在版编目（CIP）数据

中国康养产业发展报告. 2022~2023 / 何莽主编
. --北京：社会科学文献出版社，2023.7
（康养蓝皮书）
ISBN 978-7-5228-1848-1

Ⅰ.①中…　Ⅱ.①何…　Ⅲ.①医疗保健事业-产业发
展-研究报告-中国-2022-2023　Ⅳ.①R199.2

中国国家版本馆 CIP 数据核字（2023）第 095750 号

康养蓝皮书
中国康养产业发展报告（2022~2023）

主　　编／何　莽
副 主 编／彭　菲　杜　洁　沈　山　崔永伟

出 版 人／冀祥德
组稿编辑／任文武
责任编辑／连凌云
责任印制／王京美

出　　版／社会科学文献出版社·城市和绿色发展分社（010）59367143
　　　　　地址：北京市北三环中路甲 29 号院华龙大厦　邮编：100029
　　　　　网址：www. ssap. com. cn
发　　行／社会科学文献出版社（010）59367028
印　　装／三河市东方印刷有限公司

规　　格／开　本：787mm×1092mm　1/16
　　　　　印　张：21　字　数：316 千字
版　　次／2023 年 7 月第 1 版　2023 年 7 月第 1 次印刷
书　　号／ISBN 978-7-5228-1848-1
定　　价／128.00 元

读者服务电话：4008918866

康养蓝皮书编委会

主　编　何　莽

副主编　彭　菲　杜　洁　沈　山　崔永伟

编　委　方远平　胡安安　李　星　黎耀奇　林芳花
　　　　牛玉欣　王成慧　王学峰　杨德进　杨政伟
　　　　于江泳　张凯旋　甄　艳　朱高儒

主要编撰者简介

何　莽　男，中山大学旅游学院副院长，副教授，博士生导师，兼任广东省重大行政决策论证专家、中国老年学和老年医学学会康养分会副主委。主要研究方向为康养旅游与大数据，流动性与健康，旅游扶贫与乡村振兴，休闲与运动管理等。作为"康养"概念界定者与《康养蓝皮书》编委会发起人，自 2016 年起担任主编，连续出版了 2017 年、2018 年、2019 年、2020 年、2021 年《康养蓝皮书：中国康养产业发展报告》，在康养业界和学界产生了较强的社会影响。首次发布即引起社会高度关注，在当代中国经济与社会发展高端智库平台皮书数据库和中国皮书网的搜索排名中，"康养蓝皮书"的搜索点击率和下载量一直位居前十。蓝皮书所界定的康养概念及倡导的康养理念被社会广泛接受，在康养产业发展、康养旅游规划等领域具有重要的社会影响。

彭　菲　女，浙江大学哲学博士，加拿大阿尔伯塔大学交流研究生，现为中山大学旅游学院特聘副研究员，浙江省休闲学会会员，主要研究方向：康养旅游、积极老龄化、社区养老。在国内外重要期刊、学术会议发表论文近 20 篇；主持、参与国家级和省部级课题 8 项，主持市、校级课题 5 项，其中 2 项被评为优秀课题；参与 10 余项区域休闲与康养规划项目。

杜　洁　女，山东省委党校毕业，现任中老年人才信息中心、全国中老年网总编，养老服务消费课题组常务副组长、办公室主任。主要负责中国老龄协会（全国老龄办）老年人才信息主办项目——"百家智慧健康康养老共建单位"和"百家智慧健康康养老共建社区"的推行和落实；统筹并落实"孝文化主题系列活动——《孝老情·跟党走》全国巡演"，目前已经成功举办四十多场，社会效益显著；同时担任副主编出版了国家"十三五"重点图书出版规划项目《康养蓝皮书：中国康养产业发展报告》。

沈 山 男，博士，教授，城乡规划学和人文地理学硕士生导师，国家注册城乡规划师，江苏师范大学敬文书院院长，江苏康养产业研究院负责人，住房和城乡建设部城乡建设标准化委员会专家委员，国土空间规划专业委员会专家委员，国家全域旅游示范区评估专家，云南省规划委员会专家委员，江苏省区域发展研究会常务理事。主要研究方向：地域文化与旅游规划，康养政策与市场战略，区域协同与城市规划。

崔永伟 男，农业农村部规划设计研究院农业工程信息研究所副所长，高级经济师。主要研究方向：乡村振兴政策与规划，农业农村发展战略与信息化，康养农业发展。参加多项国际和国家级课题，主持完成亚行"中国政府农业投入政策研究"和农业农村部"优势特色产业集群发展""农村社会事业监测评价指标体系研究""农业农村信息化研讨及推广服务""我国粮食安全的人均标准研究"等项目，主持近200个规划和可研咨询项目，负责50多个项目评审评估工作。发表中英文论文30余篇，出版著作9部。

摘　要

　　站在推进实施"十四五"规划的关键之年，高质量发展成为各地方政府施政决策和产业发展的重要方向。在持续多年的跟踪调研过程中，《康养蓝皮书》编委会充分意识到标准对于康养产业高质量发展的重要性和迫切性，由标准缺失导致的问题已经成为制约行业发展的短板。总报告以康养产业标准为切入点，初步建立了中国康养标准数据库。经调研发现，在为数不多与康养相关的标准中，标准层次和领域发展较为失衡，康养产业标准化进程相对迟滞，管理体制尚不清晰，在技术、人才和经费支持上也不足，康养产业标准化急需突破众多短板制约。基于问题导向，为加快我国康养产业标准化进程，总报告最后从组织结构、基础研究、体系优化、跟踪问效与财政支持等方面提出相关建议，以期促进我国康养产业的健康、有序发展。

　　分报告重点关注康养农业和气候康养两个主要康养领域。在康养农业领域，休闲农业转型康养渐成趋势，但康养休闲农业的概念内涵及发展业态尚未成熟，专门针对康养休闲农业的标准体系不全、数量较少，阻碍了先进经验推广和休闲农业发展。气候康养历来是蓝皮书的关注重点之一，分报告对国内避寒型气候康养的相关研究进行梳理，发现我国避寒型气候康养的研究仍处于初级阶段，尚未形成较为成熟的体系。报告对避寒型气候康养的定义与内涵、分类与特点及近些年国内研究现状等方面进行了归纳总结，并提出了"十四五"时期避寒型气候康养目的地发展的展望。

　　评价报告共有两篇。区域评价报告在完善各数据库的基础上，更新了全国康养20强市和100强县榜单。整体而言，康养强市、强县的总体变化较

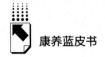
小，但也呈现出值得关注的趋势：一是康养产业的发展不受行政区域规划限制，呈现出跨省、跨区域集聚的特征。如河南省焦作市、山西省运城市、福建省三明市等；二是资源、环境、区位等要素是决定地方康养发展水平的核心因素；三是经济越发达的省份，康养政策发展的稳定性就越弱，广东与江苏即为典型代表。总体而言，通过连续五年跟踪调研，发现各地康养产业实现可持续发展主要有资源驱动、政策引领、项目推动、运营推广、标准牵头五种模式。温泉康养效果评价报告以情景实验法探索影响温泉康养效果的核心因素，发现视觉摄入依然在温泉康养中占据主要位置，但触觉摄入，特别是水环境因素却是温泉康养效果的决定性前提，揭示了多感官摄入广度对恢复体验的积极影响作用。

专题报告共有四篇，分别从康养政策、社区建筑适老化改造、老年人养老旅游、粤澳跨境康养休闲等方面对当前康养产业的若干热点进行回应。其中，康养政策报告发现，虽然大多数地方都立足于当地资源、区位和经济条件等制定发展康养产业的相关政策，但康养政策在经济较为发达的地区持续性较弱。社区建筑适老化改造报告重点围绕社区空间特点，从完善社区空间组织结构、建立社区无障碍空间体系、植入社区适老化空间模块三方面提出更新设计策略。老年人养老旅游报告基于社会情绪选择理论，对老年人的旅游动机和旅游阻碍因素进行解释。粤澳跨境康养休闲报告结合横琴粤澳深度合作区建设背景，进一步分析我国康养产业解除转型桎梏的关键机遇，建议围绕横琴合作区设立"全国康养旅游改革压力试验基地"，并提出相应的发展构想和保障措施。

案例与借鉴报告共有四篇，通过对老易养集团、兴文县中医药旅游、专业康养社区、国际健康城市标准等国内外先进发展案例的梳理和分析，为我国其他地区地方政府和康养企业以康养标准促进产业高质量发展提供了经验借鉴。

关键词： 康养产业　高质量发展　康养标准　标准体系

康养标准引领新发展
健康中国谱写新篇章

——为《康养蓝皮书：中国康养产业发展报告（2022~2023）》作序

　　随着人民生活水平的提升和老龄化社会的到来，健康、养生与养老成为最受关注的热门话题。进入"十四五"，高质量发展康养产业，既能培育出推动经济增长的新产业，更是增进社会福祉的新选择。《康养蓝皮书》作为康养概念主要提出者和科学界定者，自2017年起连续五年发布，每年的研究报告皆有翔实的数据支撑，获得了社会广泛好评。在广泛传播康养理念及推动我国康养产业发展的过程中，《康养蓝皮书》及其编委会团队发挥了重要作用，已成为康养学界和业界的重要信息交流平台。当编委会邀请我为第六本《康养蓝皮书》，即2022~2023年度《中国康养产业发展报告》作序时，我欣然依允。

　　据我所知，《康养蓝皮书》采编成员主要来自中组部选派的西部博士服务团，是一个跨专业、跨部门和跨区域的大型专家团队，既能深刻理解国家大政方针，又能扎根基层掌握最真实的一线信息，这说明《康养蓝皮书》绝不是"拍脑袋"来的，而是扎实的实地调研与严谨的理论研究互相结合、相互促进。《康养蓝皮书》编委会依托于中山大学旅游学院和全国中老年网，对大量鲜活素材、信息数据与最新案例进行编辑整理，产生了系列有影响力的成果，如把健康、养生、养老解构为三个连续性变量，从而为康养构建出一个三维空间，凝练了康养概念内核，拓展了康养概念外延，也使得康养业态更加丰富；并基于这一新概念构建了康养产业体系及区域康养可持续

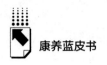

发展指标，对各地康养发展具有一定科学参考价值，每年精选数个康养发展最新案例并对其进行科学解析，皆能为我国康养项目建设与投资提供借鉴。

最新版《康养蓝皮书》敏锐地把握到了标准对我国康养产业高质量发展的重要性，科学、完善的标准体系是产业良性发展的重要前提。最新版《康养蓝皮书》不仅将当前康养标准缺失、行业缺乏规范等问题摆上了桌面，更是对健康、养生、养老等国内所有可能与康养相关的各类标准进行深入、系统、全面、科学的梳理，尤其加强对国外相关标准建设的经验借鉴，以期推进我国康养的标准化进程，促进康养产业健康、有序发展。另外，从今年《康养蓝皮书》的内容来看，编委会团队一如既往地关注康养前沿问题，分析总结了攀枝花等康养先行者在标准化上的经验得失，探讨各区域如何发挥康养资源优势以加速康养产业发展。尤其值得一提的是，这一版《康养蓝皮书》对适老化改造标准、老年友好型城市等做了非常多的研究，对如何让老年人过上更舒适、更便捷的康养生活，分别从理论、制度和方法等多个层面加以研究，使得这些研究报告充满了人文情怀和社会责任感。

最后，衷心祝贺《中国康养产业发展报告（2022~2023）》成功发布，希望《康养蓝皮书》能够越办越好，编委会团队能够持之以恒，为国家康养发展贡献更大力量！

第十届全国人大常委会副委员长

顾秀莲

002

前 言

习近平总书记在党的二十大报告中指出，要把保障人民健康放在优先发展的战略位置，建立生育支持政策体系，实施积极应对人口老龄化国家战略。这意味着医养康养结合的养老服务体系正加快建设，标志着"康养"已正式纳入国家顶层设计。而随着"健康中国"战略的全面推进和老龄化时代的到来，"康养"成为学界和业界进行理论与实践探索的热点。

辞别"十三五"，喜迎"十四五"。自首部《康养蓝皮书：中国康养产业发展报告》发布以来已经走过五个年头，今年已经是《康养蓝皮书》连续发布的第六年。但时至今日，国内对康养概念内涵和康养产业体系范围界定尚未达成一致，受老龄化社会和养老产业发展相对成形的影响，人们对"康养"的理解和产业划分往往难以跳出"养老"的概念界定。其实早在《中国康养产业发展报告（2017）》中，《康养蓝皮书》就首次对康养概念的内涵和边界进行梳理，认为"康养"与"健康"、"养老"等概念相比更具包容性，是"主要结合外部环境以改善人的身体和心智并使其不断趋于最佳状态的行为活动，是健康、养生、养老等概念的统称"。康养概念的系统界定对产业发展具有重要意义：一是与"健康"相比，康养是一种生活方式，"以康为目的，以养为手段"，预防为主、防治结合，因此不仅限于医疗、健康等领域，而且衍生到预防保健、健康管理、后期康复等诸多领域，覆盖健康、亚健康等不同群体；二是与"养生"相比，康养不仅致力于身体健康，同样关注精神层面的丰富和生命质量的提升，所以红色旅游、研学旅游等皆属康养活动；三是与"养老"相比，康养需求贯穿"孕—

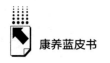

婴—幼—少—青—中—老"全生命周期,康养应拓展到母婴保健、青少年成长、中年养生等多个产业领域。总而言之,康养是贯穿个体全生命周期、涵盖多个年龄段群体,更注重以预防、调理和康复为目的的系统性行为。在这一界定的指引下,康养产品更加多元化和大众化,同时对康养产业划分产生了重要影响。

《中国康养产业发展报告(2017)》的发布引起了新华网、人民网、中国网等主流媒体的广泛报道,康养产业也由此进入大众视野,并逐渐得到业界和学界的充分认可,充满发展潜力的康养市场也持续受到社会各界的广泛关注。在社会各界的热切期盼下,2018~2021年《中国康养产业发展报告》相继发布。2018年以区域康养产业发展为主题,创新性提出区域康养产业可持续发展能力指标体系,逐步建设起区域康养可持续发展数据库、政策库、企业库等,并首次对外发布全国康养10强市和50强县榜单。2019年聚焦资本与市场,优化区域康养产业可持续发展能力指标体系,更新了康养产业可持续发展能力的20强市和60强县榜单,并从产业发展要素、康养项目和业态等层面介绍了康养产业发展的前沿动态。2020年关注新冠疫情下康养产业面临的挑战与机遇,提出四大业态依附与五类资源集群发展的康养产业生态体逐步形成。2021年关注文旅康养赋能乡村振兴的模式,重点关注大中型康养企业与细分康养业态的发展情况,探讨疫情对各类康养业态产生的具体影响。

站在推进实施"十四五"规划的关键之年,2022年康养产业发展总体呈现稳中向好态势。随着新冠疫情对我国康养产业的影响持续降低,国内经济形势逐步回暖,同时中央关于"健康产业将发展为国民经济支柱性产业"的定调以及近年相当规模的支持性政策,表明康养产业发展的战略地位大幅上升。然而,机遇始终与挑战并存。在人口老龄化快速发展及产业结构持续推进的背景下,高质量发展成为各地方政府的"命题作文",康养产品及服务已由"从无到有"、"从少到多"的数量需求,转变为"从有到优"、"从量到质"的质量需求,但是在缺乏统一标准与规范化建设的掣肘下,火热的康养市场如同建立在海市蜃楼之上。因此,立足新时期康养产业高质量发展要求，构建康养产业标准体系，积极推进康养产业标准化进程，已经成为产业发展的重要任务。

基于此，为探究当前我国康养产业标准化发展情况，同时掌握各区域康养产业发展的最新动态，《康养蓝皮书》编委会推出了最新的康养标准数据库，同时持续做好往年工作，跟踪调研国内各省、市、区（县）等各级地方政府的康养动态，更新康养政策数据库、康养企业数据库和项目库，并延续采用康养产业可持续发展能力评价体系，更新推出全国康养20强市和100强县榜单。本年度报告在全国康养产业发展基础上，着重关注当前我国康养产业标准的发展情况，分析推进康养产业标准化进程所面临的难题，结合相关地区和城市的标准化特点，分析案例特征、吸收先进经验，最终形成《中国康养产业发展报告（2022~2023）》，包括总报告、分报告、评价篇、专题篇、案例与借鉴篇等五个部分，共有14篇报告。

总报告首先梳理了2022年我国康养产业的宏观发展环境：一是居民健康需求持续上升且多元化趋势显著；二是社会多方力量积极参与，康养外延不断扩大，诸如康养培训、健康保险等新型业态不断涌现；三是康养产业不断走向体系化，业态格局趋于稳定，主要业态的消费客群和产品服务趋于成熟。可以肯定的是，我国康养产业的发展前景是确定和可期的。然而，在产业高速发展过程中，诸如康养内涵与外延不清、产品与服务质量参差不齐、市场缺乏监督管理、产业缺乏权威性标准等乱象同样不可忽视，标准化水平低以及由此引发的产品服务纠纷与市场发展不规范正成为制约康养产业壮大的短板。在此基础上，报告重点关注"康养标准及标准化进程"，调研发现，目前国内并无官方界定的康养产业统计分类，因此康养相关标准呈现出融合性特征。在为数不多的康养相关标准中，标准层次和领域发展较为失衡，具体表现为：一是国家标准和行业标准缺位严重，现有标准以地方标准为主，其中四川省和攀枝花市表现突出；二是服务标准较多，管理标准较少，养老领域标准占比最高，森林和中医药康养标准相对成熟；三是参与主体不对等，在政府主导标准化进程中，企业参与度有待提高。同时，康养产业标准化的管理体制尚不清晰，既缺少专门的"康养产业标准化技术委员

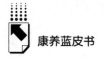

会"和统一管理的组织机构，在技术人才和经费支持上更是不足，康养产业标准化急需突破众多短板制约。因此，虽然我国康养市场处于黄金发展时期，但标准化工作进展迟滞已成为制约我国康养产业高质量发展的重要因素，因此必须尽快构建高质量发展的标准体系，加快康养产业标准化进程。

分报告包括康养休闲农业标准、国家地理标志产品、避寒型气候康养目的地三个分析报告。康养休闲农业标准研究报告发现目前针对康养休闲农业领域的标准较少，体系尚未构建，阻碍了产业发展和先进技术经验推广，认为有必要进一步加强康养休闲农业理论研究，并以标准化为载体促进产业发展。国家地理标志产品研究梳理我国国家地理标志产品的发展情况，选取广东新会陈皮为案例加以剖析发展的问题与困境，运用康养规划和农产品相关的理论，借鉴知名康养农业的建设经验，将农业优势与康养发展相融合，探讨康养农业开发的价值，为更多国家地理标志产品的康养农业新模式提供发展对策。避寒型气候康养目的地研究报告从国内避寒型气候康养目的地的定义与内涵、研究现状、分类及特点等方面进行论述，指出未来国内避寒型气候康养目的地应注重旅游配套条件建设，尽快出台"中国避寒宜居地"评价标准。

评价报告共有两篇。康养产业的区域可持续发展能力评价报告是历年来的重点报告，2022年继续沿用上年评价体系，加强对过往上榜市县的"回头看"和跟踪调研，更新了中国康养20强市（地级）和100强县（市）。报告调研发现，西南区域康养产业发展水平继续领跑，山西、陕西两省发展潜力强劲。尤为值得关注的是，康养产业发展呈现出跨省、跨区域集聚的特征，如河南省焦作市、山西省运城市、福建省三明市等，省域交界处城市的康养产业呈现连片化发展格局，资源环境类似的区县相互学习，具有先发优势的康养区县引领产业发展；与此同时，经济越发达的省份，康养政策发展的稳定性就越弱，例如广东省和江苏省。从区域康养产业发展模式来看，已基本形成资源驱动、政策引领、项目推动、运营推广、标准牵头这五类模式。温泉康养评价报告关注各类环境的感官摄入对温泉康养者的影响，以情景实验法探索影响温泉康养效果的核心因素。

　　专题篇则分别从康养政策、社区建筑适老化改造、老年养老旅游、粤澳跨境康养休闲等方面对 2022 年康养产业的若干热点进行回应。康养政策是《康养蓝皮书》持续调研的重要领域，在 2018 年和 2020 年均有专题报告，此为六年来第三篇专题报告。本年度的政策报告重点分析各地"十四五"规划中的康养板块，发现内容主要涉及智慧助老、乡村振兴、产业融合、体育环境建设及中医药发展等 5 个方面。同时，基于跟踪调研发现，虽然大多数地方都立足于当地资源、区位和经济条件等制定发展康养产业的相关政策，但康养政策在经济较为发达的地区持续性较弱。

　　案例与借鉴篇从康养社区、康养企业、地方政府和国际城市四个不同角度，对近年来康养产业发展较为良好的区域和市场主体进行案例剖析，以期为我国各级政府和康养企业以康养标准促进产业高质量发展提供经验借鉴。

　　总体而言，《中国康养产业发展报告（2022~2023）》是站在推进实施"十四五"规划的关键之年、加快推进康养产业高质量发展的背景下，以"康养标准与市场规范"为全书主题，以细分康养领域的标准化情况为调研对象，跟踪康养产业发展热点问题，对区域康养产业可持续发展能力进行持续跟踪，试图把我国康养产业中的各细分业态和主要康养领域纳入标准化轨道，从而更好地规范我国康养产业市场，以期推动康养产业走向健康、有序的发展道路。

何　莽

2023 年 4 月于康乐园

目 录 ⬀

I 总报告

II 分报告

III 评价篇

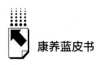

Ⅳ 专题篇

Ⅴ 案例与借鉴篇

皮书数据库阅读**使用指南**

总 报 告
General Report

B.1

2022年中国康养产业标准化发展报告

康养旅游团队*

摘　要： "得标准者得天下"。标准化是康养产业高质量发展的重要技术
支撑。为了解2022年中国康养产业标准化的发展情况，本报告
以截至2023年3月公布的康养标准为调研对象，对与康养产业
密切相关的各类标准进行数据检索、交叉验证和汇总分析，初步
建立了中国康养标准数据库。报告发现，当前我国康养产业标准
化进程缓慢，由此引发的康养产品与服务质量参差不齐、有关业
态发展不规范、市场缺乏监督管理等问题，已经成为制约康养产
业健康壮大的短板。报告进一步对我国康养标准总体情况进行调
研，发现：（1）康养产业分类尚不明确，综合多个与康养相关
的产业分类方法，提出康养产业具备高度融合特征，涵盖与康养
密切相关的一、二、三产业，主要包括康养农业、康养制造业和
康养服务业；（2）共计278项与康养相关的标准中，标准层次

* 指导老师：何莽、彭菲。组员：赵婧、方倩琳、麦志伟、张婧、顾媛霞、游为、李宗霖；执
笔人：李宗霖，中山大学旅游学院。

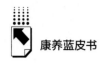
和领域发展失衡，主要表现为：一是国家标准和行业标准缺位严重，现有标准以地方标准为主，其中四川省和攀枝花市表现突出；二是服务标准较多，管理标准较少，养老领域标准占比最高，森林和中医药康养标准相对成熟；三是参与主体不对等，在政府主导标准化进程中，企业参与度有待提高；（3）康养产业标准化的管理体制尚不清晰，既缺少专门的"康养产业标准化技术委员会"和统一管理的组织机构，又缺乏专业科学的标准化理论研究，在技术人才和经费支持上更是不足，康养产业标准化急需突破众多短板制约。基于问题导向，为加快我国康养产业标准化进程，报告最后从组织结构、基础研究、体系优化、跟踪问效与财政支持等方面提出相关建议，以期促进我国康养产业的健康、有序发展。

关键词： 标准化　康养产业　高质量发展

一　引言

站在推进实施"十四五"规划的关键之年，高质量发展成为康养产业发展的重要方向。随着"健康中国"战略深入推进与公众健康意识不断提高，"康养"成为学界和业界进行理论研究与实践探索的热点领域。而在积极老龄化、乡村振兴、生态环境保护等宏观政策影响下，我国产业结构持续调整，康养产业在按下"快进键"、逐渐成为新常态发展下经济增长点的同时，也应构建更加积极向上的新康养生态，推动行业自身健康化、规范化发展。《中国康养产业发展报告（2022~2023）》系统梳理了我国康养产业的不同资源类别与业态形式，发现康养产业发展格局已呈现四大业态向五类资源聚集的趋势，即以旅居、疗愈、运动、研学为代表的四大业态向气候、森林、温泉、中医药和特色农业等康养资源依附，并逐渐涌现出一大批医养结合、旅居疗养、候鸟社区等康养项目，康养产业正迎来重要的快速发展期。

然而在这一过程中，我国康养产业标准化进程滞后于行业发展，康养相关标准有效供给与需求不相匹配。诸如康养内涵与外延不清、产品与服务质量参差不齐、产业缺乏权威性标准等行业问题同样不可忽视，标准化水平低以及由此引发的产品服务纠纷与市场发展不规范正成为制约康养产业壮大的短板。随着人民追求美好生活的愿望愈加强烈，康养服务已由数量需求转变为质量需求，但在缺乏统一行业标准与规范化建设的掣肘下，火热的康养市场如同建立在海市蜃楼之上，容易导致康养市场鱼龙混杂乃至出现恶性竞争，不仅难以促进康养产业的整合发展，也不利于政府及行业部门开展监管工作。因此，立足新时期康养产业高质量发展要求，构建康养产业标准体系，加快出台和完善康养产业重大标准，优化康养产业标准化治理结构，增强治理效能，积极推进康养产业标准化进程，是我国康养产业发展中尤为迫切的重要任务。

基于此，本报告以相关康养产业标准为研究对象，客观论证当前康养产业需要加快标准化的重要性和迫切性，进一步梳理其在理论和产业层面的发展基础，归纳目前我国康养产业标准化的总体情况，并就加快未来康养产业标准化建设提出针对性建议，以期促进我国康养产业的健康、有序发展。

二 康养产业标准化发展背景

习近平总书记指出："标准决定质量，有什么样的标准就有什么样的质量，只有高标准才有高质量。"根据《标准化基本术语》（GB 3935.1—83）定义：标准是对一定范围内的重复性事物和概念所做的统一规定，它以科学、技术和实践经验的综合成果为基础，以获得最佳秩序、促进最佳社会效益为目的，经有关方面协商一致由主管机构批准以特定形式发布，作为共同遵守的准则和依据。

科学完善的标准体系是产业良性发展的重要前提。在以现代科技革命为背景，以信息、网络、知识为基础的经济全球化时代，标准作为技术知识水平的最高表现形态，已成为国民经济增长日益重要的推动力。因此，从康养

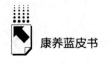

产业发展的角度来看，提高标准化水平势在必行，这与当下康养产业所处环境密不可分。

（一）康养产业发展前景确定且可期

居民健康需求持续上升且愈加呈现多元化趋势，康养产业迎发展"黄金时期"。自 2020 年初影响至今的新冠疫情，令各行各业都面临极大的困境和挑战，康养产业同样难以幸免，但也正因疫情的持续影响，加速催生居民群众对健康服务的高度关注。例如，购房客群在置业时更加注重社区医疗配套水平，旅游客群在出游时更倾向有助于调理亚健康状态的生态景点，研学客群在拓展时更青睐能改善心理健康和具有文化内涵的课程及场所，凡此种种都说明康养产业的消费群体、市场需求、关联产业、细分产品等都因人们高度自觉的健康认知而发生变化，可以肯定的是，我国康养产业的发展前景是确定和可期的。

（二）康养产业集群化发展加速

社会多方力量积极参与，康养外延不断扩大，新型康养业态不断涌现。传统康养更多倾向于康养与养老层面，主要针对亚健康养老客群，而随着国家层面以及地方政府的政策支持与引导，人们的康养理念逐渐转变，康养客群的多元化、年轻化态势愈发显著，康养产品和服务也从传统的养老院、护理院、温泉度假村等拓展到包括但不限于运动健身、医疗旅游、研学活动、医养结合社区、中医药疗愈等，一方面催生了新兴康养业态的出现，如康养小镇、康养培训、健康保险等多样模式；另一方面也加速了资本投资康养的范围和力度，如地产、金融、生物医药等多个行业龙头纷纷进军康养，康养新生态逐渐构建。

（三）康养产业体系化发展面临难题

康养产业不断走向体系化，业态格局趋于稳定，进一步发展需要构建康养产业标准体系。从"三产"视角来看，无论是以发展特色农业为代表的康养农业，或是以康养药品、器材、智能装备制造为代表的康养制造业，还是以健康服务消费为特点的康养服务业，归纳而言我国康养产业已经形成以旅居、运动、疗愈和研学康养为主的业态格局，主要业态的消费客群和产品服务趋于成熟，新兴康养业态也普遍是以上四大业态的特色化延伸和补充。正因如此，伴随着产业进入到体系化发展阶段而出现的业态划分不清晰、产品服务不规范、市场监管不到位等乱象，都凸显了构建康养产业标准的重要性。

三 调研方法

（一）调研方法

1.网络大数据检索

康养产业目前尚缺少统一的界定标准，在标准化适用领域与应用范围上尚未达成共识，且现有康养相关标准主要应用于服务行业，以团体、地方、行业标准居多，因此，本报告对于全国康养产业标准的统计与讨论也将紧紧围绕着"健康""养生""养老""康养"等关键词来开展。通过对2023年3月之前的国家标准、行业标准、地方标准、团体标准等相关数据进行检索，初步建立中国康养产业标准数据库，涵盖环境保护、旅游、养老、林业、民政、国内贸易、卫生等领域共计278项标准。

2.多渠道交叉验证法

为防止上述数据收集过程遗漏了可能与康养产业相关的标准，本次调研同时采取其他方法进行补充收集和交叉验证。

一是采用关键词检索方法对除全国标准信息公共服务平台外的其他公开平台进行检索，搜索与康养相关的关键词，进一步补充查找标准；二是通过对团队自2018年以来创建的康养项目数据库、康养企业数据库、康养政策数据库等多个数据库的横向比对，对其中涉及的标准制定或归口单位进行官网检索，再与已有标准进行对照补充。经过以上两种方法进行交叉验证，

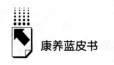

发现通过大数据检索而得到的标准数据与交叉验证所得高度一致，表明本次调研收集汇总的 278 项标准具有较好的代表性。

3. 专家评估法

采取抽样法，随机抽选调研范围内的康养标准，邀请《康养蓝皮书》编委团队专家对调研样本的社会影响力进行调研访谈，依托专家们多年对康养产业标准化的深入研究，对当前康养产业标准化的发展情况与面临问题进行综合分析与研究，对未来发展趋势、规律和重点解决问题进行集中研讨。

（二）调研过程

1. 选题准备阶段

自 2022 年 1 月起，《康养蓝皮书》编委会团队、社会科学文献出版社和全国中老年网联合召开多次选题研讨会，多位专家就《中国康养产业发展报告（2022~2023）》全书主题以及康养产业发展进行探讨。确定将"康养标准与市场规范"作为 2022~2023 年《康养蓝皮书》主题，以期推动行业各界更加重视康养产业标准化进程，切实推动康养产业高质量发展。

2. 数据收集与处理阶段

2022 年 1 月至 2023 年 3 月，在《康养蓝皮书》编委团队的带领下，中山大学康养旅游团队在往年全国康养政策库、康养项目数据库以及康养企业数据库等的建设基础上，对三个康养数据库进行数据更新，同时建立康养标准数据库，对 2023 年 3 月前处于现行状态的有关标准进行收集和汇总，并在报告撰写阶段持续更新康养产业标准。

3. 报告撰写阶段

2022 年 7 月至 2023 年 4 月，在对康养产业标准进行充分数据收集与调研分析的基础上，团队成员在以中山大学旅游学院副院长、博士生导师何莽副教授为代表的编委专家的指导下，顺利开展报告框架拟定、内容写作以及修改完善等撰写步骤，最终定稿。

四　中国康养产业标准发展现状

（一）康养产业分类

在研究我国康养产业标准化发展之前，有必要明确"康养产业"具体包含的产业门类与统计范围。目前国内并无官方界定的康养产业统计分类，参考我国修订并公开的《养老产业统计分类（2020）》《健康产业统计分类（2019）》《体育产业统计分类（2019）》等国家统计分类标准，可对康养产业分类进行统计和归类。

1.养老产业统计分类

根据国家统计局发布的《养老产业统计分类（2020）》（国家统计局令第30号）界定，养老产业是以保障和改善老年人生活、健康、安全以及参与社会发展，实现老有所养、老有所医、老有所为、老有所学、老有所乐、老有所安等为目的，为社会公众提供各种养老及相关产品（货物和服务）的生产活动集合，包括专门为养老或老年人提供产品的活动，以及适合老年人的养老用品和相关产品制造活动。具体养老产业范围分类如表1所示。

表1　我国养老产业统计分类

大类	小类
养老照护服务	居家、社区、机构养老服务
老年医疗卫生服务	预防保健与管理、疾病诊疗、康复护理、安宁疗护
老年健康促进与社会参与	体育健身、文化娱乐、旅游、健康养生、志愿服务
老年社会保障	社会保险、社会救助、慈善服务、社会福利、彩票公益金
养老教育培训和人力资源服务	养老教育和技能培训、老年教育、人力资源
养老金融服务	商业保险、养老保险、金融理财等服务
养老科技和智慧养老服务	养老科技服务、智慧养老服务
养老公共管理	政府养老管理、养老社会组织服务

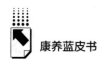

续表

大类	小类
其他养老服务	养老传媒服务、法律服务、相关展览服务、婚姻服务、代理服务
老年用品及相关产品制造	老年食品、日用品及辅助产品、健身产品、休闲娱乐产品、保健用品及药品、医疗器械和康复辅具等制造、智能与可穿戴设备、代步车
老年用品及相关产品销售租赁	老年用品及相关产品销售、老年相关产品租赁
养老设施建设	养老设施建设改造及维修、住宅与公共设施适老化及无障碍改造

资料来源：根据《养老产业统计分类（2020）》整理。

2.健康产业统计分类

根据国家统计局发布的《健康产业统计分类（2019）》（国家统计局令第27号）界定，健康产业是指以医疗卫生和生物技术、生命科学为基础，以维护、改善和促进人民群众健康为目的，为社会公众提供与健康直接或密切相关的产品（货物和服务）的生产活动集合。新调整的《健康产业统计分类（2019）》如表2所示，体现了健康产业的最新发展动态与方向：一是以国家有关文件为指导，参考国际标准，在《"健康中国2030"规划纲要》和各细分领域政策文件提出的重点任务指导下，吸收经济合作与发展组织、欧盟统计署和世界卫生组织联合编制的《卫生核算体系2011》的分类方法，将"医疗卫生服务"拆分为治疗服务、康复护理服务和公共卫生服务，充分考虑我国健康产业特点和实际发展情况；二是以健康服务业为基础，并在原有的《健康服务业分类（试行）》的主体内容上进行丰富和调整，尤其是在健康促进服务大类中，在养生保健服务、健康养老与长期养护服务基础上，新增了体育运动服务、健康旅游服务、母婴健康照料服务3个小类；三是结合我国健康产业发展政策要求和健康产业发展的新业态新模式，补充健康产业所涉及第一产业、第二产业内容，如医药、医疗仪器设备、健康用品、智能设备制造，医疗卫生机构设施建设以及中药材种植、养殖和采集等。

表 2　我国健康产业统计分类

大类	小类
医疗卫生服务	治疗、康复护理、独立医疗辅助、公共卫生服务
健康事务、健康环境管理与科研技术服务	政府、社会组织、园区管理服务,健康环境管理,健康科学研究和技术
健康人才教育与健康知识普及	健康人才培训、健康知识普及
健康促进服务	体育运动、健康旅游、养生保健、母婴健康照料、健康养老与长期养护服务
健康保障与金融服务	健康保险、健康保障、健康基金与投资管理服务
智慧健康技术服务	互联网+健康服务平台、健康大数据与云计算服务、物联网健康技术服务、其他智慧健康技术服务
药品及其他健康产品流通服务	药品及其他健康产品批发、零售、仓储、配送,健康设备和用品租赁服务
其他与健康相关服务	健康法律服务、医疗仪器设备及器械专业修理服务、其他未列明与健康相关服务
医药制造	化学药品、中药饮片、中成药、生物药品等
医疗仪器设备及器械制造	诊断、治疗、护理、康复辅具等制造
健康用品、器材与智能设备制造	营养保健品、健身用品与器材、美容护理、健康智能设备等制造
医疗卫生机构设施建设	房屋建设、建筑安装

资料来源:根据《健康产业统计分类（2019）》整理。

3.旅游及体育产业统计

《国家旅游及相关产业统计分类（2018）》和《体育产业统计分类（2019）》中也有部分涉及康养产业,如旅游游览中博物馆、烈士陵园和纪念馆、旅游健身娱乐（体育场馆旅游服务、旅游健身服务）、旅游休闲娱乐（洗浴旅游服务、保健旅游服务、其他旅游休闲娱乐服务）等,以及体育健身休闲活动（运动休闲活动、群众体育活动、其他体育休闲活动）、体育场地和设施管理、其他体育服务（体育旅游服务、体育健康与运动康复服务）、体育用品及相关产品制造（体育智能与可穿戴装备制造、运动饮料与运动营养品生产、运动康复训练和恢复按摩器材制造等）。

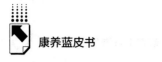

4.康养产业统计分类

本报告基于《"健康中国2030"规划纲要》，参考《国民经济行业分类》（GB/T 4754—2017）分类，结合《养老产业统计分类（2020）》《健康产业统计分类（2019）》《国家旅游及相关产业统计分类（2018）》《体育产业统计分类（2019）》等各细分领域政策文件，根据康养产品和服务在生产过程中所投入生产要素类型，对《国民经济行业分类》中符合康养产业特征相关活动进行再分类。报告提出，康养产业是指依托康养资源、休闲疗养机构、医疗卫生和生物技术等，面向全生命周期、各年龄段人群开展的以主动预防、积极改善、促进参与为目的，涉及国民经济的多个部门和行业，包括健康管理、康复护理、养老照护、医疗旅游等相关服务，健康、养老用品和相关产品制造，以及康养资源与环境管理、绿色健康产品与中草药种植等生产活动。

与健康、养老产业相比，康养产业更加关注与人密切相关的健康行为改善，在主动健康、积极养老等方面具有更好的发展空间，其实质是从事健康及养老产业的企业之间在产业链上完成纵向联系，涵盖与康养密切相关的一二三产业，而非将康养服务产业同其他产业相割裂，具体分类如下：

（1）康养农业：是指以绿色健康食品、中药材种植养殖为主体的农业、林业、牧业和渔业，在生态旅游、生态种养基础上挖掘资源禀赋、康养价值和产业发展潜力。

（2）康养制造业：泛指为康养产品和服务提供生产加工服务的产业，根据康养制造业所加工制造产品属性的不同，又可以分为康养药品（含中医药等）与营养保健品加工；康养装备与设施制造（如医疗设备器械、辅助设备、养老设备等）；康养智能制造（如可穿戴设备、智能监测设备、移动康养检测设备等）；康养场地设施建设（如康养场地设计、健康装修、适老化改造等）。

（3）康养服务业：主要由健康服务业、养老服务业和养生服务业组成，健康服务业包括医疗卫生服务、康复医疗、护理服务等，养老服务业包括养老院服务、社区养老服务、看护服务、旅居养老服务等，养生服务业包括美体美容、疗养旅游、健康管理与咨询等，同时还包括康养教育与研学（如老年人大学、研学旅行等）、康养金融与地产服务（养老机构租赁服务、专属保险）、智慧科技服务（养老平台、健康大数据）等。

（二）我国康养产业的现行标准情况

国际标准化组织（ISO）对"标准"所下的定义是："一种或一系列具有强制性要求或指导性功能，内容含有细节性技术要求和有关技术方案的文件，其目的是让相关的产品或者服务达到一定的安全标准或者进入市场的要求。"简而言之，标准以科学、技术和经验的综合成果为基础，是各种标准、协议、技术规范、规范性文件、法律法规的集合。标准的规范与约束力往往为市场发展奠定了重要基础。

从不同的角度，标准可以有不同的分类。按照标准发生作用的范围划分，标准包括国际标准、国家标准、行业标准、地方标准、团体标准和企业标准；按照强制能力划分，可分为强制标准和推荐标准两类。但实际上，即使是推荐标准也具有较大的强制能力，尤其是当发布主体获得市场垄断地位的时候。

1.国家标准

中华人民共和国国家标准，简称国标，是指对我国经济技术发展有重大意义，必须在全国范围内统一的标准。我国国家标准由国务院标准化行政主管部门编制计划和组织草拟，并统一审批、编号和发布。国家标准在全国范围内适用，其他各级标准不得与国家标准相抵触。国家标准一经发布，与其重复的行业标准、地方标准相应废止，是标准体系中的主体。

（1）强制性国家标准

强制性国家标准是对保障人身健康和生命财产安全、国家安全、生态环境安全以及满足经济社会管理基本需要的技术要求。基于国家标准委发布的国家标准全文公开系统，团队对国家标准公开系统中现行的 2108 项强制性

执行标准及即将实施的 101 项强制性执行标准进行逐项筛选，发现与康养产业相关标准较少。

在共计 2209 项强制性国家标准中，唯有《养老机构服务安全基本规范》（GB 38600—2019）与康养产业相关度较高。该标准由民政部负责起草，由国家市场监督管理总局、国家标准化管理委员会于 2019 年 12 月 27 日发布，于 2022 年 1 月 1 日正式实施。作为我国养老服务领域第一项强制性国家标准，明确规定了养老机构服务安全的基本要求、服务防护、管理要求等内容，相当于画出了养老机构服务安全"红线"，有利于防范、排查和整治养老机构服务中的安全隐患，推进养老服务高质量发展。考虑到该标准为强制性标准，并充分衡量全国养老机构在制度建设、设施改造和人员培训上所需时间，该标准设置了两年的过渡期，为养老机构开展服务质量提升、顺利过渡到服务满足新标准要求留出时间。

（2）推荐性国家标准

推荐性国家标准是对满足基础通用、与强制性国家标准配套、对各有关行业起引领作用等需要的技术要求。基于国家标准委发布的国家标准全文公开系统，团队对国家标准公开系统中现行所有 39835 项推荐性标准进行筛选，选取可能与康养产业相关的标准 160 项，占比为 0.4%，包括体育场所、国家公园、生态社区、风景名胜区、美丽乡村等内容；对我国即将实施的 896 项推荐性标准进行筛选，选取可能与康养产业相关的标准 6 项，占比为 0.67%。总的来看，与康养产业密切相关的推荐性国家标准有 31 项（现行标准 29 项，即将实施标准 2 项）。

表3 与康养产业密切相关的推荐性国家标准（节选）

标准状态	名称	标准编号	范围	实施时间
现行	中国森林认证 森林经营	GB/T 28951—2021	规定了森林可持续经营认证应满足的要求。适用于森林认证机构对森林经营单位的森林经营管理体系进行审核和评估。	2021-12-1

续表

标准状态	名称	标准编号	范围	实施时间
现行	老年保健服务规范	GB/T 39510—2020	规定了老年保健服务的术语和定义、服务项目、机构管理、服务类型及流程、服务要求等。适用于为老年提供非医疗性老年保健服务的机构（简称机构），包括保健服务机构、养老机构、社区服务中心等。	2021-6-1
现行	森林生态系统服务功能评估规范	GB/T 38582—2020	规定了森林生态系统服务功能评估的术语和定义、基本要求、数据来源、评估指标体系、分布式测算方法、评估公式。适用于森林生态系统服务功能评估工作。不适用于林地自身价值。	2020-10-1
现行	生态休闲养生（养老）基地建设和运营服务规范	GB/T 36732—2018	规定了生态休闲养生（养老）基地（以下简称基地）的布局、机构与人员、设施、服务、安全与卫生和质量控制与改进等要求。适用于生态休闲养生（养老）基地的建设、经营与服务的管理等。	2019-4-1
现行	温泉服务基本规范	GB/T 35555—2017	规定了温泉服务的总则、组织与人员、服务保障、服务内容与要求、安全应急、评价与改进。适用于温泉服务提供与管理。	2018-7-1
现行	老年旅游服务规范 景区	GB/T 35560—2017	规定了景区为老年旅游者提供服务的基本要求、服务提供者。服务交付、服务评价与改进方面的内容和要求。适用于提供老年旅游服务的各类景区。	2018-7-1
现行	养老机构服务质量基本规范	GB/T 35796—2017	规定了养老机构服务的基本要求、服务项目与质量要求、管理要求、服务评价与改进。适用于养老机构的服务质量管理。	2017-12-29

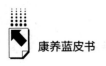

续表

标准状态	名称	标准编号	范围	实施时间
现行	母婴保健服务场所通用要求	GB/T 33855—2017	规定了母婴保健服务机构及其经营场所的术语、定义、分类、基本要求、基础设施，以及对场所人员管理服务提供、专业技术、文件和记录、检查与服务质量评价、不合格服务的处置服务改进、争议和投诉提出通用规范。适用于为顾客提供非医疗性服务的母婴保健服务机构及其场所，包括场所的设施、环境、卫生、服务、安全等方面的通用要求。可作为母婴保健服务质量合格评定的参考依据。	2017-9-1
现行	温泉服务 基本术语	GB/T 33533—2017	给出了温泉服务的基础概念，以及与温泉服务相关的服务保障、服务提供方面常用的基本术语。适用于温泉服务及相关领域的标准制定、服务评价、信息处理和信息交换。	2017-9-1
现行	社区老年人日间照料中心服务基本要求	GB/T 33168—2016	规定了社区老年人日间照料中心服务的总则、基本服务和适宜服务。适用于城市社区老年人日间照料中心。养老机构中的老年人日间照料中心和农村社区老年人日间照料中心可参照执行。	2017-5-1
现行	养老机构基本规范	GB/T 29353—2012	规定了养老机构的基本要求、人员要求、管理要求、环境与设施设备要求和服务内容及要求。适用于全日制养老机构的运行和管理。不适用于非全日制的社区日间照料或托老服务机构。	2013-5-1

资料来源：根据国家标准公开系统整理。

在 31 项推荐性国家标准中，对康养产业起直接指导作用的标准为《生态休闲养生（养老）基地建设和运营服务规范》（GB/T 36732—2018）。该标准由全国服务标准化技术委员会（SAC/TC 264）归口上报及执行，主管部门为国家标准化管理委员会；由国家市场监督管理总局、国家标准化管理委员会于 2018 年 9 月 17 日发布，于 2019 年 4 月 1 日正式实施。该标准明确"生态休闲养生（养老）基地"是指具有良好的自然环境，通过科学规划引入休闲、养生、养老等适宜的服务产业作为推进性的主导产业，并以文化、创意、科技产业对其进行提升，最终使生态、经济、社会、文化和谐共生、相互促进、协调发展，满足顾客旅行、游览、休憩、娱乐、康体、休闲、养生、养老等需求的特定区域。该标准进一步明确了生态休闲养生（养老）基地建设和运营服务的技术要求，有利于提高基地内服务提供者的组织化程度和文化素质，有利于实现生态休闲养生（养老）服务的区域化、规模化和产业化，有利于生态休闲养生（养老）基地创名牌、提高服务质量、增强市场竞争力，也有利于当地产业结构、经济结构的调整、优化。总体而言，此标准对于推进生态休闲养生（养老）服务的高质量发展具有重要价值，对建设康养产业基地是一项引领性标准。

2. 行业标准

行业标准是对国家标准的补充，是指没有推荐性国家标准、需要在全国某个行业范围内统一的技术要求。根据行业领域的不同，现行行业标准来自 73 个行业领域，康养行业并无单独划分。基于行业标准信息服务平台，团队对 73 个已备案行业标准进行筛选，并结合康养相关关键词对其他行业标准进行检索，整理出 112 项与康养产业有一定关联度的标准，并经过进一步讨论甄选，筛选出与康养产业密切相关的行业标准 30 项（如表 4 所示）。

筛选出的 30 项行业标准均为现行推荐性标准，分别来自环境保护、旅游、林业、民政、认证认可、国内贸易、出入境检验检疫、卫生、医药等 9 个行业领域，其中旅游、林业及民政领域的标准与康养产业最为相关。

（1）旅游领域康养标准

旅游领域的康养标准共有 48 项，主要围绕"康养旅游"这一主题，同

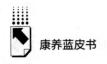

时涉及温泉旅游、冰雪旅游、研学旅游、海洋旅游、绿色旅游等旅游领域，是当前行业标准中涉及康养产业占比最高的领域。核心标准主要是原国家旅游局推出的《国家康养旅游示范基地》（LB/T 051—2016）。其将"康养旅游"定义为通过养颜健体、营养膳食、修心养性、关爱环境等各种手段，使人在身体、心智和精神上都能达到自然和谐的优良状态的各种旅游活动的总和，并明确规定了康养旅游基地建设的必备条件和基本要求，有利于引导推动旅游和健康服务业的融合发展，丰富康养旅游内容，改善旅游休闲环境，推动了一批产业要素齐全、产业链条完备、公共服务完善的综合康养旅游目的地不断涌现。

（2）林业领域康养标准

林业领域的康养标准共有 14 项，主要围绕"森林康养"这一主题。核心标准为 2021 年 6 月生效的《中国森林认证 自然保护地森林康养》（LY/T 3245—2020），明确规定了自然保护地森林康养认证的指标体系和要求，填补了中国国内开展森林康养认证的空白，有利于引导社会各界了解森林康养保健效果和参与森林康养产业，将有助于促进森林认证领域的进一步发展；此外，也包括 2018 年 6 月实施的《森林康养基地总体规划导则》（LY/T 2935—2018）、《森林康养基地质量评定》（LY/T 2934—2018），这两项标准均明确了森林康养基地总体规划的编制、修编，森林康养基地的建设、质量评定及国家级试点单位验收等技术事项，有助于加强森林康养、森林旅游、森林研学等森林利用相关项目的规范性及实际森林康养项目的可实施性。

（3）民政领域康养标准

民政领域的康养标准共有 18 项，主要围绕"养老机构、养老服务等老年人社会工作"等主题展开。目前来看，养老领域的标准制定主要集中在机构养老这一模式上，相关标准聚焦在服务内容、服务人员、环境设施和信息化建设四个方面。其中，2021 年开始实施的标准有《养老机构老年人健康档案管理规范》（MZ/T 168—2021）、《养老机构社会工作服务规范》（MZT 169—2021）、《养老机构服务标准体系建设指南》（MZ/T 170—2021）、《养老机构生活照料操作规范》（MZ/T 171—2021），这四项标准分别对养老机构中健康档案的记录与管理、社会工作服务、服务标准体系的建设、老年人的日常生活照料服务等内容进行了规定。2022年开始实施的标准包括《养老机构服务礼仪规范》（MZ/T 190—2021）、《养老机构接待服务基本规范》（MZ/T 188—2021）、《养老机构康复辅助器具基本配置》（MZ/T 174—2021）等8项，分别从服务人员服务规范、机构人员岗位配置、膳食服务规范、康复辅助器具配套等方面对养老机构做出进一步规范。

上述标准的密集出台和实施，与《养老机构服务安全基本规范》强制性国家标准高度相关，作为强标的配套标准对整体养老服务标准体系进行有益补充，细化强制性国家标准的技术要求，支撑标准监管，确保服务监管的科学公正，将习近平总书记关于让每一位老年人都能健康长寿，安享幸福晚年的重要指示精神落到实处。

表4　与康养产业密切相关的行业标准（节选）

标准类别	名称	标准编号	范围	实施时间
HJ 环境保护	生态环境健康风险评估技术指南总纲	HJ 1111—2020	规定了生态环境健康风险评估的一般性原则、程序、内容、方法和技术要求。适用于指导生态环境管理过程中，为预防和控制与损害公众健康密切相关的环境化学性因素而开展的环境健康风险评估。	2020-3-18
LB 旅游	国家康养旅游示范基地	LB/T 051—2016	规定了康养旅游基地建设的必备条件、基本要求。适用于全国范围内的康养旅游基地的建设。	2016-1-5
LB 旅游	旅游滑雪场质量等级划分	LBT 037—2014	规定了旅游滑雪场的术语和定义、基本条件、等级及等级划分条件。适用于接待旅游者的室外旅游滑雪场的等级划分。	2015-4-1
LB 旅游	绿色旅游景区	LB/T 015—2011	规定了旅游景区实施绿色管理和服务的规范要求和技术指标。适用于中华人民共和国境内各类旅游景区的管理和服务。	2011-6-1

续表

标准类别	名称	标准编号	范围	实施时间
LY 林业	森林康养基地总体规划导则	LY/T 2935—2018	规定了森林康养基地总体规划的任务、原则、选址、建设条件分析与评价、功能区划布局，以及森林康养产品、设施、服务、营销、生态系统保护等体系规划的技术要求。适用于森林康养基地总体规划的编制、修编，并指导基地的设计和建设。	2018-6-1
LY 林业	森林康养基地质量评定	LY/T 2934—2018	规定了森林康养基地质量评定的原则、指标及评价内容和计分方法等技术要求说明等。适用于森林康养基地建设、质量评定及国家森林康养基地试点单位验收。	2018-6-1
MZ 民政	养老机构老年人健康档案管理规范	MZ/T168—2021	规定了养老机构老年人健康档案基本要求、档案内容、记录要求及档案管理。适用于养老机构记录和管理老年人健康档案。	2021-3-11
MZ 民政	养老机构生活照料操作规范	MZ/T 171—2021	规定了养老机构老年人生活照料的服务项目、基本要求和服务操作规范。适用于养老机构老年人的日常生活照料服务。	2021-3-11
RB 认证认可	养老服务认证技术导则	RB/T 303—2016	规定了养老服务认证总则、认证评价指标选取、认证程序。适用于养老服务认证或评价。	2017-6-1
SB 国内贸易	居家养老服务规范	SB/T 10944—2012	规定了居家养老服务的术语和定义、服务内容、基本要求、服务管理、客户关系管理等。适用于全国范围内提供居家养老有偿服务的服务机构。	2013-9-1
SB 国内贸易	足部保健按摩服务规范	SB/T 11016—2013	规定了足部保健按摩的术语和定义、服务场所、足部保健按摩师要求、足部保健按摩服务流程、服务规范。适用于足部保健按摩服务。	2013-12-1

标准类别	名称	标准编号	范围	实施时间
SB 国内贸易	健康客房技术规范	SB/T 10582—2011	规定了健康客房技术规范相关术语和定义、基本要求和标识使用,并从设计、安全、卫生、环境、舒适性、照明、饮用水等方面对客房的设施设备和服务提出了具体的要求。适用于从事经营服务的饭店。	2011-11-1
SB 国内贸易	温泉服务业经营技术规范	SB/T 10470—2008	规定了温泉服务业的术语和定义、温泉企业类型划分、温泉资源的管理、经营技术要求、服务设施设备以及从业人员要求等。适用于以提供 3.1 定义的温泉为主要服务项目的各种类型、不同规模的温泉经营企业,不适用于以其他热水提供沐浴的经营服务企业。	2009-3-1
SN 出入境检验检疫	国际旅行卫生保健中心质量管理标准及评价	SN/T 2069—2008	规定了国际旅行卫生保健中心开展质量管理工作的标准及评价,不包含保健中心运作中应符合的法规和安全要求。适用于中华人民共和国国家质量监督检验检疫总局所属的各级国际旅行卫生保健中心开展质量管理工作的标准及评价。	2008-11-1
WS 卫生	老年人健康管理技术规范	WS/T 484—2015	规定了 65 岁及以上老年人健康管理的流程及适宜技术要求。适用于基层医疗卫生机构提供国家基本公共卫生服务项目时对老年人健康管理的基本要求。中年人的健康管理可参照使用。	2016-4-1

资料来源:根据国家标准公开系统整理。

3. 地方标准

地方标准是指在国家的某个地区通过并公开发布的标准,主要对没

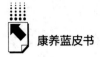

有国家标准和行业标准而又需要为满足地方自然条件、风俗习惯等特殊技术要求，可以制定地方标准。地方标准由省、自治区、直辖市人民政府标准化行政主管部门编制计划、组织草拟，最后进行统一审批、编号、发布，并报国务院标准化行政主管部门和国务院有关行政主管部门备案。地方标准主要是在本行政区域内适用，对区域之外或是全国标准化发展的约束力相对较弱，但由于具有代表性，可为处于探索阶段的康养产业发展提供借鉴。现有地方标准均为现行的推荐性标准，基于地方标准信息服务平台信息检索，结合康养相关关键词对所有地方标准进行筛选，团队选出186项与康养产业有关的标准进行分析，部分代表性地方标准如表5所示。

表5 与康养产业密切相关的地方标准（节选）

发布地区（省级）	发布地区（市级）	名称	标准编号	范围	实施时间
北京市	/	养老机构老年人健康档案技术规范	DB11/T 1122—2020	规定了养老机构老年人健康档案的基本要求、内容与记录要求、归档管理。适用于养老机构老年人健康档案的建立和管理。	2021-4-1
上海市	/	老年照护统一需求评估规范	DB31/T 1201—2019	规定了开展老年照护统一需求评估的基本原则、组织架构、评估程序、现场评估要求、评估方法和内容、评估结果和应用以及评估质量评价和改进方面的要求。适用于老年照护统一需求评估的组织和实施。	2020-3-1
安徽省	/	康养旅游 养生旅游服务规范	DB34/T 3875—2021	规定了养生旅游服务的术语和定义、基本要求、服务要求和服务质量控制与改进。适用于养生旅游服务。	2021-2-25

发布地区（省级）	发布地区（市级）	名称	标准编号	范围	实施时间
广东省	/	老年人照顾需求等级评定规范	DB44/T 2231—2020	规定了老年人照顾需求等级评定的术语和定义、总则、评估主体及要求、评估指标、评估实施、评定等级确定、评定等级结果应用、评定报告和争议处理、评估质量监督和改进等内容。适用于在广东省内开展的老年人照顾需求等级评定工作	2020-7-22
广西壮族自治区	/	养老机构介护老年人服务规范	DB45/T 2238—2020	规定了养老机构介护老年人服务要求。适用于广西开展老年人介护服务的养老机构。	2021-1-31
贵州省	/	易地扶贫搬迁安置社区第6部分：老年服务中心服务规范	DB52/T1553.6—2020	规定了易地扶贫搬迁安置社区老年服务中心服务的总体要求、服务内容及要求、服务流程、服务管理、评价与改进等。适用于易地扶贫搬迁安置社区（以下简称"安置社区"）老年服务中心的服务与管理。	2021-4-1
海南省	/	养老机构失能失智老年人生活照料服务规范	DB46/T 503—2019	规定了养老机构失能失智老年人生活照料服务的术语和定义、基本要求、服务要求、管理要求等。适用于海南省各类收住失能失智老年人的养老机构对其生活照料服务的规范。	2020-2-1
河南省	/	医养结合机构服务规范	DB41T 1374—2017	规定了医养结合机构的术语和定义、机构类型、养老机构设医疗机构、医疗机构设养老机构、医养联合体的服务要求、服务质量评价与改进。适用于河南省区域内医养结合机构服务的要求与评价。	2017-7-24

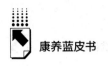 **康养蓝皮书**

续表

发布地区 （省级）	发布地区 （市级）	名称	标准编号	范围	实施时间
湖南省	/	森林康养技能培训规范	DB43/T 2047—2021	规定了森林康养技能培训的目标、内容、设施设备、师资、机构、形式及管理等内容。适用于森林康养从业人员技能培训。	2021-6-2
吉林省	/	老年人群医药健康管理服务技术规范	DB22/T3150—2020	规定了老年人群医药健康管理服务技术的流程及保健内容。适用于65岁以上老年人群医药健康管理。	2020-9-20
江苏省	/	养老机构医养结合服务规范	DB32/T 3460—2018	规定了医养结合模式下的术语和定义、基本要求、基本服务、服务流程、服务管理和服务评估。适用于养老机构医养结合服务。	2018-11-30
辽宁省	大连市	老年专列旅游服务规范	DB2102/T 0003—2020	规定了老年专列旅游的基本安排、中途变更、旅游安全等内容。适用于旅行社提供老年专列旅游服务。	2020-8-9
山东省	/	山东省中医药健康旅游示范区评定标准	DB37/T 3743—2019	规定了山东省中医药健康旅游示范区的基本要求、评定条件、评定程序及管理。适用于山东省中医药健康旅游示范区的评定。	2020-1-5
四川省	/	森林康养基地建设 康养步道	DB51/T 2644—2019	规定了康养步道建设的基本原则、功能和类型、步道建设、配套服务等。适用于四川省范围内森林康养基地康养步道的建设。	2020-1-1

资料来源：根据国家标准公开系统整理。

在186项现行地方标准中，明确提及"康养"的标准有39项，主要涵盖康养社区、特色康养村、康养旅居地、康养旅游、康养产业、森林康养等领域，其中关于森林康养的地方标准较为成熟，共有15项；名称中明确提及"健康"的标准有18项，主要涉及老年人健康、健康小镇、中医药健康旅游等内容；在名称中明确提及"养生"的标准有9项，涉及养生旅游、养生膳食、生态养生、中医药养生、养生气候、康体养生、养生山居、保健服务等内容；在名称中明确提及"养老"的标准最多，共有70项，约占筛选标准总量的38%，标准内容涵盖养老机构、医养社区、宜居社区、老年公寓、农村社区等主体，明确了包括新冠防控、全天候照护、文化娱乐、健康管理与评估、精神慰藉、中医药保健等一系列服务规范。

从区域发展来看，各地康养标准化发展程度不一，制定的康养标准也不尽相同。经统计发现，186项康养相关的地方标准来自全国25个省、自治区和直辖市，其中四川省标准数量最多，共有27项，占14%。可见，四川省地方性康养标准数量多余其他省市，其康养标准化程度最高。

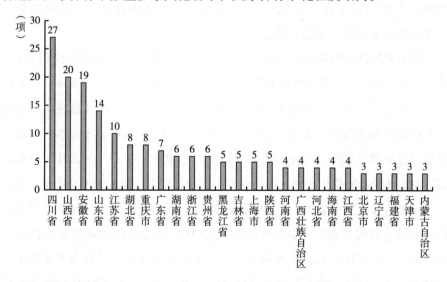

图1　全国25个省（区、市）与康养相关的地方标准情况

资料来源：根据国家标准公开系统整理。

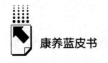

（1）四川省康养产业标准化建设

具体来说，四川省的 27 项康养相关标准中，由四川省制定的康养标准共有 4 项，由成都市制定的康养标准共有 2 项，由宜宾市制定的康养标准共有 1 项，由凉山彝族自治州制定的康养标准共有 3 项，由攀枝花市制定的康养标准共有 17 项。不同地市制定的康养标准都紧密围绕着当地的资源特色和产业发展而有所不同。

四川省层面，相关标准主要围绕"森林康养基地建设"这一主题而制定。包括《森林康养基地建设 基础设施》（DB51/T 2261—2016）、《森林康养基地建设 资源条件》（DB51/T 2262—2016）都是于 2016 年 10 月 1 日实施，分别规定了四川省森林康养基地的资源交通和环境条件、应具备设施、运行与管理、产品与服务条件。《森林康养基地建设 康养林评价》（DB51/T 2411—2017）于 2017 年 10 月 1 日实施。作为康养林保护、建设和管理的依据，该标准主要适用于四川省范围内已建和待建的康养林，明确了康养林评价的原则和方法。《森林康养基地建设 康养步道》（DB51/T 2644—2019）于 2020 年 1 月 1 日实施，明确了四川省范围内森林康养基地康养步道建设的基本原则、功能和类型、配套服务等。

凉山彝族自治州层面，其标准主要围绕着"康养中心建设与管理规范"这一主题而制定。三项康养标准均于 2021 年 5 月 28 日实施。《康养中心建设与管理规范 第 1 部分：建设要求》（DB5134/T 15.1—2021）、《康养中心建设与管理规范 第 2 部分：服务管理》（DB5134/T 15.2—2021）《康养中心建设与管理规范 第 3 部分：质量等级划分评定》（DB5134/T 15.3—2021）分别规定了凉山彝族自治州行政辖区内康养中心的建设要求、服务管理及质量评定。

成都市和宜宾市层面，相关标准主要围绕"养老"主题。《成都市养老机构医养结合建设规范》（DB5101/T 35—2018）由成都市质量技术监督局于 2018 年 12 月 25 日发布，于 2018 年 12 月 31 日正式实施。该标准主要适用于成都市行政区域内，对于医养结合建设的术语与定义、医养结合功能基本配置、基本要求、养老机构医务室基本标准、养老机构护理站基本标准、养老机构康复室基本标准、养老机构增设护理院或护理中心、养老机构增设康复机构、养老机构与医疗机构合作、管理要求、评估评价等内容作了具体规定。《宜宾市社区老年人日间照料中心服务规范》（DB5115/T 3—2019）提出了宜宾市行政区域内的社区老年人日间照料中心服务的内容和要求，规定了社区老年人日间照料的服务项目、服务要求、服务管理、设施设备、服务监督等。

（2）攀枝花市康养产业标准化建设

近年来，攀枝花市充分发挥"六度"禀赋，依托得天独厚的阳光资源，聚力创造"金饭碗"，全力推动康养与度假、旅游、运动、医疗、养老等产业深度融合发展，大力推动康养产业标准化建设工作。攀枝花市制定的康养标准主要围绕着"康养旅居""康养社区""医养结合机构""康养志愿服务""老年人健康""康养旅游度假"等主题。可见攀枝花市在加快建设国际康养旅游度假区、康养旅居地和医养结合产业模式的同时，正努力将标准化融入康养产业，以确保康养企业在为消费者提供服务时有标准和规则可依。

2017年，攀枝花在全国率先制定发布了《攀枝花市康养产业基础术语》《攀枝花市养老机构护理区建设基本要求》等13项康养产业地方标准。2018年，按照四川省委对攀枝花"建成国际阳光康养旅游目的地"的定位，结合康养产业基础，制定发布了《攀枝花市康养产业图形符号设置及维护指南》《攀枝花市医养机构老年人突发危重症识别处置转诊指南》等9项康养产业地方标准。2020年，针对国际康养旅游度假区、特色康养村、医养结合服务点、康养旅居地的建设、服务和管理制定发布了《国际康养旅游度假区建设服务和管理规范》《康养社区建设、服务与管理规范》等9项康养产业地方标准。2021年是攀枝花率先探索发展康养产业十周年。2021年1月18日，以"健康中国，康养产业做什么"为主题的第五届中国康养产业发展论坛在攀枝花市举行，备受关注的攀枝花市康养产业标准体系正式对外发布。

《攀枝花市康养产业标准体系》由攀枝花市与中国标准化研究院联合研制，按照"急用先立、需求导向"原则，共推出99项。按体系结构看，包含康养产业基础通用标准16项、康养产业供给标准70项、康养产业支撑标准13项。按标准层级看，集成了《保健服务通用要求》等国家标准18项、《国家康养旅游示范基地标准》等行业标准15项、《攀枝花市疗养型康养服

务规范》等地方标准 63 项、《养老机构内设医疗机构基本标准》等部门规范 3 项。在 63 项地方标准中，32 项已形成草案稿或明确技术路线，其余 31 项已率先发布并贯标实施。其中，《康养产业基础术语》《候鸟型养老服务规范》《运动康复行为指南》《运动康养特色小镇建设基本要求》等 13 项区域性康养产业标准，于 2017 年 12 月在全国率先发布实施，此后还于 2018 年、2020 年分两批次发布了相关标准 18 项。

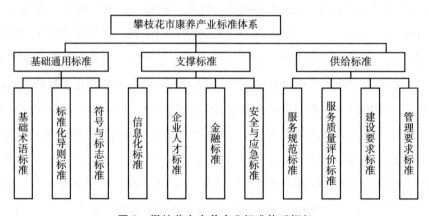

图 2　攀枝花市康养产业标准体系框架

资料来源：项目团队整理。

2022 年底，攀枝花市制定并公开发布《攀枝花市康养产业项目认定标准（试行）》，坚持以业态占比区分康养项目与其他项目、以投资主体区分产业项目与事业项目、以持续运营区分长稳项目与短快项目的原则，将康养业态划分为"颐养、食养、疗养、休养、育养、学养、颜养" 7 个大类 85 个小类，进一步丰富康养的内涵，明确了康养产业项目的定义、业态和呈现形式、消费群体及相应制订规则，对推动攀枝花市原有康养项目增补业态实现去房地产化、延伸和拓宽产业链条，引导新项目丰富业态布局，更好地提供多元化、多层次的康养服务具有重要意义。下一步，攀枝花市将依据标准大力推动康养产业项目建设，做实产业内涵，以产业发展促进共同富裕试验区建设。

实践证明，通过推动康养产业地方标准的制定和实施，有助于攀枝花将标准化建设与康养产业发展有机融合，为打造攀枝花"阳光康养"品牌提供有力的技术支撑，也为攀枝花市康养旅游产业的规范化管理提供总体指导，对引领攀枝花加快模式创新、业态升级和产品迭代，高标准建设国际康养旅游目的地，为全国康养产业发展和健康中国建设提供"攀枝花样板"具有重要意义。

4. 团体标准

团体标准是由团体按照团体确立的标准制定程序自主制定发布，由社会自愿采用的标准。根据《中华人民共和国标准化法》（2017年修订），国家鼓励学会、协会、商会、联合会、产业技术联盟等社会团体协调相关市场主体共同制定满足市场和创新需要的团体标准，由本团体成员约定采用或者按照本团体的规定供社会自愿采用。

虽然团体标准由各种社会团体（如协会、学会、商会、联合会等）制定，不具有强制性，但是更加符合产业发展实际，因此本报告主要对在康养领域具有较高权威的社会团队所制定的相关标准进行收集与分析。经检索分析，目前团体标准中康养相关标准主要由产业联合会（如中国林业产业联合会）、产业/行业协会（如中国老龄产业协会）、专业学会（如重庆市气象学会、中华中医药学会）及相关促进会（中关村产融合作与转型促进会，中国林业与环境促进会）等社会团体制定，团队共筛选出30项与康养产业有关的标准进行分析，部分代表性团体标准如表6所示。

就标准内容来看，30项康养相关团体标准中有23项康养（基）地/小镇/示范点/城市等主题、10项森林康养主题、5项气候康养主题、3项中医行业标准、2项长寿之乡主题、2项智慧康养平台标准、1项山地康养主题以及1项运动康养主题。由此可见，当前康养团体标准中，康养基地与示范点建设、规范及认定是产业发展的重点，其标准化进程较快，而在具体的康养领域中，森林康养标准是最受关注的行业标准。

10项森林康养团体标准主要由中国林业产业联合会制定及发布。该联合会是经国务院同意、民政部批准成立的全国性行业协会，充分发挥了联合会的桥梁和纽带作用，相关工作卓有成效。在森林康养已成为健康中国战略

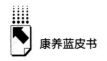

表6 与康养产业密切相关的团体标准（节选）

发布单位	名称	标准编号	范围	实施时间
丽水中国长寿之乡绿色产业发展联合会	中国长寿之乡健康养生服务示范城市（县）认定规范	T/SXLM 002—2021	规定了中国长寿之乡"健康养生服务示范城市"的术语、认定原则、指标及赋值、评分表、认定程序及一般卫生、养老服务等方面重大责任事故未出现过的中华人民共和国境内已取得"中国长寿之乡"称号的县、区、市或行政区划单位的认定。本文件适应于近两年未出现过的生态环境、公共卫生、养老服务	2021-09-01
中国老龄产业协会	康养基地评价要求	T/CSI 0010—2021	规定了康养基地的术语和定义、分类、评价和分级。适用于康养基地的建设与管理。	2021-07-01
中国林业产业联合会	森林康养人家标准	T/LYCY 1026—2022	规定了森林康养人家建设的术语与定义、基本要求、环境和建筑、设施和设备、服务和接待、特色和其他以及环境管理等方面内容。适用于森林康养人家建设。	2021-7-25
中国林业产业联合会	特色（呼吸系统）森林康养规范	T/LYCY 3023—2021	规定了特色（呼吸系统）森林康养的适用对象、服务能力、康养流程、康养服务途径的要求内容。适用于特色（呼吸系统）森林康养基地建设、基地建设、产业构建。	2021-7-15
中国林业产业联合会	特色（呼吸系统）森林康养基地建设指南	T/LYCY 1024—2021	规定了特色（呼吸系统）森林康养基地建设的术语和定义、设立基本条件、环境条件、设施条件、服务条件、管理条件和其他要求说明。适用于特色（呼吸系统）森林康养基地的设计和建设。	2021-7-15
中国林业产业联合会	国家级森林康养基地认定实施规则	T/LYCY 013—2020	适用于森林康养基地认定机构对国家级森林康养基地的认定。	2021-01-10

续表

发布单位	名称	标准编号	范围	实施时间
中国林业产业联合会	国家级森林康养基地认定办法	T/LYCY 014—2020	规定了国家级森林康养基地认定的原则、方法和认定结果等要求。适用于对国家级森林康养基地的认定。	2021-01-01
中国林业产业联合会	国家级森林康养基地标准	T/LYCY 012—2020	规定了国家级森林康养基地的必备条件和基本要求。本标准适用于国家级森林康养基地认定。	2021-01-01
上海市物联网行业协会	智慧健康养老标准体系建设指南	T/SIOT 310—2020	规定了智慧健康养老的标准体系，对技术与装备、支撑保障、服务提供及管理规范等方面的体系建设进行标准化。	2020-12-31
中国气象服务协会	气候康养地评价	T/CMSA0019—2020	规定了气候康养地的基本评价指标、配套评价指标、典型康养气候分型和评价的方法等。适用于气候康养地的评价。	2020-09-14
中国林业与环境促进会	生态康养基地评定标准	T/CCPEF 056—2019	适用于全国范围内正在营业或正在建设、部分核心功能已经运营的生态康养基地评定，以及综合体康养基地部分的评定。	2020-06-01
中国林业与环境促进会	全国生态养生示范村建设技术规程	T/CCPEF 002—2016	旨在解决生态养生的系统性、科学性，立足良好的生态环境，充分利用生态资源建立自我保健模式，调整一种祥和和谐的个体—社会—环境之间的稳定关系，创造良好的生存和生活环境，放松身心，适当锻炼，有效养生，提高免疫系统，从而达到保健和治疗的作用。是生态养生示范村建设的规划纲要和指导性文件，是命名评定工作的依据。	2016-11-20
中国标准化协会	传统中医养生服务管理规范	T/CAS 382—2019	规定了传统中医养生服务的服务场所、服务人员、服务要求和服务管理。本标准适用于养生服务机构、养老服务机构、健康管理机构、健康服务机构、治未病中心、亚健康服务中心、营养指导顾问机构以及基层卫生服务机构等提供养生保健服务内容的机构。	2019-11-25

续表

发布单位	名称	标准编号	范围	实施时间
中国气象服务协会	养生气候类型划分	T/CMSA 0008—2018	规定了养生气候的划分方法及其类型。适用于养生气候资源的分类和利用等工作。	2018-12-21
中华中医药学会	中医健康管理服务规范	T/CACM 006—2016	适用于指导和规范中医健康管理流程、内容和方法的规范性文件。编写本《规范》的目的旨在为各健康管理机构和健康管理人员提供技术操作规范，使中医健康管理技术更好地为广大民众的健康服务。中医健康状态信息采集是在临床中医学理论指导下，通过望、闻、问、切采集受检者临床信息，从而为健康状态评估、健康状态调理提供依据的方法和过程。	2016-09-01

资料来源：根据国家标准公开系统整理。

的重要组成内容和践行"两山"理念的生动实践的总体背景下，中国林业产业联合会进一步贯彻落实国家林业和草原局、民政部、国家卫生健康委员会、国家中医药管理局《关于促进森林康养产业发展的意见》（林改发〔2019〕20号）文件精神，制定了《国家级森林康养基地标准》《国家级森林康养基地认定实施规则》《国家级森林康养基地认定办法》《森林康养基地命名办法》《特色（呼吸系统）森林康养规范》《特色（呼吸系统）森林康养基地建设指南》《森林康养小镇标准》《森林康养人家标准》等国家团体标准，进一步推动森林康养资源与生态优势转化为经济优势，让森林康养加速发展成为乡村振兴和生态文明战略的重要载体。

5项气候康养团体标准主要由中国气象服务协会制定及发布。该协会经国务院、民政部审批同意，是气象部门成立的第一个全国性、行业性、非营利性社会组织。自2016年开始，中国气象局组织国、省两级气象业务单位联合开展中国天然氧吧创建工作，全国已经有29个省（区、市）的313个地区获得"中国天然氧吧"称号，根据中国气象局公布的《2022年中国天然氧吧评价公报》，"中国天然氧吧"地区总面积已超90万平方公里，约占中国国土总面积的9.5%。根据《气候康养地评价标准》和《养生气候划分标准》，300余个中国天然氧吧中又能划分成日光疗养型、冬季舒适型和夏季舒适型，有便于旅游者根据自身需求，在选择吸氧洗肺的氧吧之旅的同时，享受气候康养的益处。目前，全国各地正如火如荼地打造气候康养品牌（中国天然氧吧、气候康养市/县、气候福地），气候康养服务在各地开花结果，通过特色康养气候资源挖掘和评价，盘活气候生态资源，赋能地方康养产业发展，气候康养品牌正发挥着重要作用。

3项中医药康养团体标准均由中华中医药学会制定并发布。该学会作为我国成立最早、规模最大的中医药学术团体，是国家中医药管理局直属事业单位。早在2005年，中华中医药学会即开始探索标准化工作，陆续发布了一批常见病的中医临床诊疗指南以及中医治未病标准，凝聚起一支医教研产相互配合、精通业务技术、熟悉标准化知识和方法的中医药标准化专家队伍。为落实好2014年中医药部门公共卫生服务补助资金中医药标准制修订项目工作任务，中华中医药学会承担中医治未病标准制修订项目，形成了诸如《中医治未病亚健康状态效果干预评估专家共识》《中医治未病 健康信息管理专家共识》等一系列行业共识，在制度建设、标准研制、人才培养、推广应用等方面进一步完善标准化工作的体制机制。

（三）康养产业现有标准存在的主要问题

总体而言，我国康养产业仍处于发展的黄金时期，产业发展迅猛且相关标准正在不断完善，但同时也存在较多不能很好适应产业发展实际的薄弱之处，与国家部署和市场需求相比仍有较大差距。目前来看，我国康养产业标准体系还有待健全，如现有标准以服务标准为主，养老和森林康养领域标准相对完善，但在健康管理、中医药养生、康养农业、智慧康养、医养结合等领域的标准较为缺乏，相关标准工作仍处于起步阶段。结合前文所述，我国现有与康养密切相关的标准共有 278 项，其中国家标准 32 项、行业标准 30 项、地方标准 186 项、团体标准 30 项，通过对 278 项标准进行词频分析，得到康养相关标准名称词频表（见图 3），能进一步体现当前我国康养产业标准发展格局失衡现象。

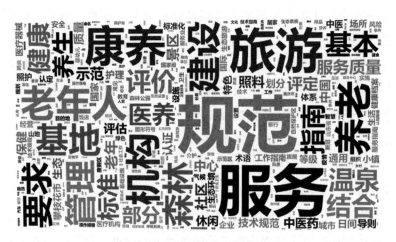

图 3　康养相关标准名称词语云

资料来源：项目团队整理。

1. 标准层次不平均

现有标准以地方标准为主，重要国家标准和行业标准缺失。就国家标准而言，强制性国家标准仅有 1 项，推荐性国家标准只有 31 项，与康养产业快速发展的现实需求不相匹配；就行业标准而言，仅有 9 个行业共 30 项康养相关标准，并且高度集中于旅游、林业和养老三个领域，其他行业对康养产业的关注度依旧不够高；就地方标准而言，现有 186 项标准中四川省占比最高，其中攀枝花市制定和实施的标准更是占总数量的 9%，说明个别地区康养产业标准化程度较高，但放眼全国总体水平依然有待提升；就团体标准而言，多数标准主要由少数全国性社会团体制定，关注点主要是不同类型康养基地的建设规范和认定标准，而在很多缺乏国家标准与行业标准的领域如母婴康养、体育健康、康养农业等方面，团体标准的数量与质量都有待提高。

2. 标准领域不全面

现有康养产业标准以服务标准为主，管理标准较少。278 项标准中有132 涉及康养服务问题，只有 29 项涉及康养管理问题。此外，从标准分类领域来看，当前标准高度关注旅游和养老领域，词语云图中"旅游""养老""机构"等关键词十分显眼，278 项标准中提及"老年人""养老""机构"等词的频次共计 137 次，涉及标准 97 项，而相应的有关"健康""养生"的标准仅有 23 项。由此可见，当前康养相关标准主要关注的对象仍然为老年群体，对其他年龄群体的康养需求关注较少。

3. 参与主体不对等

我国康养标准的建设是政府主导型，即康养产业标准由政府来主导，组织各方力量来制定和实施，康养消费者和企业在其中参与度有待提高。在标准推进过程中，得到更多利益主体参与起草和制定的标准通常更能符合产业实际需求，标准质量也会更高。然而在实际过程中，个体消费者往往很难提出自身诉求，而且我国康养企业普遍规模较小，缺少投入标准建设的时间和财力，因此这两者都很难成为康养标准工作的主体。

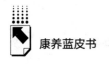

五 加快中国康养产业标准化进程

标准化，实质上就是为标准制定、发布和实施过程而进行的一切活动。可以说，没有标准化的过程，就不会有标准；而有了标准，但没有标准化的过程使之实施和完善，则标准基本形同虚设。可见，一个行业标准化的过程，既是制定、执行和不断完善标准的过程，也是不断提高标准质量和适用性的过程。

（一）康养产业标准化的管理体系

我国的标准化是由标准化行政机构集中统一管理，由标准化行政管理体系、标准化技术工作体系和标准化中介服务体系等共同构成标准化管理体系。

其中，国务院授权国家标准化管理委员会履行行政管理职能，统一管理全国标准化工作，国家市场监督管理总局对外保留国家标准化管理委员会牌子。国务院有关行政主管部门和国务院授权的有关行业协会分工管理本部门、本行业的标准化工作，各省、区、市的标准化行政管理部门负责地方标准化工作，由此形成了我国标准化的国家、行业、地方三级垂直管理体系。

标准化技术工作体系主要由标准化技术委员会系统和标准实施监督检验系统两大系统组成。标准化技术委员会是指在一定专业领域内，从事国家标准起草和技术审查等标准化工作的非法人技术组织，被称为国家标准的"生产车间"，共包含标准化技术委员会（TC）、标准化分技术委员会（SC）、工作组（WG）三级机构。根据市场监管总局（标准委）发布的《中国标准化发展年度报告（2020）》数据，截至2021年11月，全国共有1341个标准化技术委员会（TC）及分技术委员会（SC），第二产业技术委员会占总量的76%以上。

标准化中介服务体系主要包括与标准化相关的协会、研究机构、编辑出版机构等社会团体和机构，其在开展标准化科学研究和合作交流、普及标准化科学技术知识、促进标准化技术输出等方面发挥着重要作用。

（二）康养相关的国家专业标准化技术委员会

在我国标准化管理体制下，"专业标准化技术委员会"是在全国一定专业领域内，开展组织专家、整合资源、从事国家标准化工作的基本组织，目前全国有数千个标准化技术委员会，而没有一个专门的"康养产业标准化技术委员会"，康养产业的相关标准分别由相关行业标准化技术委员会归口，涉及自然资源部、文化和旅游部、民政部、住房和城乡建设部、国家体育总局等部门。

表7　与康养相关的全国标准化技术委员会

编号	全国标准化技术委员会	组建单位	业务指导单位	秘书处所在单位
TC28	全国信息技术标准化技术委员会	国家标准化管理委员会	国家标准化管理委员会、工业和信息化部	中国电子技术标准化研究院
TC93	全国自然资源与国土空间规划标准化技术委员会	自然资源部	自然资源部	中国自然资源经济研究院
TC210	全国旅游标准化技术委员会	文化和旅游部	文化和旅游部	文化和旅游部旅游质量监督管理所
TC264	全国服务标准化技术委员会	中国标准化研究院	国家标准化管理委员会	中国标准化研究院
TC291	全国体育用品标准化技术委员会	国家标准化管理委员会	国家标准化管理委员会	中国体育用品业联合会
TC315	全国社会福利服务标准化技术委员会	民政部	民政部	民政部社会福利中心
TC360	全国森林可持续经营与森林认证标准化技术委员会	国家林业和草原局	国家林业和草原局	国家林业和草原局科技发展中心
TC449	全国城镇风景园林标准化技术委员会	住房和城乡建设部	住房和城乡建设部	中国城市建设研究院有限公司
TC456	全国体育标准化技术委员会	国家体育总局	国家体育总局	国家体育总局体育器材装备中心
TC483	全国保健服务标准化技术委员会	中国保健协会休闲保健专业委员会	国家中医药管理局	北京国康健康服务研究院
TC498	全国休闲标准化技术委员会	中国旅游文化资源开发促进会	国家标准化管理委员会	北京同和时代旅游规划设计院

资料来源：根据国家标准公开系统整理。

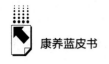

但随着未来康养产业的边界持续延伸，产业融合发展进程加快，康养产业相关标准势必会不断增加，相关利益主体也会更多参与到康养标准的制定和实施过程中来，现有的全国专业标准化技术委员会在产业融合特性与参与主体庞杂的双重挑战下，难以制定出适应经济发展和康养产业新形势的康养标准。因此，为加快我国康养产业标准化进程，当务之急是建立全国康养产业标准化技术委员会，建立有效的参与机制对相关社会各界力量加以组织管理，统一康养产业标准化的组织、规划及管理。

（三）康养产业标准化的主要问题

2022 年作为推进实施"十四五"规划的关键之年，必须加强标准化工作，加快构建高质量发展的标准体系，把国家各项事业和工作全面推向标准化范畴。然而，当前标准化工作进展迟滞已成为制约我国康养产业高质量发展的重要因素，急需突破五大短板制约。

1. 缺少统一管理的组织机构

我国康养标准的建设过程是由政府主导的，但从全国范围来看，各地方康养产业的主管部门各不相同，有的由文旅局主管，有的由卫健委主管，有的由发展和改革委主管，虽然绝大多数主管部门对康养产业的发展给予大力支持，但政出多门，没有一个明确的部门来对康养产业的发展进行总体把控。此外，除部分综合部门外，很多行业部门实际上都有标准化的工作职责，市场监管部门只是标准化行政主管部门。但很多部门总认为标准化工作是市场监管部门分内之事，只要提到标准化就往市场监管部门推，未能履行好各自职责，各司其职、协同推进的标准化工作模式还未形成。

2. 尚未建立行之有效的康养产业标准体系

建立科学、合理的标准体系是有效开展标准化建设工作的重要基础。康养产业的标准化涉及多个行业、部门、业务的方方面面，因此需要一整套相互补充、相互依赖的标准体系，但目前康养领域尚未建立统一、协调、科学的标准体系，难以从总体上把握康养产业标准化建设工作的方向和建设节奏。现行康养相关标准多是在不同适用范围内、在不同时期制定的，不免存在关联弱、适用性差等不足，个别标准甚至可能出现矛盾和冲突，尚未形成统一整体。

3.康养产业标准化理论研究滞后

绝大多数地方在康养标准化工作中存在涵盖面较窄、创新能力较差等问题。除贯彻执行国家与行业标准外，主要工作为地方标准管理、推广团体标准、公开声明企业标准等，基本上都是标准化的常规工作，工作推动的基础和环境还没有完全具备，总体上都与康养产业尚未形成产业链有效整合、社会各界对康养概念的内涵外延未达成共识、缺少成熟理论体系指导和产业带动有关。可见，我国在康养产业标准化基础理论和工作方法等方面缺乏系统深入的研究，无法满足康养产业工作的现实需求。

4.技术组织和相关人才不足

由于康养产业具有高度融合的特性，因此康养产业标准化建设工作具有业务领域众多、业务类型复杂的特点，现有的标准化技术组织和人才队伍难以有效支撑康养产业标准化建设工作。一方面，全国普遍存在缺少康养产业标准化工作的长远规划，多数标准高度依靠少量行政人员通过阶段性工作任务来制定，个别部门与领导对康养产业标准制定与实施的重视程度较低，从党委政府、行业部门、企业及社会等不同层面，对标准化重要性的认识不充分，过多强调了产业发展的"量"，忽视了产业发展的"质"，甚至将标准化视为"可有可无"。另一方面，康养企业作为康养产业的市场主体，虽然客观上受到财力限制，但主要原因还在于追求眼前经济效益，对短期内得不到回报的标准化项目，参与和推动的积极性不高，并且缺少龙头企业的带动。

5.经费投入支持较少

标准化建设所需费用较高，需要有足够的经费来支持康养产业的标准化工作，而经费缺乏的现状制约了工作的开展。据了解，在市县层面，不管是对标准化行政主管部门，还是对行业部门，每年的财政资金很少安排标准化工作经费，仅有少量单项的工作经费，勉强维持常规工作的推动；另外，财政资金中也没有对企业开展标准化工作的资助经费。归根到底是在当前经济

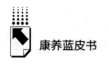

形势下，党委政府对康养产业发展的侧重点还是在抓资金、抓项目、抓政策上，对"高质量"发展所要求的标准化工作存在资金投入大、短期内见不到成效等现象有畏难心理，因而很难促成党委政府在标准化工作上持续投入。

（四）未来康养产业标准化工作建议

以上问题在我国康养产业标准化进程中是普遍性甚至倾向性的，应坚持问题导向，通过社会各层面的共同努力，加强多方协调，实现以标准化的手段规范康养产业健康有序发展的目的。基于前文，本报告提出如下工作建议。

1. 加强统筹协调，推进全国康养标委会筹建

标准化工作是需要战略层面联合统筹、综合协调的关键工作，应发挥全国行业部门作用，发挥行业龙头企业的带动作用，同时依托并发挥高等院校与科研机构的优势和作用，深入推进政府、企业与院校机构的标准化战略合作关系，强化部门协同、上下联动。重点加强全国康养产业标准工作委员会的筹建与标准化实际推进作用，做好康养产业标准化工作的长远规划，通过逐年努力、分步实现，共同推动标准化工作。

2. 优化现有体系，提高标准的实用性和有效性

依据我国康养产业发展的紧迫需求和经济形势，制定主要康养业态和核心康养资源等领域的标准体系，明确标准化工作的方向和要求，重点加强对以下标准类型的制定和实施，同时发挥好标准实施信息反馈渠道的作用，收集反馈信息，及时修订、废止标准，持续优化标准体系，确保体系实用且科学。

一是关键标准。互联网、大数据、人工智能等大数据和科技应用，将对康养产业发展和服务升级起到至关重要的作用，但同样面临隐私泄露、权益维护等问题，因此需要智慧养老服务、智能社区建设、健康数据平台等相关标准出台，在对平台进行约束的同时，维护广大消费者权益，保障康养服务质量。二是紧缺标准。对缺少相关标准导致的产品服务纠纷、市场无序发展与监管不到位的领域，如医疗康养、母婴市场、安宁疗护、康养建筑与装修等，亟须制定和实施产品与服务质量规范、市场监督等相关标准。三是特色标准。持续做好具有中国特色和地域特色的标准，如最具代表性的中医药康养领域的中医药种植、制造与服务等，以高标准引领特色产业走向世界。

3. 营造标准氛围，强化标准的贯彻及跟踪问效

采取分级培训等方式，重点突出标准化相关知识和新发布标准的宣传培训，满足不同层次、不同领域的标准化人才需求。通过集中培训、专项培训和先进地区学习，普及标准化基础知识，树立"让标准成为习惯，让习惯符合标准"的理念，提高标准化意识和标准的执行力，共同加强监督标准实施，定期对实施情况进行调查评估，营造共创康养产业标准化发展的浓厚氛围。

4. 发挥财政作用，加大标准化工作的政策支持

全国各地有关部门应发挥财政资金引导作用，要强化金融、信用、人才等政策支持，积极引导社会资本投入标准化工作，考虑通过设立标准创新型基地、企业、项目等，出台相关优惠政策，鼓励和支持企业推进标准自我公开和监督检查，对通过标准研制实施引领产业发展等方面进行标准创新并取得突出贡献的单位和组织给予有力支持和相应奖励。

参考文献

[1] 国家标准化管理委员会：《GB/T 1.1—2020 标准化工作导则 第 1 部分：标准化文件的结构和起草规则》，中国标准出版社，2020。

[2] 房红、张旭辉：《康养产业：概念界定与理论构建》，《四川轻化工大学学报（社会科学版）》2020 年第 4 期，第 20 页。

[3] 张川：《产业价值链视角下的我国标准化战略研究》，湖南大学，2007。

[4] 郑稣鹏：《适老企业创新机会形成与创新影响机理研究》，大连理工大学，2021。

[5] 郭鹏：《养老产业统计分类细化》，《民生周刊》2020 年第 Z1 期，第 60~61 页。

[6] 国家统计局：《健康产业统计分类（2019）》，2019 年 4 月 1 日。

[7] 万新颖：《浅析我国康养产业发展的框架性问题》，《中国市场》2019 年第 16 期，

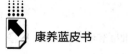

第 2 页。

［8］何莽：《康养蓝皮书：中国康养产业发展报告（2020）》，社会科学文献出版社，2021。

［9］郭亿源：《广东省梅州市留隍镇康养旅游产业发展策略研究》，桂林理工大学，2020。

［10］彭嘉琳：《我国养老服务业标准化建设现状与问题分析》，《北京劳动保障职业学院学报》2013 年第 4 期，第 5 页。

［11］李长：《当前我国标准化工作中存在的问题及其对策》，《中国高新技术企业》2011 年第 36 期，第 3 页。

［12］焦叔斌、徐京悦：《我国标准分级制度浅析》，《中国标准化》2001 年第 9 期，第 2 页。

［13］本刊编辑部：《依法实施强制性国标 赋能养老服务业高质量发展》，《社会福利》2022 年第 1 期，第 1、9～12 页。

［14］徐虹、于海波：《大健康时代旅游康养福祉与旅游康养产业创新》，《旅游学刊》2022 年第 3 期。

［15］颜伟、李和凌、果晓姝：《攀枝花发布三十一项康养产业地方标准》，《中国市场监管报》2020 年 11 月 24 日。

分 报 告

Sub-Reports

B.2

康养休闲农业标准体系研究报告

赵 婧 杜 洁*

摘 要: 在老龄化和亚健康等问题的催动下,休闲农业向康养方向转型,康养休闲农业包含了园艺疗法、五感疗法和宠物疗法等。但目前康养休闲农业的概念内涵和业态发展还不够成熟,专门针对康养休闲农业的标准较少,体系尚未构建,阻碍了产业发展和先进技术经验推广。进一步加强康养休闲农业领域研究,将理论转化为实践,并且以标准化为载体促进产业发展变得非常重要,应强化国家层面的国家标准,农业领域也应加强康养休闲农业行业标准建设,从而满足行业生产、监管的实际需要。

关键词: 休闲农业 标准化 自然疗愈 康养旅游

---

* 赵婧,中山大学旅游学院,博士在读,研究方向:康养旅游;杜洁,全国中老年网总编,研究方向:积极老龄化、康养旅游。

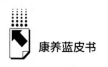

一 康养休闲农业

（一）休闲农业向康养转型

农业是利用动植物的生长发育规律，通过人工培育来获得产品的产业。休闲农业是农业、旅游业和服务业等产业交叉的区域，是以农业、农村为载体，在传统农业生产功能的基础上，为游客和居民提供观光、休闲、度假、健身、学习和娱乐等功能和服务业态。此外，乡村旅游、农业旅游、休闲农业等都是与休闲农业相关的概念。

国外的休闲农业历经了农场旅馆、民俗农庄、观光农园、度假养生农园、租赁农园等模式。20世纪70年代，中国台湾地区率先以"休闲农业"创新农业经营模式，在之后的80年代，这一新型的农业经营模式逐渐在沿海城市以及成都等休闲大城市得到发展，数量和规模如雨后春笋般迅速增长。并且休闲农业从80年代的乡村旅游、农家乐等业态逐渐向观光农园、休闲庄园、乡村旅游综合体等方向转型，资源、政策导向逐步转向市场导向。

老龄化和亚健康等问题助推休闲农业向康养方向转型。统计资料显示，我国约有70%的人处于亚健康状态，此外，2020年我国65岁及以上老龄人口达到1.91亿，占总人口比重为13.5%，这些因素创造了庞大的康养市场需求，人们渴望回归自然，从乡村旅游中获取身心健康。目前，全国经济生产、人民生活得到快速有序恢复，疫情中人们的健康意识、生态意识也得到了大幅提升，在此契机下，作为农业大国，历经收入下降、反复暂停营业、经营中断的休闲农业到了进行产业转型升级的关键时期，即休闲农业进一步发挥附加康养平台的功能，将为解决日益提升的市民保健康养需求提供广阔的入口，同时分担公共医疗压力，这也是我国休闲农业发展的新契机，并可作为一种创新途径，连接农业、休闲旅游、保健康复三重领域，实现多重价值。

（二）康养休闲农业的概念和理论基础

1. 康养休闲农业的概念

康养休闲农业提供一种健康生活方式、一种健康产品，也是一种良性的农业生产体系。首先，它是一种健康生活方式和产品，是以农业保健效果为重点的康养子产业，是为社会提供养生项目、农事体验、休闲度假等的高层次健康农业文化产品和新型健康生活方式。其次，康养休闲农业也倡导资源的循环利用，是一种基于良性循环、遵循生态规律的农业生产系统，最终达到生态、经济和社会的和谐。

也有学者从"四生"角度概括康养休闲农业的概念，生产维度：夯实农业健康绿色生产基底；生活维度：营造康养养生文化氛围；生态维度：实现生态资源立体化开发；生命维度：培养康养休闲农业价值认同。

自然因素、园艺操作机会、乡村文化等都为休闲农业提供了康养功能。首先，在乡村环境中，绿色的树木、蓝色的水体等自然因素占比高，森林和水体（尤其是流动的瀑布）中的空气负离子、芬多精，山地、自然背景音等无机资源，以及动物、中草药、园艺等有机资源有助于人类身心健康的康复。自然环境中创造的适宜运动空间、社交场景都有利于人的健康恢复。乡村空气质量也整体优于城市空气，热岛效应较少、空气流通度高，其地表温度相对较低，可以缓解夏季极端气候导致的人体健康隐患。其次，不同类型的休闲农园可以为游客提供植物栽培、浇水除草、果蔬采摘、牧业活动等适合园艺操作的场所和机会，是一个学习自然知识、运动健康的好方法；此外，在一些乡村保留了较为古老完整的农耕文化，乡民的淳朴热情也可以帮助游客放慢生活节奏、懂得感恩，从而减缓疲惫、重振精神。

2. 康养休闲农业的理论基础

康养休闲农业属于自然疗愈的范畴，自然的疗愈功能有着广泛的理论基础。19 世纪中期，美国城市景观学家 Olmsted 发现自然环境带给人亲近、愉悦、放松之效，并提出复愈（Restoration）概念。20 世纪 80 年代，在环境心理学领域，Ulrich 的压力减轻理论和 Kaplan 等人的注意力恢复理论为自然

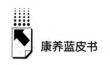

的复愈效果奠定了理论基础，这些理论指出自然环境和绿色景观可以帮助人们从压力、注意力疲劳等负面情绪中摆脱出来。同时期，Kielhofner 提出职业疗法（Occupational Therapy），他强调有意义和令人愉快的活动都具有治疗作用，诸如园艺劳动、播种体验、除草这样的活动，都被认为具有疗愈功能。21 世纪初，Louv 在《林间最后的小孩》一书中提出了"自然缺失症"的概念，肥胖、注意力缺陷多动障碍等健康问题都与此相关，不仅孩子自身的健康问题受到威胁，由于自然知识和体验的匮乏，环境的可持续发展也将受到威胁。

（三）康养休闲农业的疗法

1. 园艺疗法

在西方，"第一自然"是原始自然，以荒野为代表，田园风光（农业）为"第二自然"，是生产的自然，园林（休闲景观）则被定义为"第三自然"，是美学的自然。农业最早单纯具有生产功能，而后部分发展出了休闲功能，农业的康养功能是继生产、休闲功能后，顺应时代发展出的新的附加功能，以园艺疗法为代表。17 世纪末期，园艺疗法作为一个新兴的康养方式诞生于英国，此后，园艺疗法开始用于治疗精神病患者、生理障碍的患者、儿童、老年人、身残体障者等，并且不断在北美、北欧各国，日本等发达国家得到重视与发展。

广义地讲，园艺疗法是一种基于植物开展的运动、体验活动，常被作为一种辅助治疗方法，可起到恢复身心、重振精神、提高生活质量的作用，包含了部分芳香疗法、五感疗法、职业疗法等内容。从事日常的园艺工作、参与农事农耕活动、体验乡村生活、学习乡村特色文化，还可引入芳香疗法、五感刺激，对患者的生理、精神、社交等都有益处。首先，从事园艺活动，如除草、修剪、浇水、捕捉昆虫以及授粉施肥等可以达到运动疗效，减缓感官衰退；其次，可以恢复人的非自愿注意力、消除疲劳感，使人们恢复精神、增强活力。此外，植物的色彩、生长变化过程等也具有治愈身心功能；还可以扩大社交，园艺活动构建的社交空间，促进人们的经验交流，增强人际接触互动，增进人与人之间的情感连接和共鸣。

2. 五感疗法

五感疗法包括视觉、嗅觉、听觉、触觉和味觉。

视觉疗法主要是营造出色感丰富、形态各异的植物景观空间，这样的环境可以使人们的身心疲劳得到缓解。绿化是康养休闲农业发展的基础，彩化是发展的中间过程，色彩可使人产生喜怒哀乐等不同的情绪、情感，营造环境氛围，不同植物的颜色也可以对人的生理与心理产生相应的作用，一般而言，白花能让人产生宁静感，红花能使人产生激动感，而黄花能产生明快感。在康养休闲农业中应考虑四季的植物色彩，可利用不同色彩的植物丰富人们的感官，达到引导情绪的目的。

嗅觉主要是通过气味达到康养功能。绿化、彩化之外，香化是休闲农业景观发展的升华。芳香植物中的气体可以经过呼吸进入体内，而这些植物中含有抗菌素和抗病毒的化学物质，最终帮助人恢复精神，达到保健康复的作用。中西医都涉及嗅觉疗法，如古代名医华佗将丁香花制作成香囊，悬挂于室内，以治疗腹泻呕吐等病症。1928 年法国 Rene Maurice Gatteffosse 首次提出 "aromatherapie" 这一名称，意为"芳香疗法"，植物的芳香有着不同的治疗功能。首先，植物香味通过挥发飘散在空气中，形成独特的嗅觉空间，对人体可以起到不同的康养保健作用，如桂花的香味可以消除疲劳，香樟可以避臭驱蚊，含笑可以止咳化痰，白兰可以抑菌和清新空气，迷迭香可以平缓气喘病，茉莉有醒脑益智的功能，松柏类植物分泌的挥发物质具有杀死结核菌的作用（这也是森林康养的作用原理）；其次，气味与人的情绪也有关，不同香味可以激发人的不同情绪；此外，植物气味对唤起感情记忆、保持记忆也有很大帮助。

听觉对景观的感受仅次于视觉。都市中熙熙攘攘的人群、车流让人感到疲惫，听觉疗法旨在营造一个虫鸣鸟叫、流水潺潺、树叶瑟瑟的大自然声音环境，从而消除都市人的疲劳感和紧张感，达到人与自然的和谐统一。康养休闲农业在配置听觉型保健植物时，可以选择叶片较大，经互相碰撞、风吹雨打之后能发出清脆优美声响的树种，如芭蕉、雨打竹等。

触觉是皮肤感受刺激产生的感觉。首先，质地的不同会带来触觉感受的差异。特别是对于视障者或者温泉类需要接触的项目而言，触觉对其的感官刺激尤为重要。其次，人们触摸特殊植物时，植物叶子的分泌物与人体皮肤接触可以起到杀菌、保健作用。在康养休闲农业中，对于一些特殊的残障人士，不同触感的铺装、装饰也可以起到指引性的功能。在一些需要特殊考虑小孩和老人的设计中，应该注意避免带有尖刺有毒的植物。

味觉疗法是通过食物品尝、食物采摘等进行的康复活动。康养休闲农业中可以专门辟出一块土地栽植植物，起到可看、可嗅、可触更可食用的功能。各地方也应该根据各自特色，打造独特的标志性农产品，从栽种、施肥、收割、加工、物流运输等各个流程加以把控，打造无污染、可溯源、有特色、重健康的食品品质，使得游客在味觉的享受中实现康养保健的目的。

3. 宠物疗法

宠物能带给人舒适和放松，宠物疗法是一种治疗慢性病和渐进式神经系统疾病的安全有效的非药物补充疗法，组成部分包括动物、主人和患者。18世纪，狗被用于治疗精神疾病患者，宠物治疗的记录始于1919年的美国，从精神病患者开始。但直到20世纪60年代，宠物疗法的概念才被正式提出。可用于宠物治疗的常见动物包括猫、狗、鸟、豚鼠、鱼、兔子、马和海豚等。治疗动物在医院、护理机构、关怀中心和学校为患者提供服务。

宠物疗法有多种方式，包括见面会（Meet and Greet Sessions）、物理疗法（Physical Therapy）、职业疗法（Occupational Therapy）和消遣（distraction）。宠物治疗的类型包括探视（Pet Visitation）、动物辅助治疗（Animal-assisted Therapy）和设施治疗（Facility Therapy）。

探视疗法（Pet Visitation）指的是主人把宠物买进医疗机构，并以不同的方式与患者互动。这些互动包括抚摸、拥抱或与动物交谈。狗也可以用来帮助和鼓励一些病人走路。作为跨学科团队的一部分，动物的处理者致力于寻找对患者有益的互动，研究表明，宠物探视可以提高患者满意度，改善治疗效果。

动物辅助治疗（AAT）是由受过专门训练的动物提供的治疗，包括步行、运动锻炼和消遣等活动。马和海豚的使用可能属于这一类。通常，海豚疗法包括与海豚一起游泳，而马疗法包括骑马，这对患者的身心都有好处。这种类型的治疗由护士、物理治疗师、职业治疗师和其他医疗保健专业人员完成。

设施疗法（Facility Therapy）即使用与患者/居民一起生活在设施中的动物。在某些情况下，动物的饲养员会利用它们进行特定的治疗。在其他情况下，这些动物将作为宠物生活在设施中。当动物作为宠物融入环境时，它们不一定用于特定治疗。例如，一些猫会随心所欲地在设施内四处走动，并随机与居民和工作人员互动，这些互动可以让患者和工作人员感到欣慰。

宠物疗法可用于从儿科到老年科的各种情境，已被证明对医疗保健环境中的患者具有多种益处。它可以有效地帮助患者应对受伤或疾病。在一些患者中，宠物治疗可以减少压力水平、疼痛、疲劳、焦虑、恐惧、孤立和孤独。宠物疗法也被证明可以提高患者的满意度、能量水平、自尊和情绪，并减少抑郁症。其他好处包括提高运动技能、提高社交技能、减少无聊和拥有希望。宠物疗法不仅对患者及其访客产生积极影响，而且还被证明可以降低与动物互动的工作人员（包括护士）的压力水平。

二　康养休闲农业标准

（一）康养休闲农业标准的概念和意义

标准是对重复性事物和概念所做的统一规定，是总结科学、技术和实践经验之后的概括，旨在连通理论、生产、使用。休闲农业标准化是以休闲农业为对象，通过标准的制定、实施和管理，指导生产、引导消费、保证质量、规范市场，以提高水平和竞争力。康养休闲农业标准化是在休闲农业的基础上附加康养的功能，是以康养为主题的休闲农业标准化。

标准有助于推广康养休闲农业先进技术经验、促进产业发展，同时也为

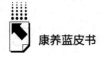

政府管理提供了依据。一项科研成果或者先进技术，一旦纳入相应标准，就得到了推广和应用的良好载体，康养休闲农业的概念还较新，普及度不高，制定、发布、实施相应标准，可以普及新的技术和新的科研成果，使其在实践中得到推广应用，从而带动康养休闲农业的发展，同时在实践中检验理论和标准，可以促进理论的深度发展，使得标准得以更新和修订，是一个良性的循环。在这个过程中，康养休闲农业的规模、专业化得到提升，农业的附加价值得以实现。此外，标准是法律与科学之间的桥梁，为规范和控制行政裁量权提供了工具，有助于提高行政决策过程的公开性与结果的准确性。

（二）康养休闲农业标准的系统构建

标准可按照维度、层次结构和行业细分或者业态等进行构建。首先，标准有不同的维度，我国编制标准的6种惯用维度是标准层次、级别、种类、功能、专业、生命周期，在实际标准中经常是两个或多个维度共同构建。其次，标准有不同的层次结构，比如上层标准与下层标准的聚合关系，基础标准、通用标准、专用标准的继承关系等。基础标准是术语、符号等，通用标准包含场地设施、环境、安全、信息等，专用标准则是各种具体业态的建设评价、服务规范、示范创建等。此外，构建标准可以按照行业细分或者业态分类，比如绿色农产品就是按照豆类、蔬菜、食用菌、禽肉、绿叶类、甘蓝类、蜂产品分别制定标准，我国的旅游标准体系就是按照旅游的六大要素（吃、住、行、游、购、娱）来制定标准体系的。

表1　我国编制标准的常用维度

层次维	级别维	种类维	功能维	专业维	生命周期维
全国通用	国家标准	基础标准	根据使用功能划分	根据专业技术特征划分	根据生命周期阶段划分
行业通用	行业标准	方法标准			
专业通用	地方标准	工艺标准			
	企业标准	材料标准			
		管理标准			
		工作标准			

有学者将休闲农业标准按照关键点、业态、功能三个维度进行构建，业态主要是农家乐、采摘园、休闲农庄等，关键点主要是需要规范的环节，比如规划、环境保护、体验项目服务规范、安全规范等，功能则包括民俗、体验、采摘等。

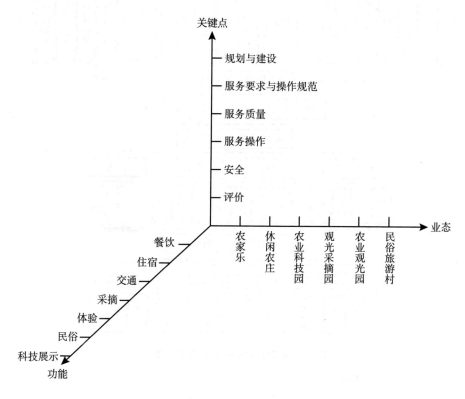

图1 休闲农业标准的维度示例

资料来源：本研究整理。

康养休闲农业标准涉及农业、旅游、康养相关标准，按照标准的体系和构建方法，可将康养休闲农业的标准体系分为基础、通用、专用三个层次，基础标准包含术语、符号等，通用标准则包含场所与设施、环境、安全、信息等方面，康养休闲农业专用标准则包含各业态的建设评价、服务规范与操作、示范创建。康养休闲农业的业态可能包含康养花园、康养萌宠园、康养

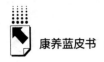

乡村、康养农庄、康养森林等多种业态，但目前关于康养休闲农业的业态尚在形成中，本文不做具体指定。

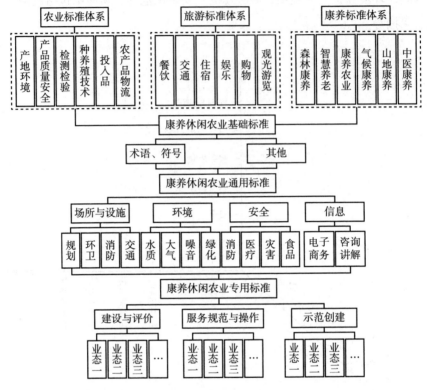

图2　康养休闲农业标准的层次体系

资料来源：本研究整理。

（三）康养休闲农业标准的现状

目前，国家标准中，与康养休闲农业相关领域主要以农业、休闲、旅游、健康为主。其中农业标准主要以食品技术、环保安全、涉农服务业、农村建筑等标准为主；休闲领域相关标准主要以花卉休闲、生态休闲、休闲农庄、休闲农业园标准为主；旅游业标准主要以旅游业中的观光车、景区、酒店、租赁公寓、游客服务中心、旅行社、信息导向系统、餐馆、电子商务、老年旅游等旅游业要素为主；健康领域相关标准主要以养老机构、康复器械、康复技术、儿童健康教育、学生健康检查等为主。在国标中关于康养休闲农业最接近的是 GB/T 36732—2018《生态休闲养生（养老）基地建设和运营服务规范》、GB/T 29353—2012《养老机构基本规范》、GB/T 37276—2018《养老机构等级划分与评定》、GB 38600—2019《养老机构服务质量基本规范》。

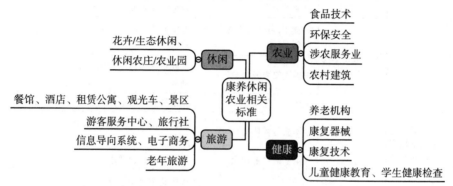

图 3　国标中康养休闲农业相关的标准类别

资料来源：本研究整理。

在全国标准信息公共服务平台查询，行业标准中，以康养、疗养、养生、养老、休闲为关键词搜索，检索到旅游行业 LB/T 051—2016《国家康养旅游示范基地》标准，网络搜索到行业标准 LB2021—13《康养旅游机构服务指南》于 2021 年立项。民政领域涉及养老机构相关标准 13 项、居家养老标准 2 项。林业领域相关的有 LY/T 2789—2017《森林养生基地质量评定》。在农业领域，以康养、疗养、养生为关键词没有搜索到相关标准，以休闲为关键词搜索到相关行业标准 4 项，涉及休闲农业术语、符号、休闲农业服务员、休闲农庄建设、绿色休闲食品。

在全国团体标准信息平台以康养、疗养、养生为关键词搜索到标准 97 项。其中智慧养老相关标准 28 项、康养基地标准 24 项、康养农业标准 21 项、中医保健 15 项、养生化妆品 4 项、养生器具 2 项，自然医学、疗养院服务质量、保健音乐各 1 项。在康养农业方面主要涉及动植物的健康养殖标准、康养美食/产品、仓储、组织。

表2 以康养、疗养、养生为关键词检索到的康养类团体标准

类别	分类表	发布单位	标准内容	数量
康养基地 （24项）	森林康养基地 （12项）	中国林业产业联合会	森林康养基地/人家/小镇	7
		中国林业与环境促进会	森林康养小屋/森林康养基地、生态养生示范村建设	3
		中国林业产业联合会	森林康养基地命名	1
		中国林学会	森林疗养基地	1
	气候康养基地 （4项）	海南国际品牌贸易促进会	海南五指山区气候康养地评价	1
		中国气象服务协会	气候康养地评价、养生气候划分	2
		重庆市气象学会	重庆气候养生地评价	1
	长寿/休闲/ 山地/运动 康养基地/ 小镇（8项）	中国旅行社协会	康养旅游基地设施与服务规范	1
		中国老龄产业协会	康养基地评价要求	1
		丽水中国长寿之乡绿色产业发展联合会	中国长寿之乡康养示范基地认定规范 中国长寿之乡健康养生服务示范城市（县）认定规范	2
		长岛餐饮与住宿行业协会	海岛休闲康养基地建设指南	1
		黔西南州旅游行业协会	山地康养基地建设规范	1
		中关村产融合作与转型促进会	国际康养小镇服务标准	1
		山东省徒步运动协会	康养运动小镇建设与服务规范	1
智慧康养/ 养老（28项）	智慧养老 （27项）	山东省信息资源应用协会	健康养老软件	4
		中关村思德智能健康养老产业联盟	老年人能力评估、养老照护	6
		上海市物联网行业协会	智慧健康养老、信息平台、智能系统、居家安全等	17
	养老 （1项）	中国老年医学学会	健康养老实践导师要求与评价	1

类别	分类表	发布单位	标准内容	数量
康养农业（21项）	健康养殖（9项）	中国生产力促进中心协会	复合植物多糖提升肉品质健康养殖技术规程	1
		杨凌生物健康农业产业联盟	蚯蚓健康养殖与多功能蚯蚓粪生产技术规程	1
		山东省畜牧协会	白羽肉鸡多层笼养健康养殖技术规范 商品肉鸡健康养殖技术规程	2
		中国农业国际合作促进会	锯缘青蟹健康养殖技术规范	1
		浙江省农产品质量安全学会	蛋鸡健康养殖和安全生产技术规范	1
		黑山县禽蛋协会	黑山褐壳鸡蛋 健康养殖规范	1
		中国兽医协会	牦牛健康养殖蠕虫病与外寄生虫病防治技术规范	1
		山东省农业产业化促进会	规模化健康养驴技术规程	1
	组织/仓储（2项）	福建省休闲养生保健行业协会	茶云仓储服务规范、组织规范	2
	康养美食/产品（10）	云南省餐饮与美食行业协会	翡翠薏仁养生煲	1
		上海市闵行区中小企业协会	养生茶	1
		中国药膳研究会	千岛湖鱼养生药膳、节气养生药膳	3
		山东省饭店协会	美食养生餐	1
		天台县天台乌药养生研究协会	乌药叶质量标准	1
		丽水中国长寿之乡绿色产业发展联合会	养生名优产品认定	3

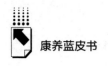

续表

类别	分类表	发布单位	标准内容	数量
中医保健 （15 项）	中医保健	中华中医药学会	中医治未病、保健机构	4
		中国针灸学会	贴脐、拔罐、艾灸、刮痧	4
		中国技术监督情报协会	足浴	2
		中关村健康服务产业促进会	中医体质养生膏方技术	1
	少数民族保健技术	中国民族医药学会	少数民族养生保健技术	1
	培训机构		培训机构建设	1
	管理/服务规范	中国标准化协会	中医养生服务管理规范	1
		福建省休闲养生保健行业协会	健康理疗服务规范	1
疗养院服务 （1 项）		广东省市场协会	疗养院疗养度假服务质量评价	1
自然医学 （1 项）		中国长城绿化促进会	自然医学公益康养服务管理规范	1
保健音乐 （1 项）		北京民族医药文化研究促进会	养生保健音乐	1
养生器具 （2 项）	养生壶	广东省家电商会	养生壶	1
		佛山市顺德区标准化协会	养生壶	1
养生化妆品 （4 项）		安徽省营养保健食品化妆品协会	养生化妆品	4

资料来源：项目团队整理。

通过对养老标准名称进行词频分析，统计出现三次以上的词频如图 4，其中服务、机构、居家、社区、健康、管理、老年人、智慧都是高频词。

三　结论

随着康养需求的增多，在休闲农业基础上附加康养功能变得非常重要。康养休闲农业属于自然疗愈的范畴，园艺疗法、五感疗法、宠物疗法、芳香

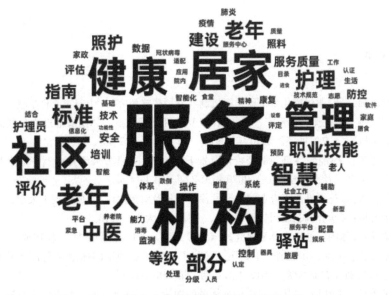

图 4　以养老为关键词统计的标准名称词频

资料来源：本研究整理。

疗法、职业疗法等都可以服务于康养休闲农业，为患者带来生理、心理、社交、情感、认知等方面的益处。

　　康养休闲农业的概念内涵和业态发展还不够成熟，专门针对康养休闲农业的标准较少，体系尚未构建。国标中有针对康养基地的标准，3 个标准涉及养老机构。行业标准中，旅游、民政、林业领域都有康养相关标准，但多以自身行业为重点，康养旅游基地、养老、森林康养均有涉及，农业领域目前仅有休闲农业相关标准，康养休闲农业标准处于空白状态。团标中，养老相关标准较多，农业标准以健康养殖、康养食品为主。

　　进一步加强康养休闲农业领域研究，将理论转化为实践，并且以标准化为载体促进产业发展变得很重要。应强化国家标准建设，农业领域应加强康养休闲农业行业标准建设，从而满足行业生产、监管的实际需要。

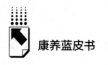

参考文献

[1] 彭成圆：《农业标准化示范区运行机制与发展模式研究》，中国农业科学院，2015。

[2] 刘晓涵、李侃侃、王永安、段艺凡：《复愈性休闲农业：休闲农业助力公共健康的新契机》，《农业展望》2020年第9期，第58~61、67页。

[3] 曾芳芳、朱朝枝：《新冠肺炎疫情背景下康养休闲农业发展研究》，《华北水利水电大学学报（社会科学版）》2020年第2期，第1~4页。

[4] 赵彬伽：《苍溪县康养农业旅游开发价值评价及对策探讨》，成都理工大学，2019。

[5] 杨若男：《康养园艺庄园规划研究》，西南科技大学，2018。

[6] 黄璞：《休闲农业标准体系研究》，《农家参谋》2017年第23期，第19页。

[7] 张莉萌、杨森、孔倩倩、王鹏飞：《基于五感疗法理论的休闲养生农业园规划设计》，《浙江农业科学》2016年第4期，第538~541页。

[8] 王季云、王红艳：《休闲农业标准体系的构建》，《标准化改革与发展之机遇——第十二届中国标准化论坛论文集》，2015，第1620~1630页。

B.3
国家地理标志产品的
康养农业模式发展研究报告

邢 璐 崔永伟*

摘 要： 随着生活水平的提高，人们的健康意识也在增强，大家的关注点
从基本的温饱问题转变成健康问题，对具有高品质、健康的国家
地理标志产品需求日益增加，在乡村三产领域中涌现出一批康养
农业新模式。大部分国家地理标志产品有着多年沉淀与积累，然
而康养农业仍处于初级阶段，缺少实践性强、见效快的代表性模
式。本文首先梳理了我国国家地理标志产品的发展情况，选取广
东新会陈皮为案例加以剖析发展的问题与困境，运用康养规划和
农产品相关的理论，借鉴知名康养农业的建设经验，将农业优势
与康养发展相融合，探讨康养农业开发的价值，为更多国家地理
标志产品的康养农业新模式提供发展对策。

关键词： 康养农业 地理标志产品 新会陈皮

一 引言

俗话说，民以食为天，随着当下物质生活水平提高，人民健康意识的增

---

* 邢璐，广东白云学院教师、中山大学旅游学院访问学者，讲师，研究方向：旅游规划、乡村
规划、城市更新与设计；崔永伟，中国科学院农业经济管理博士，农业农村部规划设计研究
院农业工程信息研究所副所长，高级经济师，研究方向：乡村振兴政策与规划，农业农村发
展战略与信息化，康养农业发展。

强，大家的关注点从基本的温饱问题转变成健康问题，现在大家关注的是怎样生活得更加健康。后疫情时代让我们真正感受到生命的无常，越来越多的人开始重视健康养生，追求"健康、愉快、长寿"的高品质生活。一方水土孕育一方瑰宝，国家地理标志产品生长在独特的生态环境中，因此才能形成特色和声誉以及特殊的品质。这些特殊的自然地理环境和独特的水土气候，使得国家地理标志产品具有更高的品质，一直以来也得到大家的认可与青睐。然而，伴随着人们健康意识和文化品位的不断提高，地理标志农产品在重视生态环保的同时还要具有一定的文化内涵，才能够满足消费者多样化的需求，构筑强大的市场竞争力。随着健康中国、生态文明和乡村振兴等国家战略的进一步实施推进，康养农业作为具有能同时满足人们渴望自然、健康、释放心情等需求，具有多重功能的农业，逐渐走进人们的视野，未来康养农业在我国城乡发展板块中蕴藏着巨大的发展潜力。

我国大部分地理标志产品有着多年沉淀与积累，然而可持续发展理论的康养农业发展仍处于初级阶段，国内与康养农业相关的理论研究较少，同时也缺少实践性强、见效快的代表性模式。缺少借助良好生态风光、农耕体验、乡村休闲等优势资源，以高质量健康区域性地理标志产品为基础，为人们提供回归自然、修身养性、休闲度假、颐养天年的生活模式，为消费者提供优质的康养产品以及高质量服务。因此，研究开发国家地理标志产品的康养农业模式，对国内地理标志农产品的发展具有重要的理论和实践意义。

本文结合国内外国家地理标志产品的发展情况，选取广东新会陈皮为深入研究对象，重点分析从单一种植转向产品产业链，从做好产品变为做精文化的历史发展过程，为凭借陈皮文化开辟出一二三产业融合（以下简称三产融合）的康养农业模式提供具有参考意义的发展策略。研究发现，新会陈皮产业转型已经历了三次大的升级，其发展模式也从过去的单一种植业等较低端的产业向"种植—深加工—附加产品研发—规模交易—跨产业融合"的完整产业链升级，综合利用新会陈皮的价值模型、道地模型、气候模型、文化模型，打造公共品牌和产业链，升级产品市场和产品文化。然而新会陈皮村在发展中仍缺乏健康农业与养生农业的深度融合，使康养农业达到与自然天人合一，健康农业与养生农业和谐共融。基于以上情况，本文分析认为，在未来，新会陈皮致力于打造溯源体系、培养专业人才，打造专属IP、开发创新产品，打造特色服务、发展乡村旅游，打造康养农业品牌、建设康养农业度假区，共同打造康养农业新模式。最后结合国家地理标志产品新会陈皮的康养农业发展提出了规划与展望，并给出了四点具体建议。

二　乡村振兴下的康养农业

后疫情时代，康养产业在各方资本的推动下由传统的单一养老业态向养生、医疗、文化、体育、旅游等诸多业态延伸，逐渐形成一个整体的生态系统，康养产品种类也不断多元化。康养农业是传统农业的升级，是健康农业、生态农业、养生农业、有机农业、绿色农业的结合体，是把第一产业生产要素、第二产业生产要素与第三产业生产要素相互融合，以为群众提供更健康的生活为宗旨，将"三农"和"三产"作载体，以当前流行的科学养生方式为指导的新业态，是将养老、休闲、健康的理念和农业发展关联，形成健康和养生两大主体的现代农业。

康养农业是乡村振兴战略的重要组成部分，正逐渐成为农业发展的新趋势。在国家发布的《乡村振兴战略规划（2018—2022年）》中提到"开发农村康养产业项目。大力发展生态旅游、生态种养等产业，打造乡村生态产业链。城乡居民消费拓展升级趋势，结合各地资源禀赋，深入发掘农业农村的生态涵养、休闲观光、文化体验、健康养老等多种功能和多重价值"。在乡村振兴国家战略指导下，农村生产生活条件明显改善，人居环境整治提升，社会主义新乡村越来越美。

康养农业最核心的要素就是养身舒适度和养心宜居度。在新时期城镇化、人口老龄化、生态环境及生活方式变化等不同状态下，借助乡村优势的生态环境，为社会提供健康、养老、休闲等保障，打造宜居宜业宜游宜养的优美环境。依据不同地域自身的特色及亮点，发展多模式、多功能、多维度的康养农业，致力于将更多的乡村打造成全国乡村康养示范基地。

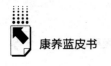

三 国家地理标志产品的发展

（一）国外地理标志产品的发展

1. 早期国际条约中对地理标志的界定

地理标志的雏形是在古埃及金字塔建造中，工程使用的砖块上标明了原产地和品质保证，表明早在古埃及时期就出现了以原产地名称代表产品质量和产品溯源的系统。在早期的概念层面，地理标志可以划分为广义的地理标志和狭义的地理标志。广义的地理标志还包含货源标记、原产地名称等。

发表于 1883 年的《保护工业产权巴黎公约》（简称《巴黎公约》）中，首次出现了"货源标记"和"原产地名称"，并将二者纳入工业产权范畴，给予保护。这是首次把"货源标记"和"原产地名称"两个概念与其他知识产权并列，体现了地理标志作为独立知识产权的法律地位。随后 1891 年的《制止商品产地虚假或欺骗性标记马德里协定》（以下简称《马德里协定》）也提到"货源标记"或"原产地名称"，但是两个公约均没有对两个概念进行定义，致使其在实际使用过程中发挥的作用不大。1958 年的《保护原产地名称及其国际注册里斯本协定》（以下简称《里斯本协定》）将货源标记与原产地名称正式区分，首次对原产地名称给予了明确的定义，即："原产地名称是指某个国家、地区或地方的地理名称，用于标志某产品来源于该地，其质量和特征完全或主要取决于地理环境，包括自然因素和人文因素。"原产地名称表明产品的来源地，将产品质量和地理来源联系在一起，为原产地名称提供了保护，"地理标志"也得到进一步成长。

1994 年《与贸易有关的知识产权协议》（以下简称 TRIPS 协议）第一次提出地理标志的概念，并将地理标志独立，视为与产品商标、技术专利、著作权等相并列的一项知识产权，标志着"地理标志"的进一步成熟。TRIPS 协定第二十二条将地理标志定义为"其标示出某商品来源于某成员地域内，或来源于该地域中的某地区或某地方，该商品的特定质量、声誉或其他特征，主要与该地理来源相关联"。从协定条文内容可知地理标志有以下内涵：首先，地理标志具有表明产品来源地的功能，并将内涵拓宽、延伸；其次，地理标志具有特定质量、声誉或其他特征；再次，该商品的特定质量、声誉或其他特征，主要归因于其地理环境，即当地的自然因素、人文因素。

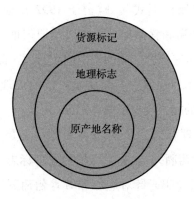

图 1　地理标志相关概念关系

资料来源：本研究整理。

对"货源标记""地理标志""原产地名称"等概念的对比与分析可知：就概念而言，"货源标记"定义最为广泛，其仅表明产品的地理来源，并没有对使用该标记产品的外表特征、类型、使用条件和质量标准等进行限制；"地理标志"的定义所覆盖的范围略小于货源标记，也没有如原产地名称中的严格地域限制；"原产地名称"所涵盖的范围最小，其对产品的要求最为严格，一是使用"原产地名称"概念的产品必须是从原料到生产皆限制在实际存在的行政区域内，一是必须拥有符合要求的品质和特征，因此它被包含于地理名称的范围之内。

2. 以法国为代表的"欧洲式专门法"地理标志保护的模式

法国是一个农业发达的国家，是地理标志产品管理的发轫地之一。在法国众多的地理标志保护产品中，最为人熟知的是法国出产的葡萄酒，另外，

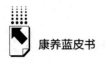

康养蓝皮书

法国出产的干邑酒和香槟酒均为世界闻名的产品。这也得益于上文中所提到的法国农业、商业从业者创造出来的原产地保护制度：通过专门立法对地理标志或原产地名称进行全面的保护，包括特殊的自然地理条件、加工制作技艺。

以法国的原产地保护制度为代表，欧洲对地理标志产品的保护也经过了上百年的探索，并形成了"欧洲式专门法"的国家地理标志保护模式，又称为"罗马法式注册保护模式"。欧盟于 1992 年通过了 2081/92 号条例（原名为《欧共体农产品和食品地理标志以及原产地名称保护条例》），在欧盟各个成员经营的地理标志产品的范围内实行农产品和食品的地理标志保护统一制度。该条例作为欧盟农产品质量政策的法理依据，为"欧洲式专门法"地理标志保护的模式确定了整体框架。

现在欧盟保护地理标志主要有三种类型：一是受保护的原产地名称（PDO，针对食品和葡萄酒）；二是受保护的地理标志（PGI，针对食品和葡萄酒）；三是地理标志（GI，针对烈酒和芳香葡萄酒），三者之间的区别在于产品的质量和其地理来源之间的联系紧密度不同。

3. 以美国为代表的"美国式商标法"地理标志保护的模式

在欧盟以外的一些如美国、加拿大、澳大利亚等施行普通法的发达国家，多采取以商标体系为地理标志保护提供法律框架的保护模式，并逐步形成"美国式商标法"地理标志保护模式，又称为"盎格鲁—美国证明商标模式"。这种模式的特点是：为保证该地域内所有经营者平等使用地理名称表述商品或服务地理来源的正当权利，任何人都不能对地理名称享有独占权利，从而防止滥用及非法使用，但证明商标除外。因此，在"美国式商标法"地理标志保护模式下，地理标志可获得证明商标保护。美国将地理标志看作商标的子集，认为地理标志不是独立知识产权而是商标的子集，对地理标志的法律保护依据来源于法律法规的集合。美国联邦商标法对地理标志的保护，主要体现在三个互相关联的层面：第一，对地理标志作为商标的一般性禁止，第二，允许地理标志作为集体商标或证明商标注册，第三，对任何混淆来源的行为进行制裁。

"美国式商标法"地理标志保护的模式可操作性较强，做到了地理标志保护与商标法的相互协调，这种新模式较之前减少了立法成本和社会资源的浪费。但同时也存在一定的问题，地理标志产品的特殊性决定了它与普通商标产品不同。如果只是简单地通过商标法来保护地理标志产品，在使用过程中容易出现该产品的私权性质受限，严重的有可能造成地理标志产品因保护不力而被边缘化。

（二）国内地理标志产品的发展

我国关于地理标志的定义在《商标法》《地理标志产品保护规定》《农产品地理标志管理办法》三部法律法规中作出了概括，都指出了地理标志的核心要素：生产区域性、质量、声誉的独特性和产地区域的自然因素和人文因素。经审核批准以地理名称进行命名的产品，一般是"生产地理区域名称+产品品类通用名称"的组合。通常被用于农产品、食品、酒类、手工艺等产品。

经过多年发展及优化，从原产地地域产品到地理标志产品。目前我国地理标志主要是国家知识产权局认定的中华人民共和国地理标志和农业农村部认定的农产品地理标志两类。

1. 原产地地域产品

与国外很多有着一百多年地理标志历史的国家相比，我国开展地理标志产品及保护的时间比较短。改革开放后，中国在 80 年代中期加入《巴黎公约》，开始了保护原产地名称的工作。

1999 年 7 月，国家质量技术监督局局务会议通过《原产地域产品保护规定》，并于同年 8 月发布实施。作为我国第一部专门规定原产地域产品保护制度的部门规章，其对于保护民族精品，孵化培育世界知名品牌，保护民族文化遗产，保护环境，并促进产品与国际接轨，提升产品国际竞争力等具有重要意义。

规定中第二条明确了原产地域产品概念，是指利用产自特定地域的原材料，按照传统工艺在特定地域内所生产的，质量、特色或者声誉在本质上取

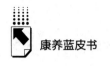

决于其原产地域地理特征并依照本规定经审核批准以原产地域进行命名的产品。

规定中所说的原产地域产品，和《里斯本协定》中提到的原产地名称制度下所保护的产品很相似，详细比较后发现二者存在两处差异。第一，我国的原产地域产品包含了声誉因素，而国外的原产地名称产品并不包含此因素。第二，国外的原产地名称产品质量和特征包含自然因素和人文因素，而我国的原产地域产品质量、特色或声誉并没有规定包含人文因素，本质上还是取决于其地域地理特征。

2001年，国家出入境检验检疫局发布的《原产地标记管理规定》中首次对地理标志和原产国标记这两个术语的概念进行界定：地理标志是指一个国家、地区或特定地方的地理名称，用于指示一项产品来源于该地，且该产品的质量特征完全或主要取决于该地的地理环境、自然条件、人文背景等因素。相比前文中 TRIPS 协议中所界定的范围要小；原产国标记是指用于指示一项产品或服务来源于某个国家或地区的标记、标签、标志、文字、图案以及与产地有关的各种证书等。与前文中《马德里协定》的货源标记相似，都是一种标示商品来源的标记。

2005年，国家质量监督检验检疫总局发布第78号令，《原产地域产品保护规定》被废止，同年《地理标志产品保护规定》获得审议通过并施行。

2. 国家地理标志产品

2005年，国家质检总局制定发布了《地理标志产品保护规定》，对地理标志产品的概念进行明确："（地理标志产品）是指产自特定地域，所具有的质量、声誉或其他特性本质上取决于该产地的自然因素和人文因素，经审核批准以地理名称进行命名的产品。地理标志产品包括：（1）来自本地区的种植、养殖产品。（2）原材料全部来自本地区或部分来自其他地区，并在本地区按照特定工艺生产和加工的产品。"

2007年，农业部制定发布了《农产品地理标志管理办法》，其中，农产品的概念为"是指来源于农业的初级产品，即在农业活动中获得的植物、动物、微生物及其产品"；地理标志产品"是指标示农产品来源于特定地域，产品品质和相关特征主要取决于自然生态环境和历史人文因素，并以地域名称冠名的特有农产品标志"。

随着地理标志取代原产地域产品，地理标志产品注册工作也加快了步伐。地理标志在我国共有三个部门对其进行注册、登记和管理，三个部门通过三种模式对其进行保护：一是通过注册为证明商标或集体商标（GI）进行保护，二是通过地理标志保护产品（PGI）进行保护，三是通过农产品地理标志（AGI）进行保护。由于认证机构不同，对于地理标志的相关规定和制度也存在一定的重复性和差异性。

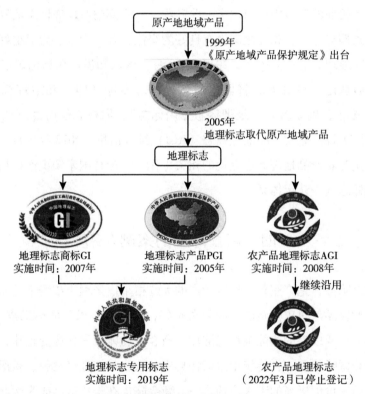

图 2　我国地理标志发展历程

资料来源：本研究整理。

根据《中华人民共和国产品质量法》《中华人民共和国标准化法》《中华人民共和国进出口商品检验法》《地理标志产品保护规定》等法律法规的

规定，从 2005 年 7 月起，国家质量监督检验检疫总局统一管理全国的地理
标志产品（PGI）保护工作，负责它的注册登记和监督管理。此外，根据
《中华人民共和国商标法》《中华人民共和国商标法实施条例》《集体商标、
证明商标注册和管理办法》，从 2007 年 1 月起，由国家工商行政管理总局批
准作为集体商标、证明商标注册的地理标志商标（GI）。根据《中华人民共
和国农业法》《中华人民共和国农产品质量安全法》《农产品地理标志管理
办法》，从 2008 年 2 月起，由中华人民共和国农业部批准登记的农产品地理
标志（AGI）。

但在长期的实践中也出现了一些问题，三个部门对地理标志的管理都有
自己的条例与方法，相互之间没有良好的交流，各自为政。为了更好地优化
我们国家地理标志产品体系，2019 年 10 月，国家知识产权局确定了"统一
地理标志认定"的原则，将原来的地理标志商标（GI）和地理标志产品
（PGI）废止，确立新的"地理标志专用标志"，原标志使用过渡期至 2020
年 12 月 31 日。原农产品地理标志（AGI）继续沿用。2022 年 3 月，农业农
村部停止对农产品地理标志登记的相关工作，并配合国家知识产权局构建国
家地理标志统一认定体系。

四　新会陈皮的案例介绍

新会陈皮，是广东新会地区所产的大红柑果皮经晒干或焙干后制作而成
的陈年贮存品。柑皮贮藏的时间越久越好，存期三年以下的称果皮或柑皮，
存期满三年或以上的才能被称为陈皮。新会陈皮能散发扑鼻的香味，是传统
的香料和调味佳品；在传统中医药经典中被认为具有理气健脾、燥湿化痰之
效，是药用价值极高的十大广药之一。新会陈皮在宋代就已成为南北贸易的
商品，在现代也在全国各地和南洋、美洲等地区销售。根据药检部门初步化
验结果，由于土壤条件、栽种培植技术、气候的差异，新会本土所产陈皮与
外地移植新会柑所产的陈皮，其形状组织结构虽然相似，但挥发油所含的成
分及品味都有很大差异。因此，在药用价值和调味效果上的差异很大。

国家质量监督检验检疫总局 2006 年第 159 号公告和第 157 号公告，批准"新会陈皮"和"新会柑"为国家地理标志产品，列入保护。新会陈皮及其唯一原材料新会柑都列入国家地理标志保护产品，是我国罕有的"一果双标志"产品，这充分肯定了它的传统特色、品质质量，也明确区别了其他产区的陈皮。

江门市新会区作为广东省首个获批国家地理标志产品保护示范区的地区，新会陈皮作为中国农业品牌目录、全国乡村振兴的典型案例之一，为众多国家地理标志产品发展康养农业模式提供参考，也为我国康养农业保持可持续发展的研究提供新思路。因此本文以新会陈皮为案例，重点分析从单一种植转向产品产业链，从做好产品变为做精文化的历史发展过程，为凭借陈皮文化开辟出三产融合康养农业模式的新会陈皮提供具有参考意义的发展策略。

（一）新会陈皮产业链的发展历程

种植是农业生产的根本，新会陈皮近年来不断将良种良法以及先进适用的技术用在种植生产上，进一步提升良种苗木繁育产能，大力推进新会柑种业与种植基地建设。在保障新会陈皮种植生产的基础上，为发挥该产业的最大效应，新会地区逐步开始进行产品研发、品牌等高附加值领域的探索。重点从以前的种植转向新会陈皮产业链的发展，围绕"种植—深加工—附加产品研发—规模交易—跨产业融合"产业链，利用新会陈皮的价值模型、道地模型、气候模型、文化模型，打造公共品牌和产业链，升级产品市场和产品文化。

1. 新会陈皮产业转型升级1.0

2002 年由新会地区果农提议，在新会农业局和新会工商联（总商会）的积极努力下成立了新会柑（陈皮）行业协会，俗称"陈皮协会"。协会的成立，标志着新会陈皮进入行业发展新道路。2006 年，陈皮协会联合多个部门在广东省江门市成功举办了"第一届新会陈皮产业发展论坛"，联合众多行业专家学者，成立了第一个产业智库。同年"新会陈皮"和"新会柑"

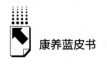

成功申报国家地理标志产品，被列入国家保护。2009年，广东省颁布新会柑地方标准（标准号 DB44/T 601-2009）及新会陈皮地方标准（标准号 DB44/T 604-2009），提出品种、产地、规范，为陈皮产业做出突破性贡献。新会陈皮独特的传统制作技艺，是通过新会果农反复研究、多次实践，从选种、种植、采摘、加工、炮制、包装销售等多环节共同组成的完整产业和产品系统中提炼出来的。2009年3月获广东省江门市政府批准，"新会陈皮制作技艺"入选江门市第二批市级非物质文化遗产。同年10月，列入广东省第三批省级非物质文化遗产。"非遗"的成功申报和新会陈皮"非遗"品牌创立是从文化层面推动产品又一次升级发展。

2002~2011年十年时间，新会陈皮进行了第一次产业转型升级，从果到皮，优化深加工程序，延长其产业链，增强新会柑、新会陈皮产业的综合实力。从农户小规模生产到产业化、标准化的商品生产，通过建立行业规范、自律公约和契约管理等方式进行全过程管理。一步步推动新会陈皮走出去，建立了自己的品牌与标识，其产品价值实现逐年提升。

2. 新会陈皮产业转型升级2.0

2011年，新会区委、区政府牵头举办了首届"中国·新会陈皮文化节"，旨在宣传新会陈皮品牌形象，将地道的新会陈皮推向更广的领域，向全国全世界展示它悠久的历史和深厚的文化。每两年举办一次的文化节，借助新闻发布会、文化节、博览会、产业论坛、专题报道等多途径进行对外宣传，提高了新会陈皮的文化价值和知名度。经过不断摸索，打造出"公用品牌+企业品牌+产品品牌"的品牌联动模式。

2019年，广东江门新会陈皮国家现代农业产业园正式创建成功，以大基地、大加工、大科技、大融合、大服务五大创新元素共同构成现代农业产业新格局，创立药、食、茶、健、文旅、金融等六大类的产业，并根据《中共中央国务院关于实施乡村振兴战略的意见》，构建三产融合特色产业园，实现品质与价值双赢，并作为我国首个大型特色农产品商业文化综合体入选《全国乡村产业振兴典型案例汇编》，成为行业标杆。

2021年6月，新会陈皮炮制技艺（中药炮制技艺）正式入选第五批国家级非物质文化遗产代表性项目名录，新会陈皮成功完成了第二次产业转型升级。

3. 新会陈皮产业转型升级3.0

近年来，产业振兴作为国家乡村振兴战略发展的重点之一，旨在维护乡村良好生态环境，生产绿色健康、安全的产品，优化升级乡村产业体系，推动三产协调发展，更多更好惠及百姓，达到百姓富、生态美的有机统一。

新会柑和新会陈皮作为国家地理标志产品，是当地的一个优势产业，在多年不断发展下逐步形成了完整的产业链，带动当地的经济发展，培育出许多新会陈皮企业。新会人民用自己的智慧与劳作，践行着绿色发展理念，构建了新会陈皮产业绿色发展的制度体系。2022年，新会区政府对陈皮庄园进行了全新部署，多部门共同撰写《新会柑（陈皮）庄园规范》，共同探讨新时期新会陈皮高质量发展之路，加快实现3.0版转型升级。积极开发陈皮庄园文化、产品、生态和旅游等多元化功能，在庄园内拓展精品生态、精品种植、精品加工、精品仓储等业态；拓展农耕文化与技艺体验、观光旅游、休闲度假、生态康养、研学教育等功能，进一步实现智慧农业，推动休闲农业旅游。

五　新会陈皮的康养农业模式分析

改革开放以来，我国进入快速城市化阶段，大量人口由乡村向城市转移，带动了城市第二、第三产业的高速发展。随着城市经济的发展和人们生活水平生活质量的提高，第一产业和相关农产品的供求关系也悄悄发生了变化。后疫情时代，全社会的健康观和全民大健康意识在关注生理健康之外，也渐渐开始关注心理健康，心理健康和身体健康两手抓。人们更加关注自身的健康，全生命周期的健康保障规划，更多的人开始回归自然、寻求放松身心的田园体验，对健康养生康养农业有了更大的需求。

新会陈皮村以国家地理标志产品新会柑和新会陈皮为基础，弘扬陈皮文化，探索陈皮行业三产融合发展，从生产、交易、生态、文化、旅游、休闲

等方面打造新会陈皮康养农业新模式。本文将从产业融合、生态农业和养生农业、文旅休闲观光、品牌打造等方面，分析如何将新会陈皮这一国家地理标志产品，结合现代都市康养农业模式更好地推广，促进康养农业这个朝阳产业蓬勃发展。

（一）起步阶段

陈皮最早在秦汉时期的《神农本草经》中就有记载，新会陈皮更因其品质独特，具有较高的药用价值而闻名。在中国这个历史悠久的农业大国中，农产品汇集了农民辛勤的汗水与培育技术，是自然、人文和传统工艺的结合。任何一个农业产品、产业链都涉及生产、加工、销售等多个环节。新会陈皮作为广东省江门市的特色产品，发展也不是一帆风顺的，经历过低谷也迎来过高潮。在20世纪90年代曾因发展政策失误、产业发展缺陷、盲目扩大生产、柑橘疫病爆发等原因产量骤减、年产值下降，历经数次波折。

在2000年后，当地政府和行业专家经过反复摸索实践，制定了以提高新会柑、新会陈皮质量为核心，恢复和提高质量，并坚信只有保障好产品的优良品质才能在市场竞争中赢得优势。受地方政府政策的支持以及种植技术提高的影响，在各方的共同努力下，2006年，新会柑和新会陈皮获国家质量监督检验检疫总局颁发的"国家地理标志"产品称号，迎来发展的新时期。新会陈皮慢慢从传统农业升级为康养农业，在农产品的培育种植上，以保护生态环境为核心，减少农药的使用，发展绿色、可持续、生态农业。总体来看，在市场情况不断变化及行业的引导下，新会陈皮迈入了现代康养农业起步阶段，从小农单一种植生产销售向科学专业产业化递进。通过提高产量与质量，凭借品质稳定、工艺独特，在市场上享有较高声誉，促进了当地社会、环境、经济三方面协同发展。

（二）创新阶段

2011年，新会地区经过多年文化的积累和沉淀，集合多方力量举办了新会陈皮文化节，重视陈皮文化和品牌打造，提高新会陈皮的知名度，全方位地宣传国家地理标志产品新会陈皮。不断研发新产品，除传统的陈皮保健制品、还推出了陈皮糕点、陈皮茶、陈皮月饼、陈皮凉果、陈皮调味品、陈皮酒等各类产品，获得多项国家发明专利和国家外观专利。其中知名度最高的产品就是新会柑普茶，作为一种新型的茶，用新会柑皮（陈皮）和云南普洱茶两个国家地理标志产品为原料制作而成，二者相融合，因其独特的香味和保健养生作用，深受大众的喜爱。

2013 年，江门市创立了新会陈皮村，是一个总占地面积 25 万 ㎡ 的产业基地。目前陈皮村已发展为集陈皮交易、陈皮产业服务、休闲养生、生态体验、文化旅游等多功能于一体的大型特色农业商业文化综合体，并挂牌"新会陈皮国家现代产业园三产融合示范区"。

陈皮村改变传统单一陈皮产业的发展模式，通过构建"产业基地+工厂+生态园"的新模式，促进地区一二三产业融合发展，形成一个全新的陈皮全产业链平台。开始尝试乡村旅游，以高价值健康的国家地理标志产品为依托，将休闲农业、乡村旅游、农耕体验、文化艺术、康养基地等产业相融合，为市场提供优质的文旅康养产品，促进陈皮康养农业模式创新发展，标志着以新会陈皮为代表的我国地理标志产品发展的新阶段。

（三）延伸阶段

经过多年的发展，新会陈皮已完成国家地理标志产品认证，培育了一个当地优势产业，打造了一条完整的产业链。2022 年，新会区政府再次深化陈皮农业发展，提出"打造新会陈皮庄园，加快陈皮产业高质量发展"的口号。现代农业庄园发展模式是指"以现代化农业生产为基础，以先进经营理念和管理方式为支撑，依托独具特色的自然、人文资源，拓展精深加工、农耕体验、旅游观光、休闲度假、健康养老、教育文化等多种功能，满足消费者多元化需求的一种新型现代农业发展模式和旅游消费形态"。具有高素质、高品质、高消费、高文化、高自主和低密度、低强度、低辗转、低刺激、低插手的"五高"和"五低"特征。新会陈皮庄园概念清晰，目标是在新会柑、新会陈皮国家地理标志保护区域内，加强综合开发、研发加

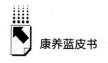

工、科技种植、文化窖藏和生态文旅五方面发展，要做成新会陈皮庄园经济，延伸陈皮产业链条和康养农业。

六　新会陈皮康养农业发展的阻力

通过分析新会陈皮康养农业发展的几个重要阶段得出，新会陈皮在起步阶段实现了传统农业升级，是绿色农业与健康养生相结合的产物，也是健康产业的一环，确定了后续创新阶段的方向。在创新阶段，以陈皮为核心，以健康为根基，以三农为载体，探索全新康养农业产业综合体。陈皮村通过三产融合拓展新会陈皮产业边界，"搭建平台、产业融合"，满足不同背景的消费者的需求，提高产品市场比例。在延伸阶段提出建设新会陈皮现代农业庄园，但目前还未进入全面实施阶段，具体的效果还未显现出来。

鉴于以上情况，本文进一步对新会陈皮康养农业发展的阻力进行分析，从人才技术、营销推广、旅游观光、健康养老等方面深入剖析，为本文最后一部分发展策略提供合理依据。

（一）检测技术不完善，复合型人才短缺

新会陈皮属于较早一批申请国家地理标志保护的产品，地方也完善补充了一系列地方标准，但当前尚未形成一个权威的方法以鉴定新会陈皮真伪、鉴别陈皮年份，还是以行家经验为主。这也导致部分不法商家以次充好，用广陈皮冒充新会陈皮以高价出售。这不仅损害了新会陈皮品牌，也对专门前来购买的顾客造成极差的旅游购物体验。陈皮村部分经营者和从业人员主要以当地或周边农民为主，由于年龄和文化水平的限制，缺少现代化经营管理意识，自身的发展理念和观念较为落后；对康养农业相关知识了解程度不深，专业知识和能力略显不足。复合型人才的短缺，制约了当地康养农业的进一步发展。

（二）产品缺乏创新，公众知晓度不高

长期以来，新会陈皮相关产品的营销推广重点在它的药用价值和食用价

值上，但对于保健、养生、生活方式、时尚等的形象和定位尚未明确建立。其原因包括：一是产品同质化严重，没有发挥好品牌效应；二是在市场有限的情况下，部分经营者采取压低价格的方法，影响市场及区域产业可持续发展；三是市场定位不清晰导致陈皮村产品没有宣传上的亮点，其他地区竞争品呈现替代新会陈皮产品的趋势。随着大健康时代的来临，新会陈皮作为江门地区的特色城市名片，应抓住大众对于养生和康养农业的关注，讲好陈皮故事、宣传陈皮文化，提高新会陈皮的康养农业的公众知晓度。

（三）乡村旅游缺少亮点项目，未形成陈皮旅游产业链

在广东地区以国家地理标志产品为基础的乡村旅游，陈皮村是对新会陈皮开发旅游的成功案例。目前的新会陈皮乡村旅游开发还处于起步阶段，还是比较基础的旅游美食和旅游文化节，游客浏览时间较短、重游率低，没有更多项目吸引游客留下来、住下来。康养旅游服务体系仍需要升级，缺少康养服务点、乡村民宿等设施，缺少养生休闲运动区、参与性高的农耕文化体验区等多样性的康养旅游项目。要打开新会陈皮旅游产业链还需深挖其文化内涵，丰富旅游产品，提高游客的体验感。

（四）健康农业与养生农业融合深度有待深挖

新会陈皮村本身有著名的新会柑和新会陈皮两个国家地理标志农产品，但目前对于农产品食养、药养等健康养生产品开发较少，且大部分停留在"吃、住、行、游、娱、购"旅游六要素中的吃和购。没有充分发挥当地良好的乡村生态优势，发展与健康养生结合的新业态，培养或引进养生养老产业，如养老民宿、养老机构等，使康养农业达到天人合一，健康农业与养生农业和谐共融。

七 新会陈皮的康养农业模式发展策略

基于上文分析过程，结合后疫情时代人们对以健康养生为特色的康养旅

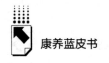

游的愿望越来越强烈的现实背景，新会陈皮应在打造溯源体系、培养专业人才，打造专属 IP、开发创新产品，打造特色服务、发展乡村旅游，打造康养农业品牌、建设康养农业度假区等方面做文章，共同打造康养农业新模式。最后结合国家地理标志产品新会陈皮的康养农业的新模式提出了规划与展望，并给出了四点具体建议。

（一）打造新会陈皮溯源体系，做好专业人才队伍建设

为保障新会陈皮的品质，应尽快规范市场，出台和完善其检测技术和鉴别方法，向游客宣传普及辨别新会陈皮的真假和年份的方法，完善加强其溯源体系，确保品牌形象不受损害。要让消费者买到正宗、放心的新会陈皮产品，仅仅依靠主观上的气味判断、手感判断、口感判断是不准确的，需要建立相关法规及标准，规范引导陈皮行业正向健康发展，才是新会陈皮可持续发展的根本。专业人才在乡村振兴中起着重要作用，只有尽快补齐人才这一短板，完善人才体制机制，才能保障产业长期健康发展。加快复合型人才的培养，定期对康养农业人员进行专业知识及技能培训。提升陈皮行业技术人员的福利待遇，吸引人才、留住人才。

（二）打造新会陈皮文化 IP，开发多样化产品

借助政府和当地陈皮协会的力量，加大对外文化宣传，拓展宣传渠道，在现有两年举办一次的陈皮文化节基础上，开发新的多样化活动。建设相关网站、公众号、视频号等，利用好现代新媒体手段，多维度多角度进行网络宣传。通过塑造独特的文化 IP，解决产品同质化的问题，根据每种陈皮和陈皮产品的特点，进行专属定位与宣传。习总书记指出，电商不仅可以帮助群众脱贫，而且还能助推乡村振兴，大有可为。电商助农，电商振兴，当地应做好电商助农、电商振兴，加大电商宣传培训，利用好互联网电商平台进行产品销售，拓宽市场，增加农户收入。

（三）打造特色产品服务，建设全乡村旅游产业链体系

新会拥有良好的地理位置，发达的交通网络，可借助城市群和交通网，打造辐射粤港澳大湾区的新会陈皮村乡村旅游。发展陈皮村的乡村旅游，设计专属新会陈皮文化标识和旅游周边产品。利用具有地域性特色的乡土建筑，打造民宿，让游客有不同的乡村体验。进行资源整合利用，打造农耕体验型康养农业，发扬传统农耕文化。增设农耕体验、农业普及、创意农业、农业助老等一系列活动，发展乡村新业态。在陈皮庄园规划新会柑农耕体验园，采用会员承包制度，在所属区域内进行新会柑认养，让会员通过亲自种植、施肥、采摘、农机具使用等农业活动，了解新会柑、新会陈皮的农耕知识，充分感受农耕文化带来的乐趣。

（四）打造康养农业品牌，加大融合推广力度

在国家卫健委于 2020 年发布的《新型冠状病毒感染的肺炎诊疗方案（试行第四版）》中，首次提出陈皮相关应用，在之后多版的诊疗方案中均提及陈皮。钟南山院士也多次提到陈皮对防范新型冠状病毒性肺炎有一定作用，新会陈皮得到很高的社会关注度。结合目前的实际，合理布局新会陈皮康养产业结构，借鉴国内康养农业优秀案例，在陈皮村、陈皮庄园的基础上，建设"养老庄园、养身家园、养心田园、养性农园、养智学园"康养农业度假区，打造新会陈皮专属品牌，走特色化多样化发展的道路。

参考文献

[1] 彭云亭：《论我国地理标志保护制度的完善——从解决商标和地理标志的权利冲突角度出发》，厦门大学，2009。
[2] 王永强、解国华：《原产地标记保护与行业协会的振兴》，《理论月刊》2004 年第12 期，第 158~161 页。
[3] 汪驰：《地理标志法律问题研究——兼论我国地理标志制度的完善》，安徽大

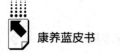

学，2006。

［4］吴凡：《我国地理标志保护机制研究》，中国人民大学，2006。

［5］王笑冰、林秀芹：《中国与欧盟地理标志保护比较研究——以中欧地理标志合作协定谈判为视角》，《厦门大学学报（哲学社会科学版）》2012年第3期，第125~132页。

［6］苗成林：《农产品地理标志促进农业经济发展》，山东大学，2016。

［7］宋冉冉：《从贡品到商品——福建平和琯溪蜜柚的人类学分析》，中央民族大学，2012。

［8］王文英：《论我国地理标志的法律保护》，复旦大学，2006。

［9］罗宗奎：《从文化遗产到地标产品：非遗地标化之理论可行性、条件和路径》，《文化遗产》2022年第6期，第51~61页。

［10］杨春玲、韩珊珊：《运用地理标志商标推动广西县域经济高质量发展研究》，《南宁职业技术学院学报》2020年第2期，第65~69页。

［11］张松毅：《地理标志农产品供应链价值共创研究》，重庆工商大学，2019。

［12］曾艳、陈金涛、方凯等：《广东新会陈皮产业现状、问题及发展对策》，《南方农村》2015年第6期，第39~43页。

［13］张德海、傅敬芳、陈超：《现代农业价值共创：社会动员与资源编排——基于新会陈皮产业的案例观察》，《中国农村经济》2020年第8期，第13~26页。

［14］徐斌：《地方土特产乡村旅游开发及品牌推广——以新会陈皮为例》，《经济研究导刊》2017年第16期，第159~161、168页。

［15］傅敬芳：《动态能力视域下农产品供应链价值共创双案例研究》，重庆工商大学，2021。

［16］梁徐策、符瑜玲、梁嘉幸：《乡村振兴战略下农村三产融合研究——以新会陈皮村为例》，《北方经贸》2020年第5期，第8~10页。

［17］易慧玲、李志刚：《产业融合视角下康养旅游发展模式及路径探析》，《南宁师范大学学报（哲学社会科学版）》2019年第40期，第126~131页。

［18］韩秋、王欢欢、沈山：《康养产业发展路径研究》，《经济师》2019年第7期，第15~16页。

［19］刘怡君、马琳雪、林能玲等：《乡村振兴背景下我国绿色康养农庄建设的问题及对策》，《可持续发展》2020年第2期，第197~205页。

［20］何莽：《中国康养产业发展报告（2021）》，社会科学文献出版社，2022。

［21］李宇：《推进健康农业发展的初步思考》，《福建农业》2014年第3期，第70页。

［22］何莹：《乡村振兴战略背景下的地理标志保护：现状与问题》，《重庆广播电视大学学报》2019年第4期，第46~51页。

［23］梁徐策、符瑜玲、梁嘉幸：《乡村振兴战略下农村三产融合研究——以新会陈皮村为例》，《北方经贸》2020年第5期，第8~10页。

［24］沈洪：《新会：做好地标产品　壮大陈皮产业》，《中国品牌》2016 年第 2 期，第 54~55 页。

［25］吴成钢：《以"康养+农业"助推乡村振兴》，《学习与研究》2018 年第 8 期，第 18~21 页。

［26］杨永：《基于农业部登记的农产品地理标志保护研究》，《甘肃理论学刊》2017 年第 2 期，第 124~127 页。

B.4
中国避寒型气候康养目的地发展研究

雷应朝*

摘 要： 近年来，避暑旅游和避暑目的地成为关注热点，而避寒旅游的悄然兴起尚未得到广泛关注，我国避寒型气候康养研究仍处于初级阶段。因此，本文通过对避寒型气候康养的概念界定及研究现状等方面进行梳理，提出了"十四五"时期避寒型气候康养目的地发展的展望。指出未来研究可以从以下几方面进行改进与创新，包括研究视角更加具有针对性、研究方法选择上可以从定性为主更多转向定量研究，此外还可以增加研究区域的可比性等。

关键词： 避寒旅游 气候康养 康养目的地

一 引言

长期平均的日照、温度、湿度、气压以及风速风向等气象要素构成一个地区人们赖以生存的气候环境，它也是重要的自然旅游资源之一，是支撑康养旅游（居）活动的必要条件。1966年，Hibbs提出"旅游气候"的概念，他认为"旅游气候是在不同时间和空间里对旅游产生有利或不利的影响，它不仅能作为旅游资源被开发利用，还是可被评估的自然旅游资源"。在此基础上，国内学者缪启龙于1999年提出"旅游气候资源"，是指可以满足人们一般生理需求和特别心理需求的气象景观以及气候条件资源，它是构成

---

* 雷应朝，攀枝花市阳光康养产业技术研究院院长，研究方向：康养产业基础理论研究。

旅游环境必不可少的特殊资源。

从政策层面来看，近年来，在新时代背景下国家不断提出新的战略发展方向，"两山理论"、乡村振兴、积极应对人口老龄化、健康中国战略等，逐渐催生出"康养"这一新生朝阳产业，且康养的内涵在健康、养老等产业的发展过程中日益成熟。攀枝花市于2012年在全国率先正式提出"康养"概念，充分利用自身丰富的阳光康养旅游气候资源，将阳光康养与休闲旅游相结合，打造阳光康养旅游城市。与此同时，从需求层面来看，随着人口老龄化程度的加深、都市人的自然缺失和生活节奏的加快，广大民众的健康需求日益增长，使得国内康养产业迎来前所未有的发展契机，气候康养资源的重要作用更加凸显，舒适的气候已然成为最主要的康养旅游（居）条件。

旅游气候资源一般分为避暑型和避寒型两种类型。一直以来，有关避暑旅游的研究多于避寒旅游。刘继韩于1988年对我国东部若干名山康养气候的初步分析研究，标志着我国气候旅游舒适度资源研究的起步，但其侧重于避暑旅游方面。在我国，避寒旅游最早由林锦屏和郭来喜两位学者于2003年提出，是指冬季居住于高纬度（高原）地区的居民，在每年冬季（12月到次年2月）到气候温暖和生态环境质量良好的低纬度地区进行旅游活动或者短期居住生活的旅游（居）形式，是一种绿色低碳生态旅游"居"康养活动。

近年来，冬季严寒、雾霾、雪灾和冻雨等极端天气对我国影响极大，人口老龄化和北方冬季供暖的能耗、PM2.5污染等加剧，引发中老年人呼吸道、心血管、消化道疾病，入院率与死亡率增加。中国的人口老龄化趋势带来避寒旅游新的消费需求驱动，给避寒旅游目的地带来创新潜力与发展机遇。避暑型气候康养目的地分布相对广泛，但全球比较适宜避寒的地区主要位于1月日平均气温10℃、22℃两条等温线之间，我国位于该温度值范围内的主要有云南、广西、广东、海南和台湾等地。

我国避寒旅游需求剧增及其与避寒旅游地供应稀缺矛盾突出，使得避寒旅游研究逐渐受到重视。但避寒旅游涉及多学科的交叉，综合性较强，涉及面较广，目前尚未形成较为成熟的体系。因此本文对避寒型气候康养的定义与内涵、分类与特点及近些年国内研究现状等方面进行了归纳总结，并在此

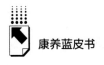

基础上提出了"十四五"时期避寒型气候康养目的地发展的展望，以期加深大众对避寒型气候康养的认知，并能为今后避寒型气候康养目的地的相关研究及发展提供参考。

二 国内气候康养研究及避寒型气候康养研究现状

我国对气候康养的研究包括以下几方面：康养气候资源评价与开发、康养气候舒适度评价、康养气候区划、康养气候对康养活动的影响等，均取得了不同程度的进展，呈现出一系列有影响的成果。

在康养气候资源研究方面，主要涉及气候特点及其成因、气候适宜性、康养产业发展、康养气候资源评价、产品开发等。从区域选择尺度上来看，多以康养景区、县市、地区、省级地域等中小尺度为主。如刘文杰以西双版纳为案例地，对其康养气候资源进行了研究。郭洁以四川省康养气候资源为例，着重分析了康养气候资源的基本特点，并在传统夏季避暑、冬季避寒的季节划分基础上，增加了春秋温暖型康养区。随着人们对康养气候资源的关注，如何更好地进行康养气候舒适度评价成为学界和业界关注的热点。目前我国关于康养气候舒适度评价方式主要采用指数评价法、数学模型、地理信息科学与技术（ArcGIS）等方法，具体内容如表1所示。

表1 康养气候舒适度研究方法

方法	研究案例
指数评价法	陆鼎煌提出综合舒适度指数,包含温、湿、风三个主要气象要素。
	范业正以我国东部海滨城市和岛屿气候为研究对象,以温湿指数和风效指数为指标,指出环渤海沿岸地区以及海南南部地区在4~6月是最佳度假和疗养期。
	刘清春选取了人生气候舒适指数,包括温湿指数、风效指数与着衣指数三个指标,来衡量全国44个城市的人生气候舒适指数以及舒适指数偏离度,从而得出城市的康养气候舒适期。
	唐焰以中国人居环境气候适宜性为分析目标,采用温湿指数和风效指数。结论认为中国人居环境的气候适宜性由东南沿海向西北内陆递减。

方法	研究案例
数学模型	钱妙芬提出了一个名叫"气候宜人度"的数学模型,包含温度、日照、降水、雾日、风速、气温、相对湿度和大气污染物浓度8个气候指标,并将气候宜人度、舒适指数、清洁指数作了5级划分。
	宋静以连云港为案例地,提出康养气象指数值,也就是通过对各分项影响因素"打分",累计加总作为综合结果。
	谢雯提出适用于 MODIS 遥感数据的康养温度–湿度指数模型,利用该模型计算我国 2003 年 12 个月的康养温度–湿度指数。
地理信息科学与技术（ArcGIS）	李超利用聚类分析和 GIS 技术,将江苏省康养舒适度划分为 3 个康养区和 6 个二级康养区。
	王胜利研究了 1961~2010 年安徽省 70 个台站,以气温、风速和湿度指标建立了气候舒适度评价模型,得到时空分布特征图,且通过 GIS 空间插值对安徽省康养气候舒适度进行综合区划和评价。

资料来源：本研究整理。

　　康养气候舒适度研究的空间尺度和区划即对某一省份或地区的康养气候舒适度、热点康养城市康养气候舒适度、康养景区康养气候舒适度进行研究。从康养气候区划方面来看，已有学者开始考虑到将冬季气候舒适度、温湿指数和风寒指数纳入旅游气候划分和区划中。如攸启鹤对云南省138 个县市 30 多年平均 1~12 月份气候舒适度指数进行分析，从而把云南旅游气候划分为四个大区。冯新灵计算了中国西部 180 家风景名胜区的温湿指数和风寒指数，绘制了三大单元区及各风景名胜区的旅游舒适气候时空分布图。

　　康养气候对康养活动的影响研究方面，康养气候对人流量的影响是研究热点，对此，陆林对比了我国海滨型与山岳型康养地的季节客流量，证实了气候舒适性与康养客流季节性分布相关。吴普利用海南的气候资料及近五年的康养统计资料，研究发现气候舒适度与康养人流量变化密切相关。

　　总而言之，当下我国避寒旅游研究相对匮乏且尚未形成完整的研究体系。目前研究主要集中在从气候适宜性探讨避寒旅游发展的潜力及对现有避

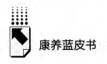

寒旅游胜地的市场与品牌推广的研究上，且在研究方法上多以定性研究为主。其中，林锦屏通过对我国 11 座旅游名城避寒气候的横向比较，以及云南西双版纳避寒旅游潜力的重点分析，进一步对我国避寒旅游的发展概况和发展趋势进行探讨。罗成德以四川攀枝花市仁和区的气候要素为案例进行避寒旅游资源评价，并结合当地区位优势提出了避寒旅游的发展潜力。此外，李兰兰等将《贵州避寒地评价等级划分标准》与地方空气质量监测数据和气象观测资料结合起来，将贵州省余庆县定为四级气候避寒地，即冬季气候舒适、空气质量优良，适合避寒，具有发展避寒旅游的气候条件。邓粒子等对避暑型和避寒型两类气候的分布特征及差异进行了分析，结果表明，我国避暑型气候区集中分布在 40°N 以北的三大片区，包括西北边疆和东北地区、西北中部地区及西南地区，总的来看，是一种在我国分布相对较广、且普遍存在的季节性资源。避寒型气候区主要位于北回归线以南的低纬度地区，与避暑型气候区相比，其资源相对稀缺，但也体现出了独特的、不可替代的气候特征和旅游价值。

三　避寒型气候康养的定义及分类

避寒型气候康养是以避寒为动机、以康养为目的、以冬季温暖舒适气候为主要康养资源而实施的康养活动。可以从康养需求和康养供给两个方面来定义避寒康养。首先，从康养需求方面来看，中国东北和北方一些地区冬季气候寒冷，人们会在每年 12 月至次年 2 月到特定温暖的康养目的地度假休闲、健身疗养。而这种度假迁移主要是基于康养消费者对于差异性气候的追寻。其次，从康养供给方面来看，避寒气候型康养产品是冬季在康养市场推出的、利用温暖适宜的气候资源开发的康养产品。

避寒的方式可以分为就地避寒与异地避寒。第一种是就地避寒，一般采用暖气或空调等方式提升冬季居住空间温度，但也存在室内空气不流通、空气清洁度差等问题，加之室内外温差大，冷热交替亦不利于健康。第二种是异地避寒，通常是北方居民冬季飞往温暖的南方，犹如候鸟一样，因此得名候鸟式康养。

候鸟式康养有如下五个特点：（1）从时间来看，主要发生在冬季且时间比较固定；（2）从周期来看，消费者停留时间普遍较长，往往可以达到2~3个月的消费周期；（3）从频次来看，避寒已经成为部分人群的冬季固定康养活动，是冬季最突出的主题；（4）从市场来看，有相当一部分人群具有出游时间和需求，比如在寒假有假期的教师、学生，退休的老年人以及利用年假避寒度假的工作者等；（5）从地域来看，呈现明显的地理纬度差异，避寒需求集中存在于生活在较高纬度地带的居民中，避寒气候型康养地则主要以低纬度为主，类型包括内陆型、海滨型等。

四　"十四五"时期避寒型气候康养目的地研究与发展的展望

从以上关于国内气候康养和避寒型气候康养研究来看，我国避寒型气候康养研究仍处于初级阶段，方法主要采用定性的现象描述以及经验总结为主，有一定基于数学模型和地理信息的定量研究开始兴起，但总体而言均处于探索阶段，尚有较大的发展空间。未来研究可以从以下几方面进行改进与创新，比如研究视角更加具有针对性，研究方法选择上可以从定性为主更多转向定量研究，此外还可以增加研究区域的可比性等。

第一，研究视角的针对性。康养是个多维度的概念，业态丰富且不同业态强调的康养价值、功能、特点存在差异，所需康养资源、外部环境、开发利用方式也不一样，拟推出的康养市场及其市场的个性化、多样化需求也存在差异。因此避寒气候康养作为一种独特的康养类型，既应考虑其作为一种康养旅游形式的共性，又应突出特定康养产业的内涵、特征，在借鉴国内外康养旅游研究与实践的同时，重点从避寒气候康养的角度出发，使得研究更加具有针对性、指导性。

第二，研究方法的定量化。鉴于目前气候康养及避寒气候康养研究多以定性研究为主，应该加强定量方法的应用，比如避寒气候康养评价指标应尽

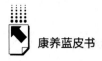
可能实现从主观判断到客观赋权的转变，使得评价结果更加真实客观。此外，还要加强避寒型气候康养旅游资源开发、建设、管理标准化发展，加强理论和实践相结合，使避寒型气候康养目的地建设和发展有理论指导、有据可循。

第三，研究区域的可比性。目前东部、中西部不同区域或城市，以及同一区域内不同地理单元，都有一些初具规模、具有影响力和知名度的避寒型气候康养旅游产业，应从时间尺度、空间尺度上开展综合评价和对比分析，有利于发挥区域资源比较优势，针对当地避寒型康养旅游资源和发展现状取长补短，从而为相应政策制定、建设和管理提供现实依据，实现避寒型气候康养旅游持续健康、高质量发展。

2023年进入"十四五"的中期之年，随着后疫情时代的到来，人们对身体健康和自身免疫力的关注度有了极大提高，不仅是中老年人，年轻人的康养旅游意识和出行需求也在不断地增强，康养旅游在"十四五"及未来时期将会成为流行的生活方式。与避暑型气候资源相比，国内避寒型气候更加稀缺、珍贵，因此，避寒型气候康养目的地的发展具有一定的地域限制。"中国避寒宜居地"评价标准中主要有两大基本条件：一是中国气候避寒地评价，二是旅游配套状况。故此，气候评价指标符合中国气候避寒地的地区，在发展避寒型气候康养目的地同时应注重区域内市政基础、住宿社区、交通条件、公共服务、环境质量、风险管控及避寒产业发展潜力等旅游配套条件建设，有利于提升游客旅游体验质量，提高游客满意度，留住游客并吸引更多避寒旅居人群，助力当地旅游经济绿色低碳、高质量发展。

参考文献

[1] 李东：《我国康养旅游评价研究综述》，《攀枝花学院学报》2021年第6期，第37~43页。

[2] 范宣辉：《重庆市旅游气候舒适度评价研究》，西南大学，2017。

[3] 余志康、孙根年、罗正文、冯庆：《40°N以北城市夏季气候舒适度及消夏旅游潜力

分析》，《自然资源学报》2015 年第 2 期，第 327~339 页。

[4] 余志康、孙根年、冯庆、罗正文：《青藏高原旅游气候舒适性与气候风险的时空动态分析》，《资源科学》2014 年第 11 期，第 2327~2336 页。

[5] 李晓梅：《中国大陆沿海城市旅游气候舒适度研究》，上海师范大学，2014。

[6] 刘海洋、吴月、王乃昂、马宁：《中国沙漠旅游气候舒适度评价》，《资源科学》2013 年第 4 期，第 831~838 页。

[7] 张辉：《旅游气候舒适度评价研究》，上海师范大学，2013。

[8] 林锦屏、陈丽晖、徐旌：《消费需求驱动下的特定区域发展机遇探析——西双版纳的避寒旅游潜力》，《云南地理环境研究》2013 年第 1 期，第 59~64 页。

[9] 曹伟宏、何元庆、李宗省、王淑新、王春凤：《云南丽江旅游气候舒适度分析》，《冰川冻土》2012 年第 1 期，第 201~206 页。

[10] 王胜、田红、谢五三、唐为安、丁霞：《近 50 年安徽省气候舒适度变化特征及区划研究》，《地理科学进展》2012 年第 1 期，第 40~45 页。

[11] 李超、李文峰、陈威霖：《江苏省旅游气候舒适性分析及旅游区划》，《长江流域资源与环境》2011 年第 S1 期，第 14~17 页。

[12] 陈朝：《张家界国家森林公园旅游气候舒适度研究》，中南林业科技大学，2011。

[13] 黄海智、黄萍：《三亚市旅游气候舒适度评价》，《气象研究与应用》2010 年第 4 期，第 70~73、78 页。

[14] 马丽君、孙根年、玉素朴江、贾英：《新疆旅游气候舒适度分析与评价》，《干旱区资源与环境》2010 年第 9 期，第 151~155 页。

[15] 吴普、葛全胜、齐晓波、王凯：《气候因素对滨海旅游目的地旅游需求的影响——以海南岛为例》，《资源科学》2010 年第 1 期，第 157~162 页。

[18] 马丽君、孙根年：《中国热点城市旅游气候舒适度评价》，《陕西师范大学学报（自然科学版）》2009 年第 2 期，第 96~102 页。

[22] 谢雯、任黎秀、姜立鹏：《基于 MODIS 数据的旅游温湿指数时空分布研究》，《地理与地理信息科学》2006 年第 5 期，第 31~35 页。

[23] 冯新灵、罗隆诚、张群芳、冯自立：《中国西部著名风景名胜区旅游舒适气候研究与评价》，《干旱区地理》2006 年第 4 期，第 598~608 页。

[25] 林锦屏、郭来喜：《中国南方十一座旅游名城避寒疗养气候旅游资源评估》，《人文地理》2003 年第 6 期，第 26~30 页。

[26] 陆林、宣国富、章锦河、杨效忠、汪德根：《海滨型与山岳型旅游地客流季节性比较——以三亚、北海、普陀山、黄山、九华山为例》，《地理学报》2002 年第 6 期，第 731~740 页。

[28] 范业正、郭来喜：《中国海滨旅游地气候适宜性评价》，《自然资源学报》1998 年第 4 期，第 17~24 页。

[31] 钱妙芬、叶梅：《旅游气候宜人度评价方法研究》，《成都气象学院学报》1996 年

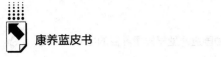
第 3 期，第 35~41 页。

[32] 攸启鹤：《云南旅游气候资源的特点及区划》，《楚雄师专学报》1996 年第 3 期，第 122~128 页。

[33] 陆鼎煌、陈健、崔森、李重和：《北京居住楼区绿化的夏季辐射效益》，《北京林学院学报》1984 年第 4 期，第 1~7 页。

[34] 保继刚：《消费转型与中国资源型旅游目的地发展演化研究——以阳朔、喀纳斯、西双版纳、三亚为例》，国家自然科学基金结题报告，2019。

[35] 保继刚、邓粒子：《气候因素对度假地型第二居所需求的影响——基于云南腾冲与西双版纳的比较研究》，《热带地理》2018 年第 5 期，第 606~615 页。

[36] 邓粒子、保继刚：《中国避暑型与避寒型宜人气候的分布特征及差异》，《地理研究》2020 年第 1 期，第 41~52 页。

[37] 向红琼、谷晓平、郑小波：《贵州省旅游气候研究与应用》，气象出版社，2014，第 1~2 页。

评 价 篇
Evaluation Reports

B.5

2022年中国康养产业可持续发展
能力区域评价报告

何 莽　张 婧*

摘　要： 2022年3月，在第十三届全国人民代表大会第五次会议上的政府
工作报告指出，"亿万人民有追求美好生活的强烈愿望、创业创新
的巨大潜能、共克时艰的坚定意志"。人民的美好生活，高质量的
养老服务、康养服务，人民所需要的养老服务、康养服务，才是
行业追求和发展的方向。为了解2022年我国不同区域康养产业发
展水平和可持续发展能力，团队以往年建立的康养产业可持续发
展评估体系为指标，对全国2800多个县级行政单位和330多个市
级行政单位的康养产业可持续发展能力进行评估，最终评选出中
国康养20强市（地级）和100强县（市）。研究发现，从区域上
来看，西南和华东地区的康养产业发展水平持续保持战略领先地

---

* 何莽，管理学博士，中山大学旅游学院副院长，副教授，博士生导师，主要研究方向：康养
旅游与大数据，流动性与健康，旅游扶贫与乡村振兴，休闲与运动管理等；张婧，中山大学
旅游学院研究生，研究方向：康养旅游与大数据。

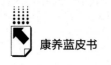
位，山西、陕西发展潜力强劲；康养产业发展呈现出跨省、跨区域集聚的特征；经济越发达的省份，康养政策发展的稳定性就越弱。从模式上来看，康养产业可持续发展主要有资源驱动、政策引领、项目推动、运营推广、标准牵头五种方式。

关键词： 康养产业 可持续发展能力 区域康养

2022 年，在党的二十大上，习近平总书记强调，"人民健康是民族昌盛和国家强盛的重要标志""把保障人民健康放在优先发展的战略位置，完善人民健康促进政策"。"十四五"时期，我国将从轻度老龄化进入到中度老龄化，60 岁及以上老年人口将超过 3 亿。"老吾老以及人之老"，家家有老人，人人都会老。健康养老关乎千家万户，事关亿万百姓福祉。2035 年左右，60 岁及以上老年人口将突破 4 亿，在总人口中的占比将超过 30%，我国将进入重度老龄化阶段。

随着大众健康需求的升级和旅游观念的转变，康养旅游正受到越来越多关注。经过多年的发展，我国康养旅游行业已初具规模，市场规模有望达到万亿元，四川、山东、云南、黑龙江、江苏等地区已经建设康养旅游示范基地。与此同时，在"健康中国"战略大背景下，康养已成为我国新常态下经济增长的重要引擎之一。为更好地了解全国各区域康养产业发展的最新情况，团队依据往年建立的康养产业可持续发展评价指标体系，通过实地调研、互联网数据搜索等方式对全国各区县 2022 年康养政策和项目数据进行评估，将评估结果与过往数据相对比，探究我国康养产业发展的最新趋势和发展特征。

一　研究方法

（一）调研设计

本报告选取全国（除港澳台地区外）各个地级市（地区、盟、自治州）、县（自治县、旗、自治旗、县级市、市辖区、林区、特区）作为调研对象。在调研初期，项目团队通过网络检索获取康养数据和环境与资源数据，主要检索对象为国家及各地统计局的统计年鉴、相关部门的官网、中国老年学会以及中国地理标志产品网。并通过检索各市（地区、盟、自治州）、县（自治县、旗、自治旗、县级市、市辖区、林区、特区）的政府工作报告及机关公文中有关康养规划、大健康产业布局等信息，形成系统完整的地区康养产业政策数据库。在初步调研的基础上，结合往年的康养数据，经过团队评选出重点市县进行实地调研。对于实地调研所获第一手数据及网络数据收集所获第二手数据，纳入团队沿用评价标准体系，综合结合资源、环境、设施等因素评选出 2022 年度康养产业可持续发展能力 20 强市和 100 强县（市）。

（二）指标评价体系

本报告采用了跨学科研究视角，通过文献研究法、问卷调查法、层次分析法、专家打分法逐步建构康养产业可持续发展评价指标体系。该指标体系涵盖 4 个一级指标、15 个二级指标以及 47 个三级指标。首先，四个一级指标是指康养资源、康养环境、康养设施和康养发展水平，这四个方面被认为是评估区域康养可持续发展能力的基本指标。其次，项目组参考国家统计局等部门制定的相关指标和各地方政府常用统计数据，针对每个一级指标，通过不断向下挖掘、细分，在康养资源部分选取森林覆盖率、保护地数量及级别（省级以上）、生物多样性、特色康养林草资源、湿地面积、水质情况、饮用水源情况、康养农产品丰富度、优质康养农产品、特色性康养农产品、特色康养资源共 11 个指标进行评估；在康养环境部分选取政策支持度、政策支持持续性、经济规模、经济素质、经济繁荣程度、孝文化、传统养生文化、运动健康文化、居民友好度、环境质量、居住环境、市政基础设施、交通出行、公共服务、城市绿化、全年温度适宜人居的天数、全年湿度适宜人居的天数、全年可见阳光的天数、全年气压适宜人居的天数以及海拔共计 20 个指标进行评估；在康养设施部分选取医院数量及等级、每千人床位数、

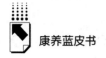

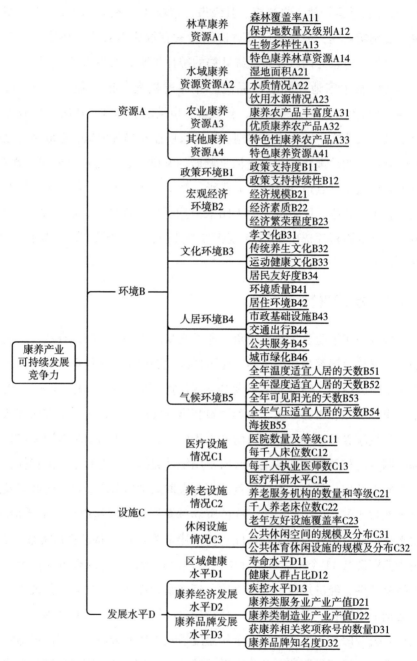

图1 康养产业可持续发展能力评估指标体系

资料来源：专家讨论与团队整理。

每千人执业医师数、医疗科研水平、养老服务机构的数量和等级、千人养老床位数、老年友好设施覆盖率、公共休闲空间的规模及分布、公共体育休闲设施的规模及分布共计9个指标进行评估；在康养发展水平部分选取寿命水平、健康人群占比、疾控水平、康养类服务业产业产值、康养类制造业产业产值、获康养相关奖项称号的数量、康养品牌知名度共计7个指标进行评估，建立起多层次、多要素、多方位的康养产业可持续发展能力评估指标体系。

为提高康养区域排名的合理性，项目组通过专家讨论和比较法对所有的指标进行分值设定。基于确定的分值设定，项目组对目标区县的具体指标进行赋分，最终，经过加权的总分值即为区县评价标准。按照从高到低的顺序，选出具有较强康养可持续发展能力的区县。

二 康养产业可持续发展能力20强市和100强县

可持续发展能力是考察一个市（县）发展康养水平的重要指标，只有实现生态可持续、能力可持续、资源可持续，才能保障康养产业长足发展。但不同城市和区县所处地理位置不同，经济发展水平不同，必然导致康养产业的发展程度参差不齐，因此依据同一套标准进行评价有失偏颇。基于此，项目组依据康养产业可持续发展评价指标体系和各城市/区县政策支持力度和康养项目建设情况，遴选出中国康养20强市和100强县，以便更科学地帮助各地政府结合自身区域特点促进康养产业可持续发展。

表1 康养产业可持续发展能力20强市

省份	城市	康养特色	城市形象
福建	三明	积极践行绿色发展理念，充分利用森林生态资源、景观资源、绿水资源和文化资源，打造了"森林+养生""森林+旅游""森林+体育"等绿色康养新业态	中国绿都 最氧三明
海南	三亚	围绕消费需求的多样化发展，注重培养一批医疗康养、低空旅游、休闲体育、乡村旅游等全域旅游新业态、新产品	森林康养产业大有可为

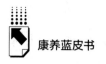

续表

省份	城市	康养特色	城市形象
贵州	六盘水	围绕休闲、运动、康养等主题,打造了滑雪、温泉、索道、山地运动、低空飞行等新业态新产品	中国凉都 康养圣地
贵州	遵义	充分利用自然资源禀赋和红色历史资源,多元化发展研学康养和疗愈康养业态,打造"醉美遵义 康养福地"	醉美遵义 康养福地
四川	攀枝花	中国气候宜居城市、中国优秀旅游城市、国家卫生城市、国家森林城市、国家园林城市的称号	中国阳光康养旅游城市
四川	广元	推动生态康养、医疗卫生、现代旅游、文化教育深度融合发展,积极打造成渝地区休闲康养、旅游度假重要目的地	建设成渝地区生态康养"后花园"
四川	雅安	以"国家首批医养结合试点市"和"省级健康服务业示范市"建设为契机,基本形成了健康"医养"、生态"游养"、运动"体养"、静心"禅养"、食疗"药养"五养为引领,多业态融合发展的格局	西蜀生态康养目的地
广西壮族自治区	北海	中国老年学和老年医学学会授予北海市"长寿市"的称号,森林面积高达 13.3 万公顷,森林覆盖率达 36.3%,红树林、冠头岭森林等生态资源云集,曾荣获"全国 10 个空气质量最好的城市""中国十大休闲城市""中国最具幸福感城市"等称号	氧吧里的森养地
广西壮族自治区	贺州	依托优越的区位优势、优美的生态环境和突出的长寿特质,主动对接粤港澳大湾区城市群的康养需求,先后引进一批重大文旅、康养项目,康养产业保持强劲发展势头,努力建设粤港澳大湾区美丽"后花园"	粤港澳大湾区康养旅游首选地
云南	普洱	围绕"养身、养心、养老"谋划"康养+"串起融合发展链,培育新模式、新业态,充分挖掘普洱文化资源,培育一批具有本土文化特色的养生体验项目	打造"养在普洱"新品牌
云南	西双版纳	以特色旅游和康养产业为主,充分挖掘普洱茶文化、民族文化、禅意文化、雨林文化、民族医药文化、健康文化等特色,整体打造全球低碳标杆、世界人居典范、中国康养度假基地,发挥不可复制、独有稀缺的"夏可避暑、冬可避寒"优势	促进"景城、康养、旅居"融合发展
河南	焦作	立足资源禀赋,做大做强文化旅游、康养产业,把打造康养旅游目的地作为一件重要事情来抓,创建一批省市乡村康养旅游示范村	山水富城 文武福地
山西	大同	凭借着地处晋冀蒙三地交界、身为京津冀地区辐射大西北的桥头堡、连接京津冀经济圈与"一带一路"的重要节点的区位优势,努力走出宜居、宜养、宜游的康养产业发展之路	"养生·养心·养老"四大康养主题片区

省份	城市	康养特色	城市形象
山西	晋城	三山环绕、两河相拥,是国家森林城市、国际花园城市、国家卫生城市,具备发展康养产业、提供康养服务的生态气候优势	世界康养示范城市
浙江	丽水	作为全国唯一的地级市"中国长寿之乡"、国际休闲养生城市,明确提出将健康产业发展成为丽水市重要的朝阳产业、主导产业,打造丽水特色"六养"	秀山丽水、养生福地
河北	秦皇岛	五位一体打造"医药养健游",立足"健康旅游""体育健身"发展特色,强化"医疗""医药""医械"支撑带动,把握"养生""养老"成长空间	绿色秦皇岛 生命健康城
河北	张家口	以休闲旅居、健康养老为主要功能,重点打造了多个旅居康养项目,为张家口本地、北京及周边地区的养老、养生人群提供了全面的康养保障服务	康养之城
安徽	黄山	推动生物医药与大健康产业和医疗、康养、旅游、体育等多业态深度融合,积极发展康养旅游,做优中医药养生、休闲度假、户外健身等一系列服务项目,进一步扩大黄山市健康旅游品牌的影响力	世界一流休闲康养旅居目的地
广东	珠海	珠海是为康养而生的城市,5年蝉联全国十佳宜居城市榜首,依托粤港澳大湾区优势,以"健康+医疗服务"为抓手加快构建"大健康格局",创新医养结合和养老服务新模式,打造高端综合医疗和康养中心	粤港澳大湾区高端医疗康养中心
江西	宜春	探索"公建民营"敬老养老模式,鼓励和引进社会资本,助力康养产业发展壮大,尽力满足多层次、多样化的服务需求,推动康养产业与旅游度假、农业观光、医疗保障、避暑疗养等行业和领域有机融合、多元发展	温泉之乡

与2021年相比,2022年康养20强市总体变化小,主要表现为山西省晋城市、云南省西双版纳傣族自治州、广西壮族自治区北海市首次进入榜单。晋城位于山西东南部、晋豫两省交界处,是全国文明城市、中国优秀旅游城市、国家森林城市、国家园林城市,也是国际花园城市、世界康养示范城市。依托得天独厚的资源禀赋和天然优势,晋城市坚持规划引领、项目支撑、多元投入、机制保障,全力打造文旅康养的样板城市,文旅康养项目次

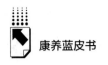

第开花。西双版纳州打造文旅康养产业链，努力招引文旅康养大项目，在夜市、步行街等基础设施建设和高端民宿、半山酒店等旅游新业态培育、新产品创造上力求取得新突破，全域打造闻名世界的旅游康养名城。傣医药成为西双版纳州文化旅游转型升级中独有的优势和亮点，为西双版纳州"康养"元素有机融入文化旅游转型升级带来大好机遇。独特的地理位置、优越的气候环境和得天独厚的自然资源使得北海市成为名副其实的"天然氧吧"，康养圣地形象也早已深入人心，每年吸引着大量的"候鸟"型游客赴北海进行康养度假游。同时，北海海域空间广阔，是古代"海上丝绸之路"重要始发港，也是国家历史文化名城、首批中国优秀旅游城市、中国最美的十大滨海城市。

通过对各个强市的康养产业发展状况进行分析，发现两个有趣的现象：一是康养产业的发展不受行政区域限制的影响且呈现出局部集聚的特征。例如河南省焦作市、福建省三明市，都属于跨省的区域，但是都发展起了成熟的康养体系，这也说明康养这一新兴产业不受地理区域的限制，具有极强的发展前景。二是资源、环境、区位等要素是决定地方康养发展水平的核心资源，如三亚市连续四年上榜20强市，得益于其纬度较低，常年气候温暖，且森林资源丰富；再如焦作市，虽然其是老工业基地，但是由于地理位置远离城区，因此生态环境好，适合发展康养。以上发现也从侧面证明，康养可持续能力评价体系拥有理论和实践两方面的合理性，能够很好地反映区域的康养发展水平。

我国现有的可持续发展指标体系多数是以省份或者城市为测量尺度来进行构建，对于区县层面的测量尺度研究较少。康养产业可持续发展能力评价指标通过更加精细化的处理，采用加权打分的方法，最终所得出的康养可持续发展能力100强县具有更高的可信度和权威性。且每年的遴选工作都是基于当年最新的数据，结合区县的政策、康养项目等进行综合考量，因此入选的区县真实代表了当前国内走在康养产业发展前列且具有足够潜力的区域，名单具有动态变化性的同时也有相对稳定性。

表 2　康养产业可持续发展能力 100 强县

省份	区县
四川省	盐边县、米易县、洪雅县、兴文县、都江堰市、崇州市、西昌市、峨眉山市、朝天区、苍溪县
贵州省	息烽县、赤水市、凤冈县、湄潭县、荔波县、兴义市、兴仁市、独山县、水城区
云南省	安宁市、腾冲市、景洪市、勐海县、大理市、澄江市、思茅区、金平苗族瑶族傣族自治县
广西壮族自治区	巴马瑶族自治县、乐业县、宜州区、昭平县、阳朔县、恭城瑶族自治县
浙江省	桐庐县、仙居县、安吉县、永嘉县、武义县、德清县
广东省	新兴县、从化区、信宜市、蕉岭县、化州市、东源县
海南省	琼海市、文昌市、陵水黎族自治县、保亭黎族苗族自治县、万宁市
江西省	庐山市、井冈山市、全南县、铜鼓县、樟树市
安徽省	霍山县、青阳县、黄山区、岳西县、怀宁县
福建省	武夷山市、长汀县、仙游县、将乐县、清流县
山西省	沁源县、云州区、陵川县、左权县、垣曲县
湖北省	鹤峰县、恩施市、英山县、嘉鱼县
河南省	修武县、鄢陵县、卢氏县
江苏省	如皋市、宜兴市、太仓市
陕西省	石泉县、凤县、宜君县
重庆市	石柱土家族自治县、綦江区、武隆区
山东省	单县、蒙阴县、东阿县
新疆维吾尔自治区	温泉县、伊宁县
湖南省	渌口区、麻阳苗族自治县
河北省	北戴河区、崇礼区
天津市	蓟州区
辽宁省	桓仁满族自治县
吉林省	抚松县
黑龙江省	五大连池市
内蒙古自治区	牙克石市

三　区域康养产业可持续发展能力分析

受气候环境、经济发展状况、历史文化背景、政策支持程度等因素的

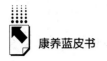

影响，我国不同区域的康养产业发展情况不一。根据项目组的调研及强市强县的分布情况，我们不难发现，西南地区、华南地区和华东地区的康养产业发展较为成熟。三个地区百强县的比例分别为30%、17%和27%，三个地区康养百强县的比例达74%，相比2021年有上升趋势。从省份层面上看，拥有康养强县数量最多的前三个省份分别是四川省、云南省、贵州省，这些省份的一个重要特点就是已经形成属于自己的康养标准引领，进入康养产业发展的较高阶段。总的来说，康养产业的发展有资源驱动、政策引领、项目推动、运营推广、标准引领五种模式，目前大多数市县尚未形成康养标准体系，标准引领是高质量发展的体现。广西标准化协会《森林康养基地服务规范》等2项团体标准通过专家审定，《森林康养基地服务规范》《温泉旅游企业服务和安全规范》是在深入调研、广泛收集相关资料，结合实际的基础上制定，所采用的技术路线正确，内容完整，具有科学性、实用性和可操作性，团体标准《森林康养基地服务规范》等2项团体标准的发布实施，对提高森林康养基地服务水平、温泉旅游企业服务和安全水平，促进广西森林康养产业、温泉旅游产业高质量发展具有重要意义。从政策层面上看，2020~2022年由于疫情影响，许多市县的康养政策发展不完整，加之领导班子的变化，许多康养政策未能得到完全的落实，导致康养产业发展重复且速度缓慢。这也从侧面反映出，康养本身是个新业态，如何实现康养产业可持续健康发展对于许多市县来说仍然是一个需要探索的命题。

（一）西南地区

该区域内共有康养强县30个，在百强县中约占1/3。西南五省份拥有数量如此之多的康养强县，得益于西南地区得天独厚的自然条件优势，多数山脉和水系为南北走向，山体平均海拔在3000米以上，相对高度也在千米以上。呈现出明显的地带性，几个热量带、森林带同处在一座山上，出现"一山有四季，十里不同天"的情景，发展康养产业的小环境类型多样。西南地区的康养旅游业态也实现了迅速发展且呈现出与康养产业的交互耦合关系。通过研究发现，西南地区康养资源地区分布不均，受地区的经济发展水平、资源种类和数量、历史基础、地区政策和区位条件等的影响，康养产业发展情况呈现出差异性。

1. 贵州、云南康养不断发力

贵州省、云南省康养发展势力强劲，分别有 9 个和 8 个县（市）入选百强名单。云南省历来是旅游大省，丰富的森林资源和旅游资源为森林康养产业的发展提供了优越的先决条件。云南省政府早在 2018 年就开始基于云南秀美多姿的山水，着手全力打造"绿色能源""绿色食品""健康生活目的地"三大名片。云南省山清水秀，使得云南成为无数药材的最佳生长地；独具民族特色的民族节日、体育赛事，丰富了云南发展康养旅游的文化基础；"天然温室""天然氧吧"——云南的高原湖泊与森林，吸引着无数渴望与大自然亲近、渴慕健康生活的人们。贵州省拥有优越的气候资源、优异的山地资源、丰富的温泉康养和森林康养资源，六盘水市具有"中国凉都"的美称，开阳县多次入列中国避暑小城市榜单，截至 2021 年底，贵州森林覆盖率达到 62.12%，现有 5 个国家森林康养基地、63 个省级森林康养试点基地。习近平总书记曾有"将来可以制作贵州的空气罐头"的幽默提议，正是对贵州好山好水的高度赞誉。人才培养上，2021 年贵阳康养职业大学创办并成为贵州首家康养职业大学，编织起贵州康养旅游产业的人才"摇篮"，也掀开了贵州康养旅游产业发展的新篇章；贵阳康养职业大学同时也是全国三所"中德养老培训基地"之一、国家护理紧缺人才培养培训基地，为"医养"旅游、农村产业革命乃至乡村振兴提供了人才支撑。

2. 四川省康养持续保持领先地位

四川省作为传统的康养强省，许多城市康养形象深入人心，发展康养产业主要得益于四川省的资源优势。一是优渥的气候条件，四川省地处适宜发展康养产业的川西盆地和川西南山地两大气候区，攀枝花-米易局地河谷地区冬季温暖，属于避寒型气候，适宜冬季阳光康养，川西北高原除高纬度、高海拔地区不适宜发展康养产业外，绝大部分地区夏季凉爽舒适，是典型的避暑型气候。二是丰富的森林植被，四川省森林面积达 1234 万公顷，其中

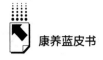

95%为原生状态保存良好的天然林。三是富集的地热资源，四川省内发现的地热点共有 365 处，温泉资源总数在全国仅次于云南和西藏，排名第三。四是丰富的中药材资源。四川省有药用植物约 5000 种，中药材蕴藏量达 100万吨，居全国第一。除自然资源的优势外，政策的支持也是四川省康养持续强劲发展的重要支撑之一。根据四川省统计局数据，2022 年全省文旅康养产业投资项目 697 个，增长 22.3%，本年完成投资增长 7.4%；生物医药产业项目 12 个，增长 33.3%，本年完成投资增长 28.2%。在《四川省"十四五"规划和 2035 远景目标纲要》文件中，建立社区养老服务综合体作为"养老服务七大工程"被放到了十分重要的位置。省级领导机关明确指出：要提高四川省的养老服务水平，充分应对"老龄化"社会发展趋势，就必须将"居家+社区+机构"协调体制建立起来，充分打造医养康养相结合的养老服务体系。四川省攀枝花市还实现了全国康养多个"首个"和多个"率先"：首创"康养产业"理念，首倡"阳光康养旅游"概念，首创全国第一所康养学院，首次定义康养概念和六度禀赋、康养产业、康养服务等基础术语；率先创建"中国阳光康养旅游城市"、率先制定并发布 22 项康养产业地方标准、率先举办中国康养产业发展论坛，为全国康养产业发展贡献了"攀枝花路径"。

（二）华南地区

华南地区处于热带亚热带区域，气候温润，具有发展康养旅游的大气候。同时，这一区域的森林资源、海滨资源和温泉资源也非常丰富，已经成为重要的康养旅游目的地。

1. 海南省康养成为自贸港建设重要一环

海南省因其地处热带，气候常年温暖，因而康养产业起步较早。在海南省政府的大力支持下，康养产业已经成为海南省发展的重要产业之一。海南几乎囊括了康养旅游包含的所有原生资源，如温泉、海岛、森林、南药等。海南省健康产业发展态势良好，呈现出产业规模持续扩大、产业特色不断凸显、产业集聚格局初步形成三大特点，反映出海南省康养产业发展起步稳、成长快。康养产业发展过程中,不断推动制度集成创新,在乐城先行区试点卫生、药监"二合一"监管,在牢牢守住医疗安全底线的基础上,探索医药监管新模式,逐步形成体系化、规范化,可复制、可推广的制度经验;以自贸港建设为契机,聚焦国内大循环为主体,国内、国际双循环相互促进的发展定位,高质量发展乐城先行区,将其打造成为吸引境外医疗消费回流的重要载体。

2. 广东省

广东省依托良好的气候条件和丰富的自然人文资源,康养旅游产业发展迅速,尤其是森林康养、温泉康养和医药康养都较为成熟。多年来,广东省立足"大卫生、大健康"的发展理念,深究5大重点健康领域,聚焦12个重点行动计划,在康养方面取得显著成就。首先,在康养旅游资源方面,广东是全国温泉资源大省,全省已发现温泉311处,居全国第三位;漫长的海岸线赋予了这片宝地丰富的海洋资源;高达46.49%的森林覆盖率居于全国第六位。再有是完整的康养产业发展体系,以森林康养为例,广东省致力于构建具有岭南特色的森林康养产业体系,积极推进集森林医疗、运动、康复、养生、养老、旅游、教育、文化于一体的森林康养产业发展。逐步建立森林康养标准体系,建立健全森林康养基地申报、建设、服务、管理、产品等方面的技术规范,制订森林康养发展生态环境、场地设施、服务管理、人才培养和监督管理的标准,推动全省森林康养产业发展规范化、智能化、产业化;不断优化森林康养环境,结合绿美南粤行动的实施,积极提升广东森林资源质量和效益,通过森林抚育、林相改造和景观提升等手段,有针对性地营造、补植具有康养功能的树种、花卉等植物。

3. 广西壮族自治区

广西温泉资源、森林康养资源丰富。在温泉资源方面,广西目前有温泉45处,遍及广西10个地区24个县,集中于桂林、梧州、贺州、玉林等地区,且得到较好的开发和利用。如以医疗保健为主的九龙山庄温泉、九曲湾温泉,以疗养观光旅游为主的龙胜温泉、贺州温泉等,极大地促进了当地旅游经济的发展。在森林康养方面,广西已建成创建62处森林康养基地,成

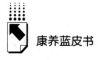

为全国重要的森林康养集散中心。广西的康养项目建设也日趋成熟，贺州市作为康养20强市、中国首个全域长寿市，深入实施长寿品牌战略，壮美南乡、大桂山森林、非遗小镇等一批文旅、康养、医养项目蓬勃发展；河池市建设打造国际型、复合型、全天候的首选目的地，推动建设一批健康养生养老项目，构建以自然、国医、科技康养为内容的项目服务体系。北海市气候冬无严寒、夏无酷暑，十分舒适宜人，近岸海域水质优良率高达100%，享有"全国10个空气质量最好的城市""中国十大宜居城市""中国最美滨海旅游目的地之一"等称号，"汉代海上丝绸之路最早的始发港""国家历史文化名城""首批中国优秀旅游城市"等美称，堪称广西最易发展的一座世界级滨海康养旅游目的地。

（三）华东地区

华东地区海岸线绵长，地形以平原和丘陵为主，沿海有着面积广阔的滩涂和防护林带，同时也是温泉的富集地区。总体而言，这一区域经济发达，本身客源市场规模较大，康养产业的发展也达到了很高的水平。总体而言，华东地区康养产业发展呈现出以下几大特征。

一是康养项目创新发展，丰富多样。福建省拥有良好的生态环境和丰富的森林资源，森林康养产业的发展，使得福建省的森林旅游实现了"森林旅游 plus"的升级。目前，福建省已创建省级森林养生城市4个、省级森林康养小镇10个、省级森林康养基地42个，全省森林康养产业初具规模。依托良好的生态环境，三明市将乐县制定县域森林康养产业发展规划，率先组建森林康养产业发展中心和文旅康养集团，先后打造了文博小镇、龙栖山、梅花谷、常口村等文旅康养基地。目前，将乐县共有1个省级森林康养小镇、4个全国森林康养基地试点建设乡（镇），吸引游客们纷至沓来，享受着"深呼吸、大健康"的悠然生活。长汀县致力于打造精品康养项目，被老年学会荣誉提名。

二是医养结合不断深入，康养发展不断规范。安徽省积极提供居家医疗服务，增加社区医养结合服务供给，支持医疗卫生机构开展医养结合服务，提升养老机构医养结合服务能力，深化医养签约合作，统筹医养服务设施建设，提升区域医养服务能力，提高医养结合服务智能化水平，完善医养结合服务标准规范，强化示范引领提升服务质量，加强医养结合服务监管，提高中医药医养结合服务可及性，培育中医药特色医养结合机构，加强人才培养培训，支持医务人员从事医养结合服务，壮大失能照护服务队伍。不断完善价格政策、多元投入、保险支持、土地供应保障措施，打造普惠养老"安徽模式"。江苏正在推进区域社会保健服务中心和老年社区保健中心、乡镇卫生院和养老院、村保健所和老年人家庭看护服务中心的统筹规划与毗邻建设，鼓励通过签约、主办、转让等方式实现资源整合、服务连接。

三是人才队伍建设力度加强。当代社会迫切需要专业化照顾服务及高素质复合型养老服务人才。安徽省三联学院新成立的现代康养产业学院，是安徽省力促养老事业与高等教育事业融合发展的新体现，对安徽省养老产业人才供给质量的提升、打造高水平康养基地起到了积极推动作用。山东省面对国家人口老龄化严峻形势，深耕康养产业，培育康养人才，为山东省医养健康产业创新发展提供智慧化、一体化、全链条社会服务和智力支撑。

（四）华北地区

华北地区是京津冀都市圈所在地，具有丰富的旅游资源，同时也是中国北方地区最为重要的客源地之一。该区域内的康养强县数量较少，整体而言占比较低，但是区域内的康养产业发展具有地域特色，拥有丰富的温泉资源、森林资源、滨海资源和独特的地域文化，相比而言，华北地区的人居环境和文化环境指标相对较弱，但是政策环境和山地资源等指标具有相对优势，且本区域旅游客源规模巨大，近中距离的大城市客源市场也推动了康养产业发展。

1. 河北省

为承接京津养老需求，着力打造京津异地养老首选地，河北省确定康养产业为河北服务业发展支柱，着力打造养老产业成为河北省经济发展新的增长点，并确立康养为河北政策关键词，致力于打造"一环两极三带多点"

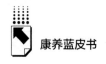

康养产业发展格局。养老措施上，全面放开养老服务市场，全力推进智慧健康养老应用、城企联动普惠养老创新试点推进；康养产业发展布局上，科学推进康养产业发展，打造森林、中医药、智慧康养等业态高度集聚；康养产业建设上，开展智慧健康养老试点示范，培育智慧健康养老示范企业，拓展智慧健康养老产品和服务供给，全方位、多层次、有序带动全省康养产业协调发展。

2.山西省

山西省近年来在康养方面下大力气，取得了初步成效。山西省人民政府办公厅发表《关于支持康养产业发展的意见》，从发挥康养市场主体作用、推动康养产业集聚区建设、加大对康养产业财政支持力度、拓宽康养产业融资渠道、推进康养配套政策落实五个方面十六个举措促进山西省康养产业高质量发展，主动对接长三角、粤港澳大湾区，努力把康养产业打造成山西省服务业的头部产业。山西省文旅厅紧紧围绕"保存量、扩增量、提质量"三大目标，聚焦打造一批精品民宿、文创、康养等康养业态，出台多项政策文件，培育多个市场主体。《运城市"十四五"文化旅游会展康养产业发展规划》中273处提到康养，重点阐明未来五年运城市文化旅游会展康养发展的总体思路、重点任务、方法路径和保障措施，着力建设特色鲜明的康养目的地，构建特色康养产品体系，建设康养产业发展载体，完善康养产业配套服务，加强康养市场主体培育。

（五）东北地区

优质的自然资源和优美的生态环境使得东北地区的康养产业迅速崛起，但也因资源分布的差异和地理纬度的不同，康养资源的分布存在着差别。东北地区发展康养旅游以丰富的森林资源、草原资源、中医药资源为依托，重点向休闲养生度假旅游发展。自从森林由开发转为保护，东北大兴安岭、小兴安岭和长白山地区焕发无限生机，无论是观光游还是休闲度假旅游，东北地区都具有显著的生态资源优势。随着振兴东北老工业基地战略的深入实施以及东北地区资源型城市转型的加快，康养旅游必将迎来新的发展机遇。

1. 黑龙江省

黑龙江省有着独特的气候类型和地形地质，丰富的自然资源和独特的自然人文景观，康养旅游发展较为成熟。2022 年，全省以推动康养旅游高质量发展，坚持全域全季发展定位为中心任务，颁布了《黑龙江省康养旅游高质量发展行动方案（2022—2026 年）》，抓好以"养"为支撑的生态养生康养旅游、以"疗"为支撑的医疗保健康养旅游、以"游"为支撑的休闲度假康养旅游、以"体"为支撑的运动赛事康养旅游。围绕着将康养产业培育为新的经济增长点目标，坚持把康养旅游目的地建设作为重中之重，利用省内"三江、四湖、两泉、两林区"及优质山林、冰雪、文化等优势资源，合理规划建设一批旅居、养老、医养、康复等多类型的康养旅游项目，建立具有全国影响力的温泉康养旅游品牌。通过强化组织领导、强化政策支持、强化用地保障、强化人才供给四大保障措施，深入挖掘省内康养旅游资源价值、重点扶持在建和招商康养旅游项目、推动康养旅游配套服务升级，全力推动康养旅游业高质量发展。

2. 吉林省

吉林省拥有天然的避暑气候、良好的自然资源和丰富的中医药资源，为康养旅游的发展营造了良好条件。吉林省落实 9 大工程和 22 个方面的具体任务，合理布局养老机构建设、开展家庭适老化改造，提高智慧养老的高效性、可及性、便利性，创造养老服务发展良好的用人环境，支持养老服务企业连锁化、规模化运营，打造旅游康养、林特康养、中医药康养、温泉康养、运动康养等特色品牌，细化分解提高医养结合水平，优惠政策扶持工程，为养老服务产业健康发展保驾护航。

3. 辽宁省

辽宁省不仅气候宜人，而且区位优越，拥有发展海滨康养旅游的基础。桓仁满族自治县桓仁康泉温泉是集温泉、康养、康体保健、滋补养生、餐饮住宿于一体的大型游乐项目，主要经营温泉、药浴、药膳等养生休闲项目和中医熏洗、推拿按摩、针刺、电针等现代康复医学治疗服务项目。凭借优质的水质和丰富的养生项目这一金字招牌，康泉温泉的口碑也越来越好，而康

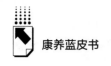

泉温泉的投入使用不仅填补了全县"全域+全季"旅游市场的空白，也成为桓仁县旅游业的一处新亮点。

（六）西北地区

西北地区目前康养产业发展程度相较于全国其他地区优势不明显，目前这些区域主要是以康养资源为突破点发展康养，但在康养设施和区域发展水平方面还有待提高。

1.宁夏回族自治区

宁夏毗邻黄河，倚靠贺兰山，独特的地域气候形成了"塞上江南、神奇宁夏"的优质环境。宁夏有草场3665万亩，是全国十大牧区之一。康养资源上，一是宁夏拥有丰富的中医药资源，得益于其独特的区位优势、产业优势和品牌优势，宁夏枸杞已经成为宁夏走出全国走向世界的一张"红色名片"。二是宁夏拥有得天独厚的沙漠资源，具备发展沙漠康养的潜力，沙坡头、腾格里沙漠湿地·金沙岛旅游区等，都具有开发康养度假区的潜力，未来可着力打造为集沙漠康养、体验康养、休闲康养为一体的沙漠康养集群。三是中医古法养生文化资源，《回回药方》是元明时代重要的代表性回医著作，在养生保健、回医艺术、香药应用和饮食疗法等方面均有独特的理论和经验，不少养生习俗、诊疗技术和食疗经验都一直为回族人民所传承和应用，也为回族医药的继承发展奠定了基础。

2.陕西省

陕西省镇坪县地处丹江水库的源头，森林覆盖率高达86.4%，年平均气温12.1℃，素有"自然国心、巴山药乡、养生天堂"的美誉。林河、代安河、浪河、南江湖、千山湖等具备4A级景区的资源条件，每个镇都有3A级生态旅游资源，具备发展旅游康养产业的良好基础；以盐道菜系、药膳、长寿美食为代表的镇坪特色美食为康养产业注入了深厚的文化内涵；22℃夏天的气候优势极其突出，休闲避暑资源优良，旅游康养产业吸引力明显。且发展康养思维理念基础好，从县级领导到基层群众，对发展康养旅游认可度高。思维观念成长迅速，在发展中逐渐凸显自身特点，从单纯的生态观光，到生态康养与文化相融合，形成了景区、旅游村、民宿度假、特色体验、产业园区互动融合的发展趋势。

（七）华中地区

华中地区涵盖湖北、湖南、河南三省，自然风光秀丽，文化底蕴厚重，具有森林、温泉、湖泊等康养旅游资源，尤其是森林和温泉康养旅游已经形成规模，且智慧康养小镇发展迅速。未来，华中地区可依托良好的气候及生态环境，打造温泉水疗养生、度假养生、田园养生、森林养生等养生业态，不断丰富康养和养老模式，如打造社区养老"1+N"模式，形成生态养生多元融合的健康小镇产业体系。

1. 湖北省

湖北是全国重要生态功能区，也是国内康养旅游资源最富集的地区之一。近年来，湖北省以温泉为代表的康养旅游业强势崛起，产业体系快速成长，并在全国形成了一定的品牌影响力。湖北省有 37 家国家森林公园、57家省级森林公园、2 家国家生态公园以及众多的山区、林地，为森林康养提供了广阔天地。湖北省百强县嘉鱼县集森林康养、疗愈康养于一体，打造特色森林康养小镇，主要建设仙人洞林场森林步道、森林观光火车、森林康养木屋区等；布局明代理学名家"嘉鱼二李"展示区、观景区、静修区，打造理学静修堂。罗田县作为多年康养强县，坐拥高达 70.26% 的森林覆盖率，96.8% 的空气优良率，是名副其实的"天然氧吧""洗肺公园"。多年来，罗田县聚焦建设生态罗田，打造康养福地，致力于将罗田打造成为华中地区生态康养基地。河南省焦作市作为康养产业中的后起之秀，在政策和项目两方面都狠下功夫。政策上，梯次推进康养旅游发展示范村创建工作，坚持统筹实施，每年进行一次评选，严格对照标准，明确申报康养旅游示范村需完善提升的建设内容，并为每个康养村的建设加大投入，完善利益链接机制。项目上，按照"先动手、后伸手"的原则，将整合和利用社区中的所有资源，协调国家试点基金、老年居民区改造基金、社会彩票基金和其他基金，并优先为老年人建造居民区和社区设施。

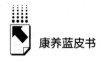

2. 湖南省

近年来，康养产业在三湘大地发展势头迅猛，在疫情防控常态化阶段，康养产业的发展成为行业发展的新兴力量。湖南省怀化市麻阳苗族自治县享有"中国最美养生栖居地""中国长寿之乡""全国休闲农业与乡村旅游示范县"等诸多美誉。多年来，麻阳巧打"长寿"牌，立足品牌和资源优势，实施"品种品质品牌"精品战略，培育生态、绿色、有机、传统"长寿"产业，推动优势特色农产品提质量、增效益，着力打造生态宜居县城，成效显著，2021年入选中国康养百佳县、"中国长寿之乡健康养生示范城"。株洲市渌口区拥有历史悠久的朱亭、渌口、王十万和昭陵等千年古镇、古街，凤凰山、"天然氧吧"龙潭水库等秀丽风景。近年来，渌口区结合美丽乡村建设，利用龙门镇花冲村的特殊地形，开发航空滑翔基地，建设一批康养产业兴旺、康养生态宜居、康养特色鲜明的样板美丽乡村，打造集航空、体育、旅游、休闲、养老、康养等于一体的康养休闲综合体。

3. 河南省

河南省康养产业发展主要有两种模式。一是森林康养，这与河南省的地理优势紧密相关，河南省地处亚热带，全年平均气温15.7℃，适合多种植物生长，且省内纵横交织的河流为养育类型多样、植被茂盛的森林资源提供了充足的水源。许昌市鄢陵县更是获得了"全国森林康养基地试点建设县"的荣誉称号。焦作市从供给主体上逐渐拓宽养老服务的供给渠道，如精简养老服务机构设立的审批环节、降低准入门槛等，鼓励、吸引市场上的优良资本进入养老服务市场，发挥它们在服务供给方面的创新性和多样性；从政策支持上，通过政府购买、对非营利性养老机构进行政策和资金支持、整合利用闲置养老资源等形式，为老年人提供养老服务；从供给项目上，依据自身优势资源，探索和创新多元化养老服务项目，利用"互联网+"对服务内容创新，通过智慧养者服务模式的发展，为其提供多样化的服务；从康养融合上，利用丰富的旅游、文化资源，大力推动"养老+"服务模式，发展医养结合、生态疗养、康养服务等养老服务产业，不断适应和满足老年人多元化养老服务需求。为满足老年人对金融服务的需求，焦作市还通过引导和规范相关的金融机构，开发出适合老年人的金融产品，并对老年人的资金和账户进行监督，充分保障老年人权益。

四　结论

1. 西南和华东地区的康养产业发展水平持续保持战略领先地位，山西、陕西发展潜力强劲

西南地区的四川省、贵州省、云南省分别有 10 个、9 个、8 个强县进入百强县榜单，三省总和将近全部百强县的 1/3，足以体现西南地区康养产业发展的战略领先地位。2022 年末，四川省级森林康养基地达到 273 家，全省 21 市（州）均有分布。此外，还有 9 个国家级和省级中医药健康旅游示范区（基地），针对四川风景区的地方特色，开发特色鲜明的休闲体育健身产品区块，实现休闲体育产业与自然生态、文化产业的耦合发展，是四川省百花齐放的重要举措。贵州省康养产业的发展主要呈现出以下几大特征：一是政策引领持续跟进，2022 年将《实施森林康养步道提升工程 100 公里》纳入当年十件民生实事，安排专项资金 4500 万元，支持森林康养事业发展，同时注册了"森林康养贵州乐享"公共品牌；二是行业规范标准不断健全，先后制定了《贵州省森林康养基地建设规范》（DB52/T1198-2017）、《森林康养人家标准》（T/LYCY 1026-2021）等一系列标准和管理办法规范森林康养产业发展；三是康养产业初具规模，全省逐渐形成山地气候型、山地温泉型、林茶复合型、民族医药型、林药结合型等具有贵州特色的森林康养模式，以避暑休闲、健康养老、山地运动、术后康复、温泉水疗、药食保健、自然教育相融合的康养产业集群初具规模。云南省优越的自然地理优势为云南省发展森林康养产业提供了很好的先决基础，但云南省发展康养产业面临着交通基础设施薄弱和专业技术人才、管理人才储备不足两方面的缺陷，未来应加强交通基础设施建设及相关人才培养，以促进云南省康养产业可持续健康发展。

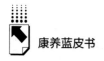

2.康养产业发展呈现出跨省、跨区域集聚的特征

关于如何实现康养产业可持续健康发展的问题各个市县仍然在探索解决，在探索的过程中，有些省份集聚的中心区域凭借着相似的自然环境条件和资源情况，实现了良好的集聚效应。例如河南省焦作市、山西省运城市、福建省三明市，都属于跨省的区域。特别值得一提的是，山西省2022年有5个县（区）入选康养百强县榜单，晋城市入选20强市，凸显出发展康养产业的巨大潜力。"康养山西、夏养山西"品牌在国内享有一定知名度，大同、忻州面向京津，晋中、长治、晋城面向河北、河南的度夏养生、抱团养老目的地格局初步形成，未来有希望将康养产业打造成为山西省经济转型发展支柱产业之一。在2022年的百强县榜单中，新晋康养强县大多分布在历年康养强县或当地经济中心附近，它们拥有相似的资源环境和气候环境，呈现连片化发展格局。但目前它们仍处于康养产业发展的初步探索阶段，康养产业发展实力与康养发展水平较高的区县仍具有一定差距，如果后发区县能在政策的大力支持下积极挖掘自身资源，探索出一条适合自身的康养产业可持续发展路径，便可以打破这一困境，增强康养产业的区域集聚效应。

3.经济越发达的省份，康养政策发展的稳定性就越弱

通过对近年来的康养强市（县）名单进行观察可知，经济越发达的省份，康养政策发展的稳定性就越弱。广东省和江苏省就是典型的代表，广东省作为经济强省，2022年全省地区生产总值为129118.58亿元，但在康养产业的发展上，政府工作报告中对于康养的关注度显著下降且粤北地区与珠三角地区康养产业发展呈现出区域不平衡的局面。江苏地处长江经济带，下辖13个地级行政区，是全国唯一所有地级行政区都跻身百强的省份。江苏人均GDP、地区发展与民生指数（DLI）均居全国省域第一，成为中国综合发展水平最高的省份之一，已步入"中上等发达国家水平"，但许多往年的强县并未持续保持对于康养政策的延续，呈现出明显的割裂感。中共中央、国务院印发的《"健康中国2030"规划纲要》提到，到2030年，健康产业规模将达16万亿元。对于这些区域而言，未来应探索康养产业助力经济发展，开拓经济社会发展新空间，康养产业的发展，不仅是当地社会经济发展的助推器，也是带动周边经济发展较慢的地区增加新的稳健的经济增长点。

五　康养产业可持续发展模式

通过对近五年来康养强市（县）的康养产业发展情况进行横向比较，研究发现康养产业可持续发展主要有资源驱动、政策引领、项目推动、运营推广、标准牵头五种模式。

一是资源驱动。即一些本身拥有良好资源禀赋的地区（例如西南地区的四川省、云南省），凭借着地方丰裕的自然资源和得天独厚的气候优势，优先发展起康养业态；而对于河南省焦作市、山西省运城市这样本身资源枯竭型的城市，则将康养业态作为经济转型升级的"跳板"，激活区域发展新的动力源。

二是政策引领。即政府意识到当地具有的发展康养产业的禀赋，将康养产业作为地区发展的重要产业来引领。2022年新上榜强县——大同市云州区，在2022年的政府工作报告中提出"推动文旅康养一体发展。发挥近郊和生态优势，结合旅游资源分布，规划布局康养项目，完善避暑康养、运动康养、休闲康养新业态"；恭城瑶族自治县在2022年的政府报告中更是明确表明，"建设农业强县、文教强县、康旅强县，争做广西乡村振兴排头兵、打造中国民族地区文化融合发展示范区、创建中国康养示范县"。政策的引领不仅为康养产业的发展指明了方向，而且成为区域康养产业可持续发展的重要保障。

三是项目推动。康养产业是为社会提供康养产品和服务的各相关产业部门组成的业态总和。康养产品和服务想要被康养体验者可获得，则必须要有一定的项目支撑作为载体。根据项目团队的实地调查和数据分析发现，目前我国的康养项目主要有研学康养、旅居康养、疗愈康养、运动康养四大业态，围绕着四大业态和区域实际情况，开展了许多卓有成效的康养项目。例如四川省攀枝花市米易县的迷易湖水上运动健身休闲产业基地项目总投资5

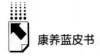

亿元，围绕米易国家皮划艇竞训基地，打造以皮划艇、自行车、跑步等运动为主题的迷易湖水上运动健身休闲产业基地。海南省陵水黎族自治县国际康养城项目计划总投资约 4 亿元，项目规划用地面积约 75 亩。国际康养城将打造集休闲度假、康复医疗、智慧养老于一体的海南高端"康养医疗度假项目"知名高端品牌。

四是运营推广。运营推广不仅体现在通过官方公众号、视频号等社交媒体平台发布相关康养信息，更是通过群众参与，实现"人人皆是康养产业的建设者和参与者"。例如贵州省六盘水市水城区下发《关于在全区开展"我为幸福六盘水·康养新水城建言献策"活动的通知》，在全区开展"我为幸福六盘水·康养新水城建言献策"活动。开展这次活动是为深入贯彻落实市第八次党代会、区第二次党代会决策部署，做到"幸福六盘水·康养新水城"建设思路从群众中来、过程让群众参与、成果与群众共享，更好满足全区干部群众对幸福美好生活的向往，持续提升全区干部群众的获得感安全感幸福感，加快形成共建共享"幸福六盘水·康养新水城"的良好氛围。

五是标准牵头。任何产业想要实现可持续发展，一套行之有效且合理的标准是必不可少的。康养作为新兴业态，在许多地区的发展仍处于"摸着石头过河"的探索阶段，但也不乏市（县）先行先试，应势而谋、因势而动，结合城市实际、找准发展定位，推出具有区域特色的康养产业发展标准，针对区域康养发展业态，探索实现康养业态可持续高质量发展。四川省攀枝花市作为康养产业的先行者、开拓者，自 2017 年以来，已经制定并发布 31 项康养产业地方标准，形成了较为完善的康养产业标准体系；2022年，为进一步推动康养产业高质量发展，攀枝花在全国率先探索制定了《攀枝花市康养产业项目认定标准（试行）》。山西发布《文旅康养示范区评定规范》等 4 项省级地方标准，这些地方标准的出台，除明确山西省文旅康养示范区的定义和文旅康养产品的内容外，还明晰了文化康养示范区的评定对象、评定内容、评定方法。此方法的出台，提高了文化、旅游、卫生和文化产业的标准化水平，标志着山西省在继续深入挖掘康养产业发展优势，优化康养产业发展布局，营造好康养产业发展环境，做优康养产业发展特色，强化康养产业政策保障，提升康养产业服务水平等方面，具有战略眼光和创新意义。

参考文献

［1］习近平：《高举中国特色社会主义伟大旗帜　为全面建设社会主义现代化国家而团结奋斗——在中国共产党第二十次全国代表大会上的报告》，《创造》2022年第11期，第6~29页。

［2］唐健雄、曾芳：《长株潭城市群康养旅游资源开发潜力研究》，《平顶山学院学报》2021年第5期，第104~110页。

［3］刘蕴瑶、韩垚：《新冠疫情背景下四川康养旅游体验维度研究——基于在线游记分析》，《攀枝花学院学报》2022年第4期，第42~51页。

［4］王伟杰：《智慧康养旅游产业高质量发展的理论逻辑与实践探索——以贵州智慧康养旅游产业发展为例》，《理论月刊》2022年第12期，第83~93页。

［5］朱秀征、徐自恒、毕会涛等：《基于SWOT分析的河南省森林康养旅游发展策略研究》，《湖北农业科学》2021年第22期，第184~189页。

［6］暴锐麟、张源：《山西省康养旅游资源开发研究》，《旅游纵览》2023年第1期，第106~108页。

［7］张涛、罗锐：《健康中国背景下休闲体育与康养产业发展研究——以四川省为例》，《当代体育科技》2022年第15期，第111~113页。

B.6
多感官摄入对温泉康养体验的
影响评价报告

麦志伟　何　莽＊

摘　要： 温泉是否具有康养效果，温泉旅游应如何发展才能更具有康养价值，也缺乏相应的学术研究支撑。现有研究表明，健康的环境和服务质量对游客健康恢复作用显著，但康养环境和服务质量中哪些因素对恢复体验产生了影响？环境和服务对恢复体验如何产生影响，是独立还是交互作用于恢复体验？为解答上述问题，更科学地评价温泉康养的效果，本研究选取广州碧水湾温泉作为调研地，通过参与式观察、质性访谈及情景实验法获取素材。首先，采用参与式观察法和质性访谈方法对温泉康养研究中最关注的康养环境和服务质量领域进行调研，找出影响恢复体验的核心因素；对提取的核心要素进行归类分析，选取影响程度最深的康养体验核心要素进行情景实验，即对环境核心要素中感官摄入的广度和深度进行分组实验。创新性地使用生理仪器 emWave pro 采集温泉旅游者的心脏电生理数据，利用心率变异性这一特定的生理指标反映恢复体验的效果，从而探索各类环境的感官摄入对温泉康养者的影响。

关键词： 温泉康养　恢复性环境　恢复体验　心率变异性

＊ 麦志伟，中山大学旅游学院，研究方向：康养旅游与大数据；何莽，管理学博士，中山大学旅游学院副院长，副教授，博士生导师，主要研究方向：康养旅游与大数据，流动性与健康，旅游扶贫与乡村振兴，休闲与运动管理等。

一 引言

温泉旅游作为当前热门的康养疗愈项目，广受产业的关注和旅游者的喜爱。一方面，温泉作为五大康养资源之一，具有巨大的康养产业发展机会，但目前大部分温泉企业仅强调温泉水质对一些慢性疾病的疗养作用，主要还是以娱乐休闲度假为主，康养效果不突出，未能凸显康养价值。另一方面，从旅游者感知的角度，温泉体验活动对健康的促进作用不显著，温泉康养的效果不明确。

传统的旅游体验活动重点关注视觉感官摄入，对听觉、触觉等其他感官摄入的关注不够。温泉旅游活动因为身体接触的特殊性，从而对触觉、嗅觉等非视觉感官摄入，具有丰富的感官摄入体验，多感官的感觉摄入能有效促进旅游体验，对人体身心健康恢复有巨大的作用。因此，本研究通过多感官摄入对温泉旅游者恢复体验的影响研究，试图探究影响恢复体验相关的核心影响因素，从而深入挖掘温泉旅游的康养价值，实现温泉疗愈在生理健康、心理健康和精神健康等方面的康养功能，具有现实意义。

二 研究对象及方法

（一）研究对象

本研究选择广州碧水湾温泉作为调研地，旨在科学地评价温泉的康养效果。一方面，碧水湾温泉依山傍水而建，毗邻流溪河国家森林公园，流溪河环绕温泉度假村而过，具有较好的自然环境；另一方面，碧水湾温泉从休闲度假向康养转型，举办了温泉健康周等一系列的活动，围绕温泉康养进行深度开发，还曾作为南航的飞行员集中康养休闲基地，具备对温泉康养效果评价的较好条件；另外，碧水湾温泉作为行业服务标杆，一直以"积分制服务管理"对外输出服务管理经验，在服务质量领域独树一帜。因此，将广

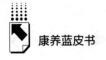

州从化碧水湾温泉作为本研究的调研地具有一定的研究实践基础。

本研究基于旅游者感知、恢复体验等相关研究理论，发现不同地区的环境恢复性存在差异，人群对环境和服务的感知也存在差异。因此，本研究对温泉旅游者进行遴选，以省内具有较为相似的生活经历和习惯、喜好的游客为主要调研对象。

（二）研究方法

本研究采用的主要研究方法是质性访谈法和情景实验法。质性访谈法主要是获取影响温泉旅游者恢复体验的相关环境和服务因素，情景实验法则是进一步实际验证影响温泉旅游者的多感官摄入因素的效果。

质性访谈法，通过对受访者进行有目的的交流，根据不同受访者的回答来搜集信息，试图在信息饱和时，用样本代表总体的一种方式，还原事物相对全面的情况。本次访谈，基于"滚雪球"的抽样原则，通过最大相差法，对温泉旅游目的地的温泉旅游者进行访谈，当不再获得新的信息后，访谈终止。访谈主要使用半结构访谈，根据研究内容"康养环境"和"服务质量"两方面确定访谈提纲的主要框架，从受访者对康养环境、服务质量的多感官感知，以及恢复体验感受（放松体验、心理脱离、掌握体验与控制体验）进行问题的设置。通过质性访谈，材料的三级编码，提取康养环境和服务核心要素。

情景实验法，主要基于质性访谈提取的环境和服务质量感知的核心要素，对温泉旅游者进行分组实验，按照研究要素（感官摄入广度和深度）分为两个独立的实验组，进行单因素前后对照实验。实验测量，使用HeartMath 公司开发的 emWave pro 生理测试仪，主要通过耳垂感应器，收集心脏电生理的相关数据，具有便携性和易操作性。该仪器是用于情绪、压力变化测量的工具，情绪变化是恢复体验研究中的重要指标，可以数据化观测恢复体验的效果。实验结果采用量化的实验仪器数据反映温泉康养体验活动对人生理、心理的影响，以此验证温泉旅游多感官体验中，环境感官摄入的广度和深度对恢复体验的影响效果。

三 康养环境和服务质量是温泉恢复体验评价的关键指标

（一）康养环境和服务质量的感官摄入要素研究

根据质性访谈的结果，将温泉康养中影响恢复体验的因素进行穷举法罗列，分别围绕康养环境、服务质量和对恢复体验的影响三个方面对调研材料进行整理。按照扎根理论对访谈原始资料进行三级编码分析，包括开放性编码、主轴编码和选择性编码三个步骤。

1. 开放性编码

也称一级编码，指将评论资料加以逐级"缩编"，先概念化定义评论提及的现象，再挖掘范畴并进行命名的过程，用词或短语体现访谈句子反映的本质。在赋予概念和命名类属时，本研究以资料原词或理论概念为首选，对相同或类似的短句类型进行合并、整合，通过比较概念间的异同，将指涉同一现象的概念聚拢起来。最后提炼出概念 78 个，范畴 26 个，为主轴式编码奠定基础。部分开放性编码如表 1。

表 1 开放性编码示例

范畴化	概念化	原始语句
水环境	中医药温泉	那里有一包中药材，就泡在水里，你看得见是真材实料。
	水质	水很清，能清楚地看到水里没有杂质，觉得挺干净，因为是要接触身体的，有杂质会觉得弄脏我，我就不想下水了。
	水景观	水池上面飘着水汽，旁边是绿色的树，那个画面，很像电影里那种仙境。

资料来源：本研究整理。

2. 主轴编码

也称轴线编码、二级编码，是对开放性编码所形成的分散、模糊的范畴

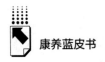

进行进一步联结、整合的过程，通过对开放性编码所形成范畴的不断比较，根据原有范畴的相互关系及逻辑次序，进一步合并类聚，提取主范畴（谢彦君，2021）。最后归纳为10个主范畴：视觉环境、听觉环境、触觉环境、嗅觉环境、味觉环境、服务可靠性、服务安全性、服务移情性、服务响应性和服务有形性。各个主范畴与下位范畴及所包含概念的关系，如表2所示。

表2　轴编码分析

主范畴	范畴	包含概念
视觉环境	大气环境	光照情况、可见度
	水环境	水景观、水质、中医药温泉
	生物环境	植物(绿色植物、高大的树)、动物(鸟、蝴蝶等;无蛇蚁、蚊虫等)
	土壤和地质环境	山体、泥土等
	规划布局因素	景观设计、温泉泡池设计、温泉区域的安全设计
	人群活动情况	温泉泡池可容纳人数、人活动的频率
	环境卫生情况	无杂物、漂浮物,树叶已清扫,洗浴用品摆放整齐
听觉环境	声音分贝	无噪音、安静
	声音类型	播放音乐、轻音乐、有格调的曲目
	声调	缓和的音乐、无汽车声音、无施工轰鸣
触觉环境	温泉水质	真温泉、原生温泉水、无添加自来水、有益的中医药材等
	水温控制	水温过高产生痛觉、水温与室温差、温泉池均衡水温、恒温保持、水温太低、出汗
	水冲击力	动感活力池、高压水枪、冲背、泡泡池、按摩
	大气环境	空气的干湿度、温度、风力情况
	舒适化设施设备	泡池的位置设计、躺椅、毛巾、休息区
嗅觉环境	空气质量	空气清新、空气无异味
	空气气味	植物的气味(花草树木香味)、中草药的味道
味觉环境	食物种类	获取水分、充饥食物、健康的饮料
	饮食环境	便捷就餐地点
服务可靠性	服务标准	口碑好,定时换池水,定时更换饮料、热毛巾
服务安全性	关注健康	防寒保暖,提醒浸泡的时间,关注游客的脸色
	防滑保障	清洁积水
服务移情性	预见服务需求	递送毛巾、递送饮料
	理解需求	看护小孩、吹头发、手机防水袋

主范畴	范畴	包含概念
服务响应性	及时服务	服务员很多,戴有呼叫耳机,清洁频率高
服务有形性	服务人员形象	服装统一,佩戴胸牌

资料来源：本研究整理。

3.选择性编码

又称三级编码,是在理论饱和与整理备忘录的基础上,建立典型关系,发展故事线,提炼出核心范畴（宋振春,2020）。通过分析得出的主范畴及其关系,本研究确定核心范畴为：康养环境和服务质量感知。围绕核心范畴的故事线可以总结为：温泉旅游者在温泉体验过程中,通过身体的多感官体验,受到康养环境和服务质量的感知影响,从而达到了健康恢复体验的效果。

（二）康养环境对恢复体验的影响因素

因为温泉是一项体验性康养活动,康养环境的影响因素,包括了未经人类改造过的众多自然要素,如阳光、空气、陆地、天然水体、天然森林和草原、野生生物等,也包括经过人类改造过和创造出的事物,如园林、村落等,总结而言,康养环境涉及自然生态环境、服务设施环境、社会文化环境等。

人体在活动过程中通过视觉、听觉、触觉、嗅觉、味觉等五种感官摄入环境的有关要素。本研究通过三级编码提取的感官摄入核心范畴,包括了视觉、听觉、触觉、味觉、嗅觉等五种感官摄入。

1.视觉环境的感官摄入因素

在传统旅游研究中,视觉影响因素最受关注,旅游凝视的概念一直以来占据了研究的主流。同样,人体接收外界信息的途径主要也是通过视觉。因此,目光所及的因素,是最容易被人体感知到的。

首先,视觉环境的感官摄入因素是自然环境因素（大气环境、水环境、

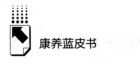

生物环境、土壤和地质环境）。

大气环境。经过数次产品迭代，现代温泉大多是室外景观的园林式温泉。视觉所见，大气环境影响下的天空，是视觉范围最先触及的因素。如果天气晴朗，大部分人会感到心情愉悦。因此，光照情况和室外的可见度是其中的影响因素。

水环境。温泉康养的核心吸引物就是温泉水，在没有化学检验温泉水质的条件下，游客直观感知温泉水质好坏的方法是用眼睛看，形成对温泉水的直接的、主观的判断。在视觉感觉还不错的情况下，温泉康养体验者才会有其他进一步的活动行为，比如浸泡温泉活动。因此，水环境是决定性因素。首先，通过观察温泉水池的水的清澈程度，温泉康养体验者可以直观地感知温泉水质的情况。在感知到水质是干净的、卫生的情况下，温泉康养体验者还会通过水的颜色辨别水质的好坏。他们通常认为，不管往池子里添加中药材，还是鲜花、牛奶，甚至是红酒，都是有益的。水环境的影响因素，还有来自温泉池外的水环境。主要包括温泉热水形成的蒸气，营造出若隐若现的仙景的水景观；温泉区以外，自然河流形成的河岸水景观。

生物环境。当前的温泉以园林式温泉为主，主要包括植物、动物、微生物（包含寄生虫、病毒、细菌等）。但在温泉康养环境中，能被温泉康养体验者感觉到的，主要是以植物和动物为主。

土壤和地质环境。温泉地的环境主要是山体景观、土壤等基本要素。可能前文所述的大气、水和生物环境已经占据了视觉的大部分关注度，因此这些要素很少被温泉康养者感知到。比较容易引起视觉感知的是视线远处的山体景观，而且应被覆绿色植物，不是裸露的山体。因此，这些要素与植物环境的树、灌木丛等绿色元素结合，构成和谐的山体视觉景观。

其次，温泉地比较重要的视觉环境的感官摄入因素是规划布局因素。温泉康养地是经过人工改造的环境，需要考虑诸多人性化设计的因素，因此规划布局因素，是直接影响游客感知的因素。温泉康养的主要目的是促进健康恢复，因此景观设计应当具有一定的疗愈功能，有助于提升恢复体验。研究指出，康复性景观设计应遵循视野范围开阔，空间规划和功能分区合理，注重和绿色自然空间有机融合。总体而言，视觉感觉相关的因素集中在景观设计、温泉泡池功能设计、温泉区域的安全设计等。

首先是整体的景观设计，人融入自然，感受到与都市生活不一样的景观。在视觉感觉领域，比较容易受到关注，也是温泉康养者视觉接触时间最长的，是温泉泡池的景观设计。不同的视觉造型设计，可能会带来不一样的视觉感受，但这仅仅是单纯的感官新鲜感，并不具有可持续性。相反，温泉泡池功能设计，如泡池的遮光遮风凉亭、池水温度显示器、温泉池介绍展板等功能性设施，更容易被视觉感受摄入，并产生知觉性影响。从温泉康养者的角度看，在面对各种各样的温泉泡池时，可能无法感知哪一类型的温泉泡池对自身健康更有益处。因此，最直观的感觉是视觉，通过对温泉池的建筑外形、池子的功效介绍感知等，促进自我认知的完善，从而肯定温泉的健康功能。

温泉康养旅游活动，有别于体育运动类的极限运动，温泉旅游者将安全性放在首要位置考虑。因为温泉活动时，大家穿着泳衣，肌肤相对暴露，出于人的本体安全感知，会更着重考虑所处环境的安全性。因此，温泉区域的安全设计是非常重要的环节。首先，地势平坦，整体布局易于辨认，规划格局方正规整，温泉体验者能快速通过视觉信息确认环境的安全。其次，通过一定的物理围隔，形成视觉可见的安全空间。安全空间能给温泉康养体验者安全感，从而放松人体的警觉性，获得更舒适的恢复体验。最后，温泉区应进行防滑设计。因为温泉池的水容易溢出，也容易被进出泡池的温泉体验者弄湿路面，导致路面变滑。因此温泉区的路面是否积水，是比较直观的视觉感觉。

其次，温泉旅游目的地文化环境的营造是精神层面恢复的重要指标，在旅游者感知摄入方面，具有重要的作用。特别是我国温泉文化源远流长，可以开发利用的文化资源很多。温泉区的文化环境，主要包括了温泉文化、养生文化、中医药文化等。目前，温泉区文化的展示形式主要是视觉展示，以展板、介绍栏的文字和图片形式呈现，通过介绍温泉洗浴步骤、温泉的历史

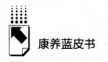

渊源、中医药文化和温泉的结合等来实现。温泉地文化是一个复杂的文化系统设计，并不只是简单的泡池或展板介绍，而是融合了相关的文化和知识展示。特别是随着温泉参与次数的增加，人们对温泉环境熟悉后，对普通的展板介绍信息更不敏感，相反对文化所形成的环境氛围的感受更深刻。温泉的文化环境需要人和环境相协调。

需要强调的是，温泉作为康养活动，环境卫生情况受到旅游者的特别关注。温泉康养因为和人体肌肤直接接触，因此温泉康养体验者对环境的卫生状况要求会比较高，如果卫生状况不佳，必然首先影响心理的直观感受。而且卫生不佳还可能导致身体健康受损。最直观的就是通过视觉信息，评估环境有无肉眼可见的杂物、漂浮物。除了水环境，温泉区的道路卫生清洁情况，也比较容易被温泉体验者感知。比如树叶的清理情况，其他顾客用过的水杯、毛巾的清洁情况，甚至拖鞋、毛巾摆放的整齐程度也会形成视觉上的影响因素。

温泉环境除了自然和建筑物以外，人群活动情况也是一个必不可少的组成部分。温泉康养活动和音乐会、主题公园烟花秀等节事活动不同，后者倡导的是游客越多越热闹，相反地温泉区域人越多，越影响恢复体验的效果。因此，温泉康养区域的环境设计应该考虑最大客容量，以及每一个温泉池可容纳的人数。研究发现，温泉旅游者都强调了温泉泡池里的人数问题，如果同一个温泉环境内的人数过多，从视觉感受上就产生了拥挤的负面影响。这也从侧面反映了，在旅游者总人数相对一定的情况下，温泉康养区域的面积要相对扩大，同一个温泉泡池的面积也要相对扩大。除了人群的数量以及相对环境的大小而呈现的拥挤程度外，人群活动的频率也是一个环境影响因素。如果无法限制人群的活动情况，应该考虑在规划布局时，通过一定的物理间隔，减少人的活动对其他温泉康养旅游者的影响。

2. 听觉环境的感官摄入因素

人体除了眼睛接收视觉信息外，通过耳朵感觉声音信息，也是一种接收外界环境信息的途径。听觉接收的信息主要包括声音的类型、声音的大小（分贝）、声调的高低等。其中声音的类型可能是悦耳动听的，也可能是嘈杂的；声音的大小，有一个普遍的标准，比如超过 80 分贝是人无法忍受的，但又因人而异，不同游客对声音大小的耐受程度不一样；声调的高低，主要指高昂、尖锐的声调，或者低沉的声调。一般而言，温泉康养旅游者对声音有相对统一的诉求，声环境应该是相对轻柔、舒缓的。

如前文所述，温泉康养的主要目的是放松、舒解压力，是以静养为主的康养方式，因此声环境的影响因素首先是相对安静。除了相对安静，声环境的声音类型及声调高低，也会对人体的恢复产生影响。例如远离都市喧嚣的汽车声音、工厂或建筑工地的轰鸣声，亲近自然的悦耳声音才会让人感觉到舒服和放松。其中在温泉康养区的环境，可能动物声音比较难以控制，而且人为因素对环境的过度干预，鸟类、蛙类等以往常见的动物叫声也难以实现。目前主要通过播放音乐的方式，制造让人感觉舒适的声音；声调以缓和的音调为主，营造舒缓的声环境。

3. 触觉环境的感官摄入因素

温泉旅游活动相对其他形式的旅游活动，有一种最独特的感觉类型，就是皮肤的触觉。在温泉康养环境中，无论视觉和听觉环境如何营造，最后温泉活动还需要通过核心吸引物——温泉水的接触和体验来实现。在温泉康养体验活动中，体验者通过肌肤和温泉水环境的接触，类似传统中医药物的浸泡作用，对人体产生有益作用。温泉康养环境的大气因素，如干湿度、温度也会对人体肌肤感觉产生作用，并导致人的情绪变化。

首先，温泉水环境在触觉方面的影响因素，是由水质决定的。温泉产业，先是开展"真温泉认证"，现在变成"星级温泉评价"，主要评价指标是温泉水质。主要是温泉旅游者的消费潜意识认为，温泉浸泡应该是纯正的来自地层深处的原生温泉水，而不是锅炉加热的热水。温泉康养者对温泉水环境的触觉感受，也主要来自浸泡温泉水作用在皮肤上的感觉。温泉体验者如果有多次不同温泉度假区的体验经历，浸泡不同的温泉水质，肌肤会有不同的感觉，从而形成对温泉水环境的评价。

除了纯正的地下温泉水外，很多的温泉康养体验者，还希望温泉水能增

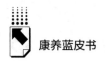

添一些有益健康的物料，从而增加温泉浸泡的功效。其中被提得最多的是中草药，认为浸泡陈皮、当归等中草药有益于健康。而且，温泉康养体验者用自己的经历，证实温泉水对自己身体健康有益。

温泉水环境在触觉方面的影响因素中，最难的是温泉的水温控制。温泉水温过低时，无法对身体产生热效应，身体缺乏触觉刺激；但温泉水温过高时，水的灼热刺激会产生痛觉，导致皮肤变红、变烫，甚至灼伤皮肤。一般而言，皮肤感觉的能适应的水温范围可以比人体正常体温稍高，一般是37~43度，冬天可适应水温稍高，夏天可适应水温偏低。因为温泉水池大多在室外，而且因为冬天气温比较低，存在一个室温和水温的温度差，温泉水的热量会自然向空气流失，水温慢慢变低。因此需要循环水流动，保持水温。但温泉出水口一般水温较高，又导致温泉水池的水温难以准确控制。另外，温泉水的水冲击力制造的按摩效果，是一种医学康复上常用的康复手段，在温泉旅游活动中也得到了普遍的应用。

其次，在大气环境中，身体感知大气环境的温度、空气的干湿度，主要是通过皮肤的触觉感受器来实现的。比如人体觉得冷，皮肤会通过收缩毛孔，皮下肌肉会通过颤抖产生热；如果空气过于干燥，皮肤的表皮层因为没有毛细血管供应，缺乏营养和水分，加速衰老脱落，导致皮肤瘙痒。其中，温泉康养体验者感知比较强烈的因素是温度，一般而言，过于寒冷或者过于炎热的天气都不适合浸泡温泉。在空气干湿度方面，一般认为干燥的天气比较适合泡温泉。中国传统观念认为干燥的天气需要补水，适合泡温泉；如果湿气太重，泡温泉会加重人体湿气。现代医学认为，长时间浸泡在水中，会导致皮肤脱水。也有的温泉体验者认为，浸泡温泉后不及时涂润肤品，会让皮肤更加干燥。另外，在温泉康养环境中，还有一个比较受关注的大气因素是风力情况，因为温泉康养地一般选址在山上，或者有森林、河流的地方，远离都市，没有高大的建筑物作为遮挡，风一般比较大。如果是秋天的微风，可以散热；如果是冬天，寒风刺骨就比较难受，人体感觉很不舒服。

最后，温泉的服务设施设备是温泉康养环境差异化的显著体现。温泉康养环境，虽然主要的吸引物是自然环境和温泉水，但因为现代人已经习惯都市的生活方式，因此纯天然的环境已无法给体验者提供一种最佳的体验。因此，必要的舒适化设施设备，也是温泉康养环境中比较重要的一部分，在人体的触觉方面体现得特别明显。这包括了温泉泡池的位置设计、温泉休息时用的躺椅、包裹身体用的毛巾等。

4.嗅觉环境的感官摄入因素

虽然嗅觉因素接收到的信息丰富度不如视觉、听觉、触觉等，但因为人体一直需要呼吸空气中的氧气，因此嗅觉因素也是感知环境的有价值的信息。

温泉康养体验者，到温泉目的地来，一般都要驱车1小时以上，需要花费一定的时间在路上。温泉目的地一般都在地热资源丰富的山区，因此温泉康养体验者选择到这样的地方来，主要认为这些地方空气清新，没有大城市的空气污染。

除了空气因素外，还有一个自然的主要影响因素是植物的气味。自然的花草树木挥发出来的植物气味，如花香味，树木散发出的植物精油味道，给人亲近自然、感受天然的感觉。温泉康养体验者的普遍认知是，无添加剂的、自然的是健康的。

最后，可以比较直观被感知到的嗅觉因素是中草药的味道，可能因为有视觉信息包括文字介绍、池水的颜色等的辅助作用，更能提示人体中枢神经整体感知环境的信息。温泉泡池中中草药的味道，越浓郁的味道，越让人感觉药池的药效足。但中草药的味道可能因人而异，对信赖中草药的很多中老年人而言是积极的影响因素，但对很多年轻人，特别是年轻女性，无法接受中草药的味道，那它就是一个负面的影响因素。

5.味觉环境的感官摄入因素

温泉康养过程中，味觉影响因素可能最不受关注，因为味觉摄入需要通过进食来实现，通常会认为温泉体验和进食行为是分开的。但实际上，温泉体验的过程中，因为温泉的热效应促进血液循环，胃肠的能量消耗增加，以及出汗导致的水和电解质丢失，需要不停地补充水分和食物。以上过程会通

过味觉因素，影响温泉康养体验的过程。

首先，便利性获取水分，缓解口渴非常影响体验效果。因为在温泉康养体验后必然会出现口干舌燥的感觉，如果不能及时补充水分，会导致生理上未获取水分的应激反应，还会导致心情焦虑等心理变化。便捷获取水，对温泉体验者非常重要。其次，如果提供的水能有一些健康的功效，可能更能影响温泉体验者的恢复效果。最后，大多数温泉旅游目的地几乎没有关注到食物这一部分，甚至都不提供餐饮，或者将餐饮放在温泉区域外进行单独运营。但实际上，温泉康养体验者对于在温泉体验过程中的用餐需求比较旺盛，而且该行为确实能提高健康的效果。

6. 环境的影响因素总结

通过访谈和参与式观察，对环境的影响要素进行筛选，将环境的相关影响因素总结如表3所示。通过表3，发现环境的核心影响要素是视觉环境和触觉环境，被旅游者感知的频率和程度均最强。视觉环境涉及的要素比较广泛，从温泉水质到环境景观、服务设施等，都可以成为视觉影响因素。触觉影响因素，主要是围绕温泉水质这一核心吸引物展开，包括了水质、水温、中草药添加物等；另外，温度、风力、干湿度等影响人体皮肤感觉的大气环境条件，也对触角产生一定影响。听觉、嗅觉、味觉等因素也有相关要素对恢复体验产生一定的影响。

通过访谈发现，旅游者对环境的感知信息都不是单独存在的，而是通常混合有"视觉+触觉""视觉+听觉"等多种感官信息的感知。特别是发现环境感官的广度（同时包含5种感觉刺激）对恢复体验的效果最好。因此，将感官广度作为核心要素，后文将对此以情景实验的方式进行验证。另外，虽然视觉摄入被感知的因素最多，也可能与视觉接收的信息源比较广泛有关，但考虑温泉作为一项触觉活动为核心吸引物的活动，同时触觉摄入普遍被游客感知，因此本研究还是考虑将触觉作为感官深度作为核心要素，后文将对此以情景实验的方式进行验证。

表3　康养环境对健康恢复体验的核心影响要素分类

影响因素	视觉	听觉	触觉	嗅觉	味觉
水环境	温泉水质	水流声音	温泉水质	中草药气味	
	泉源		温泉水温		
			中草药效		
大气环境	蓝天		温度		
	光照		干湿度	空气新鲜	
			风力	植物气味	
生物环境	绿色植物	鸟叫蝉鸣			
土壤和地质	山景观				
规划布局环境	景观设计	无噪音	遮阳		
	泡池设计		遮风		
	安全建筑		防滑		
环境卫生	温泉水质		皮肤无瘙痒	没有异味	
	卫生情况			没有臭味	
服务设施	毛巾叠放		洗浴用品		健康茶饮
	拖鞋摆放		舒适化座椅		饱腹食物
			人体学泡池		
人群活动	人群拥挤度	安静			
	人的活动				
温泉文化氛围	温泉文化栏	舒缓音乐			
	中医药文化				
其他文化活动	艺术兰花展	演艺活动	亲子活动		

资料来源：本研究整理。

（三）服务质量对恢复体验的影响因素

服务质量被分解成五个维度，分别为可靠性、响应性、安全性、移情性和有形性。其中在温泉康养服务中，最被核心感知到的是服务的移情性，能预见温泉服务中可能出现的安全问题，并有相应的预案和前置性服务行为；能预见温泉康养体验者的服务需求，进行预判并提前做好相应的服务准备。其次是服务的可靠性，能通过服务行为，让温泉康养体验者感知到提供了标准的、可靠的服务，能通过有效的服务，促进健康恢复。其他维度的服务质

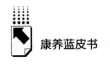

量感知并不显著。

1. 服务的移情性在服务中起到关键作用

移情性是指设身处地地为顾客着想和对顾客给予特别的关注，包括接近顾客的能力、敏感性，理解顾客新的需求等。温泉的核心服务，体现在提前为旅游者想到了可能出现的安全问题，以及满足旅游者的需求。

因此，预见游客的潜在问题是服务移情性的前提。温泉康养的过程中，温泉康养体验者必然会产生各种各样的未知问题。特别是初次接触温泉的游客，不熟悉温泉的浸泡流程，或者浸泡时间过长，极容易由温泉水的高温导致心脑血管意外的发生。因此服务人员必须对此有足够的预见性，替顾客把问题想在前面。因此，服务人员应密切关注游客的脸色（是否过于潮红），以及游客浸泡的时间（是否时间过长），并作出相应服务准备，才能及时保障温泉康养过程的安全性。

温泉池水温高，人体感觉比较热，但离开温泉池后空气温度较低（特别是冬天），人体体温也会下降，由此而来的温差骤变，如果游客不及时用毛巾擦干身体，并且用毛巾包裹，极容易着凉感冒。如果温泉康养结束后身体健康出现问题，必然会让游客认为温泉没有康养功能。因此，服务人员应当对此有可预见的服务对策，比如提醒游客注意披好毛巾，防寒保暖等。

其次，预见游客的服务需求是移情性的关键。服务很重要的一点是，预想到顾客所想的，并提前将其实现。如果能提前预见游客的服务需求，就能让旅游者从心理上更认可，觉得自己是受到尊重和照顾的，心情也更为放松，无需自己过多考虑相关事项。

温泉旅游者，其核心服务需求基本是一样的。因为温泉水温较高，身体会发热、大量出汗，导致身体水和电解质的流失，顾客必然会有口渴需要喝水的需求。此时，需要提醒游客离开温泉池进行休息，以及补充水分及食物。离开温泉池，一是身体湿漉漉，需要干毛巾擦干；二是因为外界环境温度较低，需要干毛巾包裹保暖。总结而言，泡温泉的旅游者核心的需求是补充水分，以及干净的毛巾。

2.服务的可靠性是在遵循一定的服务标准上实现的

温泉康养旅游，因为需要脱下日常的衣服，换上泳衣，还要到水中体验温泉项目，因此服务提供的安全性和可靠性比较关键。一是身体需要接触水，接触身体的项目，游客大多都对干净卫生要求比较高；其次，因为需要脱下自己衣服，穿着泳衣，泳衣相对暴露，顾客也对周围的环境是否安全、保护隐私等，比较在意。

温泉环境整体的设计和布局会在大环境下，营造出一种让人感觉干净卫生、安全的环境和氛围。但因为温泉环境大多在室外，周围绿色植物比较多，总是会有虫子、树叶等杂物飘落。温泉水使用时间长，或者游客使用频次增加后，水质就会变差，水里漂浮着皮肤的脱屑物。这些让人感觉不干净、不卫生。

但服务清洁的时间和频率是如何规定的？如果没有一定的制度进行约束，服务员可能也会产生惰性。因此，强化服务的一致性和标准性，不管是哪位员工服务，或者在哪个区域服务，都能创造服务的可靠质量。

3.服务质量的其他维度在温泉场景中作用不显著

根据服务质量的五维体系，除了前文所述的移情性、可靠性外，还有响应性、安全性和有形性。但游客感知到以上三个维度的信息少之又少。

对此，通过调研观察发现，可能是如下原因。在响应性维度上，可能该调研地的服务人员已经做到了主动服务，并不存在让游客等待响应的问题；在安全性维度上，可能温泉活动普遍认为不存在危险性，不像攀登雪山、深海潜水等高风险旅游项目，所以感知程度也很弱；在有形性方面，可能调研地已经能做到服装统一，规范佩戴姓名牌等，已形成服务行业规范，游客也已经习以为常。因为已经没有相应的服务需求，可能无法产生有效的服务感知。但这也并不代表以上服务的维度不存在。

（四）康养环境和服务质量存在显著交互作用影响

温泉环境和服务质量都不是单独存在的，两者之间存在明显的交互作用。一方面，温泉环境的维护，需要服务质量作为支撑。没有服务的环境，

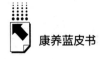

就会由自然作用或者游客的活动导致环境质量变差。即使自然条件优越，建设豪华的环境，没有服务保障，也无法营造舒适的、具有恢复性功能的环境。如果服务能及时保障，就能营造人性化的、具有恢复性功能的环境。另一方面，服务质量提升可以提高环境对恢复体验的影响效果。温泉环境并非如传统市场营销所渲染的高端、奢华，而是通过服务，营造人性化的、让旅游者感觉到舒心的温泉体验环境。

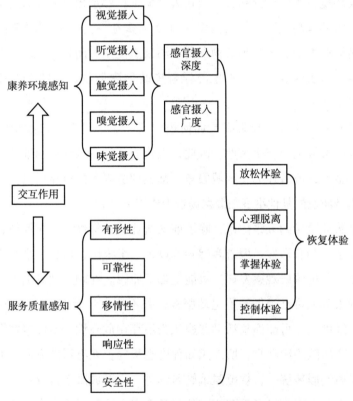

图1 康养环境感知和服务质量感知对恢复体验的影响示意图

资料来源：自制。

（五）温泉康养恢复体验的核心影响因素

针对质性访谈材料进行词频分析，词频在一定程度上反映了温泉旅游者在个人层面对环境和服务等相关要素的感知。分析发现康养的环境是恢复体验的核心影响要素，涉及环境的词频最高，与环境相关的视觉、触觉等感觉词频次之，服务的词频排在第4位。由此可知，温泉康养中旅游者感知，最核心的要素是康养环境的感官摄入和服务质量，其中康养环境的感官摄入占主导位置。

在对康养环境的感官摄入相关词语进一步统计发现，视觉、触觉、听觉等感官相关词语在访谈中频繁出现，涉及光线、绿化、水质、空气等一系列的关键词。而服务的相关词语在访谈中也多次被提及，包括服务员、细节、干净、服务质量等关键词。以上词频信息提示了以上要素能被不同的温泉旅游者感知，可能对恢复体验产生有效影响。

为了更进一步梳理核心影响因素的关系，在词频分析的基础上，对质性访谈材料进行三级编码，将访谈发现影响恢复体验的相关要素进行梳理，形成树状示意图。

从图中发现，康养环境的影响因素，包括了视觉、听觉、触觉、嗅觉、味觉五种感官摄入因素。而且每一类感官摄入因素，又衍生2~5项子影响因素。将以上30余项因素进行聚类，可以归纳为感官摄入广度和感官摄入深度两个核心影响因素。同理，服务质量的影响因素可以发现主要是服务的移情性和可靠性，其他因素不显著。

从图中梳理的影响恢复体验的相关因素中还可以发现，虽然康养环境的影响因素多，关系复杂，而且存在交互影响关系，但不同的感官摄入可能共同对温泉旅游者的健康恢复体验产生了积极作用。从该角度理解，感官摄入广度产生主要影响。同时也发现，温泉旅游作为以身体和温泉水接触为主的活动，触觉深度体验有独特的影响效果。从该角度理解，感觉摄入深度可能产生主要影响。

通过质性访谈，分别了解温泉旅游者多感官摄入可以感知到的环境影响恢复体验的有关要素，如大气环境的天气情况、水环境的水质润滑、自然绿色空间的营造、康养文化氛围建构等。通过访谈发现影响恢复体验的环境要素不是单一存在的，特别是听觉和触觉的感官组合，对旅游者的恢复体验影响效果最显著。通过感官的深度和广度交叉作用，才能全面感知环境的有关

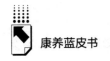

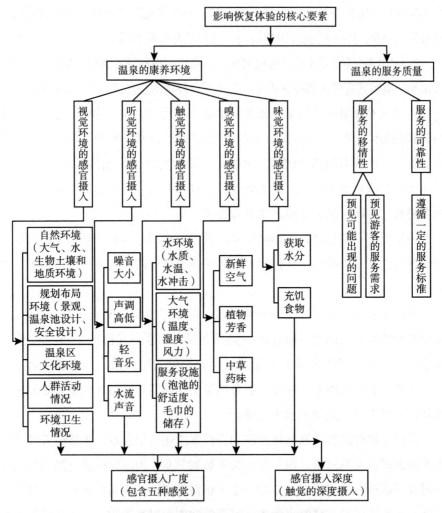

图2 影响恢复体验的相关因素的关联示意图

资料来源：项目团队整理。

要素。服务质量主要从旅游者感知服务相关要素对恢复体验的影响角度出发，发现对服务的可靠性和移情性维度的感知最显著。

总而言之，本章采用质性访谈的方法，对温泉恢复体验最核心的评价指标——康养环境和服务质量进行了饱和式调研和编码分析，发现了五种感官摄入均能影响恢复体验。在此基础上，对以上提取的核心要素进行归类分析，发现了影响程度最深的温泉康养恢复体验核心影响因素是感官摄入广度和感官摄入深度。

四 温泉康养恢复体验的情景实验
——以心率变异性为证据

（一）情景实验的可行性论证

根据质性访谈的结果，发现康养环境和服务质量的感官摄入要素对恢复体验的影响因素非常多，核心要素复杂。其中康养环境中影响健康恢复体验的因素多达 30 余项，按照感官功能的五感分类，涉及视觉、触觉、听觉、嗅觉、味觉等不同的感官摄入。基于影响程度最深的康养体验核心要素是涉及横向的多感官的摄入广度和纵向的单一感官的摄入深度。这就带来了本研究要解决的进一步研究的问题：是感官摄入的广度比较重要，还是某种单一感官摄入的深度更重要。

对于温泉康养活动的恢复体验效果评价，如压力缓解、心理放松等，还缺乏相对量化的评价量表，只是依赖温泉康养体验者自我感觉进行评价，不够客观。考虑到访谈和观察均为主观性描述，可能存在一定的结论偏倚。因此，通过情景实验法的研究方式，使用实验仪器对温泉体验者的恢复体验进行测试，能更直观、科学地反映温泉恢复体验的效果。温泉的恢复体验主要是放松体验和心理脱离的影响，是心理层面的评价指标。而围绕心理层面的行为实验方法，在心理学领域已经广泛应用，因此本研究采用情景实验法，以客观实验证据解答该问题。

本实验的核心和亮点是，首创引入 emWave pro 生理测试仪后，可以通过心脏电生理指标的量化数据变化，反映心理状态实际变化情况，更为客观地反映温泉的恢复体验效果。因此，通过设计不同的环境条件，研究感官摄入的程度及对人体的作用效果时，可以使用该量化指标，进行线性量化评价实验前后的差异。

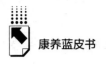

基于以上的实验指标分析，发现实验指标明确指向相关的研究问题，因此本研究具备了开展情景实验，验证研究问题的条件。通过在温泉服务情景中，设定康养环境的感官摄入广度和深度两个不同的情景实验组，利用仪器设备收集实验者的心脏电生理相关数据。采用单一变量法进行实验前后数据的差异比较，对实验数据进行分类分析，从而了解环境感官摄入广度与深度作为单一变量对心理恢复体验的影响。

（二）实验一：针对环境感官摄入广度的实验验证

本实验随机抽取了 10 名温泉康养体验者，围绕温泉环境的多感官广度（包含了视觉、触觉、听觉、嗅觉、味觉等）进行实验并对其前后测试进行对比，选取的可研究指标包含了心率，心动间隙的低频/高频信号比值，心理状态和谐值。结果如表 4 所示。

表 4　实验一的实验对象前后测试部分指标结果

序号	性别	Beats Per Minute 前测/后测	Low Frequency/High Frequency ratio（milliseconds-squared/Hz）前测/后测	Normalized Coherence（Percent）前测/后测
B1	男	97/115.7	2.8/2.7	41/54.4
B2	女	99.8/105.8	2.4/1.2	35.9/31.1
B3	男	95.1/106.4	7.8/5.6	51.2/54.1
B4	女	67.9/83.4	**1.0/3.0**	34.6/53.3
B5	男	**63.4/71.3**	**1.2/1.2**	39/47.6
B6	女	**106.2/100**	2.4/1.6	27.4/36.6
B7	女	86.8/134.4	1.1/0.9	**35.9/20.6**
B8	女	79.6/87.4	**1.9/3.7**	**48.1/35.8**
B9	男	83.3/87.5	1.8/1.0	**40.9/28.8**
B10	男	67.4/81.3	4.5/1.5	24.6/38.9

注：对未和总体具有一致性的数据，以加粗的方式呈现。

对以上 10 组数据结果分析显示，10 位实验者中 5 男 5 女，男女性别间未显示差异。整体数据一致性较好，其中 1 项指标一致性达到 90%，2 项指标一致性达到70%，实验结果数据整体可采纳。

因为该仪器是建立在对心脏数据的采集，其首个描述指标为心率。除了B6实验者的心率为温泉体验的后测数据小于前测外，其他所有实验者均表现了温泉体验后测的心率，明显高于前测的心率。这个结果也符合惯常的医学常识，由于浸泡温泉，人体体温升高，热效应导致心率明显加快。而且这种热效应导致的心率增快，明显拮抗了副交感神经活动加强时的心血管功能减弱效应，从而总体还是呈现了心率增快的效果。

其次是，心动间隙的低频/高频信号比值。该项实验数据显示，除了B4和B8实验者的温泉体验的后测数据大于前测，B5实验者的温泉体验的前后测数据持平外，其他7组的实验数据均为温泉体验的后测数据小于前测，呈现下降趋势。该项实验结果表明，大部分的温泉康养体验者，在温泉体验后，副交感神经活动增强，让人体进入休息状态。

最后，是Coherence（和谐值）的变化。该项实验数据显示，除了B7、B8和B9实验者的温泉体验的后测数据小于前测外，其他7组的实验数据均为温泉体验的后测数据大于前测，呈现下降趋势。该项实验结果表明，大部分的温泉康养体验者，在温泉体验后，Coherence（和谐值）升高，压力减小，情绪明显好转。

通过实验一，验证了环境提取的核心要素——感官广度，显著影响了恢复体验的效果。该实验结果说明了，温泉环境要营造多种感官共存的环境感知，才能最大限度提高旅游者的身心恢复体验效果。

（三）实验二：针对环境感官摄入深度的实验验证

本实验随机抽取了10名温泉康养体验者，针对温泉环境的触觉体验进行感官深度实验，对其前后测试进行对比，选取的可研究指标包含了心率，心动间隙的低频/高频信号比值，心理状态和谐度。结果如表5所示。

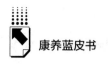

表5 实验二的实验对象前后测试部分指标结果

序号	性别	Beats Per Minute 前测/后测	Low Frequency/High Frequency ratio (milliseconds-squared/Hz) 前测/后测	Normalized Coherence(Percent) 前测/后测
C1	女	65.6/79.4	2.3/0.7	**36.0/25.7**
C2	女	**100/99.6**	1.6/0.7	**36.6/25.8**
C3	男	88.2/91.4	**1.1/1.1**	21.5/33.1
C4	男	58.0/68.8	2.9/1.1	25.3/49.3
C5	男	63.2/51.5	**0.7/0.8**	**39.0/26.4**
C6	女	76.9/82.3	**2.9/4.6**	**52.2/16.6**
C7	女	64.8/92.3	**1.1/3.5**	**21.1/14.5**
C8	男	**94.5/77.4**	0.9/0.6	63.2/65.1
C9	男	67.4/75.5	4.5/1.1	24.6/33.1
C10	女	77.8/88.9	**1.2/1.8**	17.4/22.3

注：对末和总体具有一致性的数据，以加粗的方式呈现。

对以上10组数据结果分析显示，10位实验者中5男5女，男女性别间未显示差异。但该组实验，多个实验者的数据并未类似于实验一结果，无法得出一致性结果，表明实验结果无可信度。

同实验一，该项实验中首个描述指标是心率。除了C2和C8实验者的心率为温泉体验的后测数据小于前测外，其他所有实验者均为温泉体验后测的心率，明显高于前测的心率，该结果与实验一的基本一致。同时发现该组实验者的心率数值较实验一偏高，可能是因为实验为了限制视觉条件，限制在室内，而且在面积不到5㎡的独立泡池内进行，空间较为局限，实验者因为紧张心率加快。

其次，是心动间隙的低频/高频信号比值（LF/HF）的变化。参照实验一的结果，实验数据应该是温泉体验的后测数据小于前测，呈现下降趋势。但该实验组，有C3、C5、C6、C7、C10共5个组的数据，温泉体验的后测数据大于前测，约50%的实验者未获得预期结果，导致整体实验结果无可信度。因此，该实验数据无法说明在温泉体验后，副交感神经活动增强，让人体进入休息状态。这可能是因为单一的触觉体验，缺乏其他感觉的辅助作用，让实验者无法进入休息状态。

最后，是 Coherence（和谐值）的变化。按照实验一的参考，实验数据趋势应该是温泉体验的后测数据大于前测，呈现上升趋势。但在该实验组，有 C1、C2、C5、C6、C7 共 5 个组的数据为，温泉体验的后测数据小于前测，约 50% 的实验者的结果未获得预期结果，导致整体实验结果无可信度。实验数据也无法说明在温泉体验后，压力变小，情绪好转，恢复效果显著。

通过实验二，无法得出可信结论，表明环境提取的核心要素——感官深度，在单一深度的体验情况下，无法显著影响恢复体验的效果。在数据方面，有的温泉旅游者恢复体验提升了，但有的旅游者却没有提升，两者各占 50%。在统计学上，这样的结果是不被支持的。

（四）实验验证指标评价

本实验是在真实的温泉服务场景中进行的，实验对象均是在真实的温泉旅游者中随机选取的，通过对环境感官摄入的广度和深度进行了实证检验，进一步检验了环境因素对健康身心恢复体验的效应，对本研究的研究问题进行了有效回答。

1. 温泉的多感官体验具有强恢复体验效应

在感官摄入的广度方面，通过实验一以摄入广度作为自变量，对实验对象的心率变异性数据进行了前后测试和分析对比。因为前后测试的唯一实验变量是感官摄入广度，当前后测试呈现明显差异时，可以证明实验的自变量因素对实验产生了因果关系的作用。这也反映了温泉的多感官体验，即感官摄入广度，特别是涉及视觉、听觉、触觉等几种感官的交互作用，可以产生非常强的恢复作用，促进了身心健康的有效恢复。

2. 温泉的感官深度摄入效应还有进一步提升空间

在感官摄入深度方面，通过实验二以摄入深度（选取触觉）作为自变量，对实验对象的心率变异性数据进行了前后测试和分析对比。同实验一类似，同一实验对象的前后唯一自变量是单一感官的摄入深度。但遗憾的是，

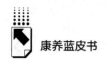

该自变量并没有在前后测试对比中形成一致的有效结论，无法证明实验前后变化的因果关系。这说明单一的触觉深度感知，并不能有效地提升恢复体验的作用。

3. 温泉的感官摄入广度和深度的交互可以扩大恢复体验的效应

感官摄入深度和广度的交互作用。通过将实验一和实验二进行横向比较，发现两个实验并不是两组单独实验，而实验二的感官摄入深度中，也包含了多种感官的摄入。虽然部分限制了视觉的景观环境，限制了听觉的轻音乐营造，但是该实验情景依然包括了视觉、听觉等多种感官，实验者的视觉和听觉没有被完全剥夺。这反映了感官深度和广度的交互，特别是感官摄入广度达到一定阈值，可以和深度产生交互影响效果，如该实验中视觉和听觉的摄入达到阈值，形成了有效的恢复作用。

基于以上实验结果，可以得出结论：温泉旅游者的感官摄入广度比单一感官摄入深度更加重要，感官多类型组合对健康的恢复体验影响更显著。

五　温泉康养评价性指标的研究发现

温泉旅游活动作为一项广受市场和游客认可的旅游活动，有着厚实的产业基础和市场沉淀。随着游客对健康问题的重视，温泉旅游活动对健康的益处更得到学界和业界的关注。本研究以温泉康养环境和服务对恢复体验的影响为研究主题，借鉴环境的恢复性理论，对影响恢复体验的相关因素进行研究，对其影响机制进行深入分析。通过对温泉旅游者的深度访谈，提取环境和服务中可能对恢复体验产生影响的核心要素；通过情景式实验可视化的数据，实地验证感官摄入的广度和深度影响差异。

（一）温泉康养环境的核心影响因素是视觉和触觉感官摄入组合

在本研究中，针对研究问题对温泉康养环境的核心影响因素进行提取，发现温泉康养环境可以划分为三大类型，十个类别。三个类型分别是自然环境、服务设施环境、社会文化环境。其中自然环境可以划分为四个类别：水环境、大气环境、生物资源、土壤和地质环境；服务设施环境可以划分为三个类别：规划布局、环境卫生、服务设施；社会文化环境可以划分为三个类别：人群活动、温泉文化氛围、其他文化活动。以上合计十个类别。基于以上划分基础，又可以从三级编码中提取感官摄入的"视觉、听觉、触觉、嗅觉、味觉"五种感官摄入因素。

通过对访谈者的饱和式调研，询问受访者在温泉康养体验活动中对"视听触嗅味"五种感官的感知中，感受最深的感觉是什么时，其中63.15%的受访者回答是"视觉"；31.57%的受访者回答是"触觉"；仅有5.26%的受访者回答是"听觉"；没有受访者回答是"嗅觉"和"味觉"。这和以往认为温泉体验活动主要依靠触觉感受体验是不一致的。由此可以发现，视觉摄入依然是人体在温泉康养活动中影响因素的主要来源，种类多，涉及面广。

虽然视觉摄入因素在环境中依然占据主要作用，触觉摄入因素相对视觉摄入的要少，只有水环境、大气环境、规划布局、环境卫生、服务设施等5个因素涉及，但触觉却是最基本的摄入元素。从访谈中发现，几乎每个温泉旅游者都提到了对触觉信息的感知。特别是，温泉水质作为温泉旅游的核心吸引物，是触觉摄入最核心的要素，几乎每位温泉旅游者都会更衣到温泉池里接触温泉水质。旅游者一方面关注水质的纯正，以确保其是来源于地层深处的热源矿泉，没有添加人工的锅炉热水，因为游客相信只有真正的温泉水才有益健康；另一方面关注水质的清洁卫生情况，因为温泉水是和肌肤接触的，现代旅游者普遍对自身肌肤健康较为关注，要求水中无杂质、杂物等不利于皮肤健康的物质。

（二）多感官的协同更具价值：感官摄入的广度比深度影响更显著

以往温泉活动，过多地关注触觉这一感觉，希望从触觉的摄入深度进行挖掘，宣传温泉水质润滑，以及温泉水质的治病美容功效等，但相当大

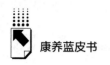

一部分的温泉康养体验者的感官并没有摄入足够的该方面感知信息，效果并不理想。本研究发现，触觉摄入虽然被旅游者普遍认知，但视觉摄入、听觉摄入等其他感官的摄入也同样占据了一定的影响因素。过去在温泉旅游中并不受重视的听觉、嗅觉、味觉等感官摄入，在本研究中发现均有其相应的影响因子，如营造轻松舒缓的声环境，从嗅觉入手增加中草药的气味，从茶水食物供应的角度促进能量补充等，这些均成为对恢复体验的影响因素。

因此，本研究基于以上研究的结论，利用情景实验的方法，对感官摄入的广度和深度进行了实验。通过实验结果，发现对单一感觉（触觉）的摄入深度进行实验时，已经部分屏蔽了视觉、听觉等摄入，此时以制造单一触觉的实验情景进行单一摄入深度的实验，但是无法得出一致性结论。相反，多种感觉均有摄入的时候，实验结果得出了一致性的有效结论。因此，本研究认为，可以得出结论：感官摄入的广度比单一感觉（触觉）的摄入深度，影响更显著。这一研究结论，也和感官品牌营销领域的长期研究发现基本一致，其认为视觉带来冲击力，听觉调动顾客的情绪情感，嗅觉激发品牌的回忆功能，触觉则连接了心灵和世界，味觉增强品牌的力度，这五感协同创造了协同效应。

但需要补充说明的是，这种感官摄入的广度，是建立在每种感官摄入因素均要达到一定的刺激阈值，才能激发该种感官的摄入作用，即摄入广度建立在一定阈值基础上。当其达到一定阈值后，继续增加单一感觉的刺激强度，并没有明显的效果，即摄入深度不再继续产生叠加效应。相反，增加多种不同感觉的摄入，通过多感官的共同作用，才能产生比感官的单一作用更显著的效果。

（三）温泉服务质量提升恢复体验效果，作为中介调节环境感觉摄入的效应

众所周知，提高服务质量，可以提升旅游者的满意度，增强旅游者的愉悦感，可以促进恢复体验。本研究证实了温泉旅游者感知服务质量的移情

性、可靠性两个因素比较强，从而创造了舒适、轻松的温泉旅游体验氛围。调研还发现，缺少毛巾、饮用水等基础条件的服务，会严重影响温泉旅游者的体验，甚至因为着凉、口渴缺水导致晕倒等，不仅影响恢复体验，更影响身体健康，产生不良后果。因此，本研究可以得出结论，服务质量能直接影响恢复体验。

但为了进一步了解服务质量和环境间的相互关系，服务质量是否通过影响环境从而影响恢复体验，本研究还进一步探讨了两者间的交互影响。研究发现，环境对恢复体验影响的多个核心要素，均需要服务作为支撑，才能保证环境这一因素起到正面促进的作用。例如，环境因素中的水环境，在视觉摄入、触觉摄入等多感官摄入中都被提及。但营造促进感官摄入的水环境，势必要有及时清洁水中杂物、更换干净的池水等和服务直接关联的行为。假如服务缺失导致管理不善，势必让环境遭到破坏，严重影响旅游者对环境的感知。特别是服务卫生不佳的时候，会让旅游者产生对该环境不利于健康的感知，从而影响恢复的效果。这说明服务质量作为中介，调节了环境感觉摄入的效应。

本研究还发现，同一旅游区的温泉泡池，周边环境大致一样，如果服务质量比较高，例如拖鞋摆放得当，脏毛巾和水杯及时清理，地上没有积水，则该温泉池的游客明显比其他温泉池的游客要多。对自然环境等条件较好的温泉泡池（如滨河区温泉）和普通温泉泡池进行比较发现，如果滨河区温泉区未及时进行服务清理，而普通温泉泡池已经服务清理完毕，则普通温泉池的游客也明显比滨河区温泉池的游客要多。本研究基于游客对服务和环境的感知，可以得出结论，服务提升了旅游者对温泉周边环境的感知。

因此，本研究认为，服务既独立影响恢复体验，又通过服务和环境存在交互影响的作用影响恢复体验。服务通过提升质量改善和维护了环境，促进了感官的相关环境要素的摄入，从而增强了环境对恢复体验的影响效果。

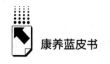

（四）康养环境和服务质量对恢复体验的影响主要是"放松"和"心理脱离"

虽然目前游客的认知受温泉景区营销的影响，普遍认为温泉水质对身体生理的作用比较显著，可以让皮肤润滑，甚至治疗风湿病、皮肤病等。实际上，以上治疗功能作用均比较有限。通过本研究发现，温泉康养活动对心理层面的影响作用更为显著。

首先，是大部分的受访者，都谈到了"放松"这一词语。其次，受访者通过不同的方式描述了自己温泉体验时的状态，如头脑放空、压力释放、心情平静等，印证了温泉活动对其心理方面的积极影响。最后，通过emWave pro生理测试仪，以浸泡温泉为唯一变量，进行实验测试比较，发现副交感神经活动增强，促进了人体向休息、安静平复的状态演变，反映了人体情绪变化的和谐值升高，人的心理状态得到了积极的恢复。

心理层面的恢复，恰恰就是恢复体验的概念所强调的，人体的身心通过某特定环境和活动，恢复到应激前状态的过程。通过访谈，对心理层面的恢复进行梳理分析，本研究发现温泉旅游者对"放松"和"心理脱离"两个维度的感知最强。在"放松"维度上，一方面是因为水疗对机体产生的物理放松作用，另一方是温泉的环境综合效应对身心的心理放松作用。在"心理脱离"维度上，主要是温泉的独特环境营造的慢生活体验，有别于日常快节奏的生活模式。而其他维度的恢复体验，虽然也有所影响，但未能构成温泉独特的优势作用，在此不作赘述。

六 温泉康养环境和服务质量的提升策略

本研究通过对调研地的深入研究，通过系统地提取温泉康养环境因素和服务质量因素对恢复体验影响的核心要素，为系统研究温泉康养对健康的促进作用提供了重要的依据。本研究在实践中验证了多感官摄入在温泉康养活动中的应用，发现视觉摄入依然在温泉康养中占据主要作用，但触觉摄入，特别是水环境因素却是温泉康养的决定性前提，揭示了多感官摄入广度对恢复体验的积极影响作用。

随着人们对健康的愈加关注，温泉旅游活动在促进身心健康恢复方面的作用也会更受关注，温泉旅游地进行康养转型的需求也将更加迫切。本研究通过对温泉旅游活动的深度调研和情景实验，挖掘康养环境和服务质量的核心影响要素，帮助温泉企业更好地发挥温泉康养的现实作用。

（一）重视康养环境的视觉和触觉因素营造，促进视觉和触觉的感官摄入

温泉旅游地环境并不是简单的"酒店+泡池"的设计，更不是泛娱乐化地增加各种娱乐措施和项目，应针对康养环境的核心影响要素进行设计。基于本研究结论，特别需要重视康养环境的核心要素——视觉和触觉因素的营造，促进视觉和触觉的感官摄入。在视觉摄入方面，应当注意自然环境和服务设施环境的和谐协调，特别是绿色自然空间的营造，制造"人在景中游"的绿化景观、建筑景观、水景观的融合协调效果。还可以考虑将温泉文化融入视觉造景中，用景观讲好温泉文化故事，通过温泉服饰、温泉洗浴仪式等环节，凸显温泉的特色。在触觉摄入方面，不能简单地把地下温泉水提取放到温泉池后就置之不顾，而是要在建筑防晒、遮雨、挡风、温泉池材质接触等影响皮肤触觉感受的环节进行辅助设计，增强触觉摄入。视觉和触觉摄入作为环境核心要素，提升两者的摄入，可以显著增强温泉康养的体验效果和健康恢复作用。

（二）增强多感官摄入康养环境影响要素，提升温泉康养的效果

本研究发现多感官的协同更具价值，感官摄入的广度比深度影响更显著。因此，温泉康养应针对"多感官摄入"这一环境要素中影响程度最深的康养体验核心要素，进行针对性完善和改进，从而营造有利于旅游者身心恢复的氛围和环境。因此，除了前文所述视觉和触觉摄入外，还应该在听觉、嗅觉、味觉等方面提升多感官的摄入。听觉摄入方面，可以在园区内增

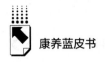

设音响设备，播放柔和、舒缓的轻音乐，营造静养的声环境。在嗅觉摄入方面，清新的花香味可以给游客一种愉悦的心情体验，可以考虑在温泉区内栽种不同季节的花，让花香四溢。在味觉摄入方面，要打造特色餐饮，用地方小吃美食，打造健康餐饮。另外，要注意不同感觉的协同作用，例如视觉上，通过在池边进行中医药文化介绍，温泉池内添加足量的中草药材，以形成颜色比较深的视觉效果，从而让游客在温泉浸泡时，形成温泉水质极佳的感知。本研究建议，温泉康养要注意将多感官的摄入感知因素丰富起来，将多种不同感官的影响因素加以设计，不断提升温泉康养的身心恢复效果。

（三）通过服务弥补环境的短板，有利于促进康养环境的感官摄入

温泉的服务有其行业特殊性，区别于其他的旅游服务活动，其服务消耗成本特别高。比如定期更换池水，提供足够的浴巾、免费的茶饮、食物等都需要企业开支相应的物资成本。有的企业经营不善，陷入了亏损，就更没有动力去完善服务，导致体验极差，游客进一步减少的恶性循环。只有提升服务质量，改善康养环境，才能打破这个循环。建议服务可以从影响程度较深的"移情性"和"可靠性"方面切入。移情性就是适当增加服务人员，利用现有人员先服务好少数高净值群体。可靠性就是要强化服务标准，或者引入智能机器人服务，打造服务的可靠品质。服务的关键是优先解决当下游客急需且重要的事项，如温泉区域清洁卫生质量提升、毛巾保暖、茶饮解渴等环节优先处理好。通过服务营造一个舒心、放心、放松的康养环境。

（四）提升温泉旅游促进心理健康的功能

本研究已发现，温泉在促进恢复体验的"放松"和"心理脱离"两个方面的效果特别明显，这两个方面均对促进心理健康有积极作用。因此应该利用这方面的优势，提升温泉旅游在促进心理健康方面的作用。在现代社会快节奏和强压力下，大部分人处于心理的亚健康下，开辟温泉促进心理健康的功能，将是一个巨大的行业市场。在温泉旅游中，除了亲近自然环境的绿色植物对心理的积极作用外，还应当关注其他可能影响心理恢复的因素。如

为了促进温泉康养者的放松，除了传统的温泉浸泡活动外，还应加入运动康养、文化康养等元素，通过森林慢跑和温泉结合，或者赏花赏画等文娱项目和温泉结合，共同实现温泉对心理层面的积极作用。可以将心灵课程和冥想、正念、水疗减压等心理疗法结合，通过开办"心灵假期"等特殊活动，强化温泉对"亚健康"人群的恢复作用。甚至可以在条件成熟时，和医院的心理科进行合作，将心理情景剧改编成舒缓的演艺节目，把心理调适设施设备在温泉地启用，打造一站式的"心灵驿站"，为游客疏解心理压力，放松自我提供帮助。

参考文献

［1］Chun‐Chu Chen, James F. Petrick, Moji Shahvali. Tourism Experiences as a Stress Reliever［J］. Journal of Travel Research, 2016, 55（2）.

［2］Giampaolo Viglia, Sara Dolnicar. A review of experiments in tourism and hospitality［J］. Annals of Tourism Research, 2020, 80.

［3］陈钢华、奚望、黄松山、胡宪洋：《海滨旅游度假区游客环境和气候满意度对环境恢复性感知的影响》，《资源科学》2019年第3期，第430~440页。

［4］何莽、彭菲：《基于流动性与健康关系的康养旅游学体系建构》，《旅游学刊》2022年第3期，第13~15页。

［5］何莽：《中国康养产业发展报告（2020）》，社会科学文献出版社，2021。

［6］黄力远、徐红罡：《巴马养生旅游——基于康复性景观理论视角》，《思想战线》2018年第4期，第146~155页。

［7］孙莎莎、李小兵、李宝山、刘承宜、黄敏儿：《正念维持适应的机制：来自心率变异性自相似的初步证据》，《心理学报》2018年第12期，第1413~1427页。

［8］韩国圣、黄跃雯、徐唯正、李辉：《日本温泉保养地管理及对中国的启示》，《资源科学》2015年第8期，第1598~1608页。

［9］王维靖、林宗贤、黄力远：《温泉游客重游意愿理论模型的评估研究——保护动机理论的视角》，《旅游学刊》2021年第6期，第133~142页。

专题篇
Special Reports

B.7
2022年全国各地康养产业政策调研与分析报告

康养旅游团队[*]

摘　要： 2022年是推进实施"十四五"规划的关键之年，康养政策对未来康养产业的发展具有深远意义。本调研报告通过收录、整理2021年8月至2022年12月我国从国务院至地方各级政府颁布的"康养"产业发展相关政策，并重点分析"十四五"规划中康养相关内容，发现了我国国务院、省、市、县四个层级的康养产业发展趋势："十四五"规划中的康养内容涉及智慧助老、乡村振兴、产业融合、体育环境建设及中医药发展等5个方面；2022年国家康养产业政策与"十四五"规划有所交叉，同时呈现出其他五个发展趋势，内容涉及森林康养、人才培养、健康保险、医育结合、适老化改造等方面；省级层面，相比于2020年，康养政策总数量呈上升趋势。其中，江

---

* 指导老师：何莽、彭菲、沈山。组员：赵婧、方倩琳、麦志伟、张婧、顾媛霞、游为、李宗霖；执笔人：顾媛霞，中山大学旅游学院。

苏省、四川省、山东省、江西省等出台的康养政策位居前列；市县层面，从政策工具的视角入手，发现环境型政策工具占比最大，康养产业的发展更加需要政府从宏观上把控发展方向并为康养产业的发展提供有利的政策环境。从横向、纵向两个角度分析了康养政策的传导情况，横向上看，中央各部委对地方部门的传导效果较为一般，大部分地方政府部门主要立足于当地的资源条件、区位条件、经济条件等提出当地康养产业发展规划；纵向上看，各省区市积极响应中央政策，县级康养政策的制定在省级康养政策的基础之上结合地域特色走出了各具特色的康养产业发展路径。

关键词： 康养政策　康养产业　"十四五"规划

一　引言

（一）研究背景

康养产业政策是国家及地方政府部门为了改善康养产业营业环境、提升养老服务而出台的与健康、养生、养老等相关的一系列政策法规和发展规划，可以反映国家及地方对于康养发展的支持程度、康养产业布局以及康养规划进程等。

"生态文明战略"强调在谋划经济社会发展的同时，也要促进人与自然和谐共生，要解决环境问题，完善环境监管体制，促进绿色发展。"健康中国战略"指出要把人民健康放在优先发展的战略地位，以促进人民健康为核心，以体制改革创新为动力，保障人民全周期健康，显著提升健康公平。"乡村振兴战略"是我国实现全面建成小康社会、全面建设社会主义现代化国家等目标的关键举措。目前我国已实现全面建成小康社会，乡村振兴战略继续为巩固脱贫攻坚成果提供指引；同时，要加快实施"积极应对人口老

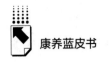

龄化国家战略"，城市治理尤其是超大城市治理需要直面老龄化的挑战。

康养产业是以气候、森林、温泉等自然资源为依托的环境友好型产业；是以改善、提高全年龄段人民的健康水平为目标的产业；是能与乡村资源产生联结，具有区域经济带动作用的产业；康养产业的发展与生态文明战略、健康中国战略、乡村振兴战略以及积极老龄化战略目标具有一致性，受到国家战略的大力支持。

2022年是党的二十大召开之年，也是推进实施"十四五"规划、开启全面建设社会主义现代化国家新征程的关键之年。本年度内的康养政策在四大政策的基础上有了更广阔的延伸与更明确的发展目标。

习近平总书记在党的二十大报告中强调实施推进健康中国建设、积极应对人口老龄化国家战略，将积极应对人口老龄化上升为国家战略，对于推动老龄事业和产业协同发展有着重要的积极影响。二十大报告中"发展养老事业和养老产业"的内容显示养老产业与养老事业将协同发展；"推动实现全体老年人享有基本养老服务"的表述，意味着要分清不同老龄化阶段、不同消费人群、不同活力状态的老年人，随之，养老服务和养老产业的需求会形成差异，行业也会更为细分、多样。

"十四五"时期发布了《"十四五"国家老龄事业发展和养老服务体系规划》《"十四五"健康老龄化规划》《"十四五"国民健康规划》等多项有关国民健康、养老事业的规划。围绕国民健康事业、养老产业和事业的高质量发展明确了总体任务和主要目标，提出了健康老龄化的七项工作指标和九项任务；围绕"共建共享、全民健康"的战略主题，对"十四五"期间落实健康中国建设作出了相关的部署。在"十四五"时期，基本建立积极应对人口老龄化国家战略的制度框架，老龄事业和产业有效协同、高质量发展，加快健全居家社区机构相协调、医养康养相结合的养老服务体系和健康支撑体系，加快促进社会积极老龄化局面。

《康养蓝皮书》每隔两年跟踪全国康养政策动态，2018年通过对全国2851个县级行政单位的康养相关政策进行筛选和评估，最终评选出重视康养政策发展的50县（市）；2020年从中央政府至地方各级政府颁布的"康养"产业发展相关政策，分析得到了我国国务院、省、市、县四个层级的康养产业发展趋势，这使得政策报告具有良好的调研基础。2022年是中国老龄化加速元年，从这一年开始，康养产业发展也即将迈进第二个十年，我们也将迎来持续14年的史上最大退休潮，这意味着中国老龄化的加速期真正到来了。国家层面积极推动养老事业发展，将亿万家庭的"家事"上升为"国事"，出台了大量有关养老服务政策和专项规划，既有日益完善的顶层设计构建体系，也有精准支持的务实政策，多方向规划老龄化发展，出台多项政策保障民生。项目团队继续对2022年国家层面及省、市、县等层面全方位发布的相关政策文件进行系统梳理，探究在四大战略和"十四五"规划的指导下，康养政策的下沉情况，对进一步把握政策动态、增强市场投资信心、加强对宏观资本流动的指导具有重要意义。

（二）研究过程

本报告利用国务院及其行政机构政府网站、地方政府门户网站、县情资料网等，通过检索"康养""大健康""健康""养老""养生""文旅""医养结合""老年""老龄""中医药""温泉""森林"等关键词，经过进一步剔除重复和无关文件，筛选时间范围在2021年8月至2022年12月的文件内容，得出新冠肺炎疫情期间与康养产业发展相关度较高的政策文本，将其中的核心条文或规定摘录出来，进行分析整理，研究得出我国国务院、省、市、县四个层级的康养产业政策归纳表，其中"十四五"规划是本次调研的重点对象。

通过收集和整理，本报告得出国家层面康养相关政策274项，省级层面康养相关政策314项，市、县级康养相关政策2588项。

二 国务院（各部委）政策动态分析

（一）国务院（各部委）政策分析

本报告收录、整理得到国务院及各部委有关康养产业的政策文本共

274 份。国务院各部委分别履行不同的行政管理职能，各部委的职能与康养产业的相关度不同，因此对康养产业呈现了不同的政策支持程度。如图1，从数量上看，出台康养相关政策数量较多的有国务院办公厅、国家发展和改革委员会、国家卫生健康委员会、国家医疗保障局等部门；其次是国家中医药管理局、国家林业和草原局、国家体育总局、农业农村部等部门；同时，国家药品监督管理局、文化和旅游部、生态环境部、自然资源部等部门发布的与康养相关的政策数量较少。

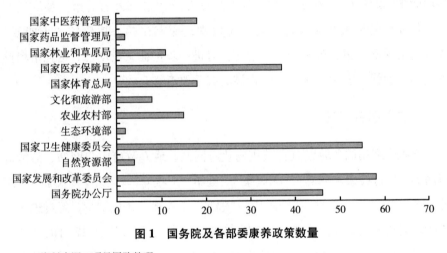

图1 国务院及各部委康养政策数量

资料来源：项目团队整理。

从内容上看，国务院各部门发布的康养相关政策有着不同的侧重点，从不同方面支持了康养产业的发展。

国务院办公厅作为国家政务部门的运转枢纽，重点强调了对新时代老龄工作的安排，提倡协同发挥政府、市场等多方职能，统筹布局健康、有序的个人养老金系统，完善老年人健康支撑体系；重点提升标准化建设和健康管理水平。国务院办公厅发布的关于康养的政策内容全面而细致，发挥了较强的导向功能。

国家发展和改革委员会重点关注"一老一小"问题，提出健全养老托育体系；提出加强对智能养老产品、适老化产品的开发应用，将数字手段应用于康养产业领域。自然资源部鼓励推动农村基层老年健康设施的信息化建设。

国家卫生健康委员会助力智慧助老行动，以科技融入老年服务产品的开发，释放市场消费潜力。同时重视举办中医药健康促进专项活动，推广中医药应用。

生态环境部建议在卫生健康、教育、养老、城市管理、环境治理等与民生密切相关的重点领域，积极推进人工智能社会实验，探索人工智能技术创新的规律。

农业农村部建议盘活乡村闲置资源，将健康、养老与农村发展紧密关联，加强乡村基础健康设施建设并培育乡村新业态，促进乡村融合发展。

文化和旅游部重视通过发展康养旅游开发消费者的潜在需求，促进旅游的专业化、高质量发展。国家体育总局将健康融入所有政策，建设好健康支持性环境，同时重点提升户外运动的支撑体系。

国家医疗保障局同样重视中医药在健康产业中的贡献，同时规划健康产业人才的培养，包括鼓励院校设置相关专业，鼓励专业养老护理员的培养等。

国家林业和草原局则针对森林康养基地建设和露营旅游休闲健康发展做出重要指导。

国家药品监督管理局高度重视养老辅助类医疗器械产品的管理及标准体系建设。

国家中医药管理局强调均衡布局乡村医疗卫生机构，提高乡村基础设施的智能化、数字化水平。同时鼓励普及中医药健康知识，鼓励中医、西医结合，协调发展，共同打造健康中国。

综上可发现：（1）国务院各部委从不同角度出发对康养产业的发展提供一定支持；（2）各部委的康养相关政策因职能不同存在差异但也互相交叉；（3）其中乡村建设与康养产业发展相结合、中医药的普及和应用、养老产品的智能化等内容被多个部门所强调。

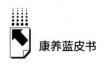

表1 国务院及各部委颁布的康养相关政策

序号	颁文机构	文件名称	涉及康养的主要内容
1	国务院办公厅	国务院办公厅关于推动个人养老金发展的意见	注重发挥政府引导作用,在多层次、多支柱养老保险体系中统筹布局个人养老金;充分发挥市场作用,营造公开公平公正的竞争环境,调动各方面积极性,促进个人养老金健康有序发展。
2		中共中央 国务院关于加强新时代老龄工作的意见	健全养老服务体系、完善老年人健康支撑体系、提高老年人健康服务和管理水平、促进老年人社会参与、着力构建老年友好型社会、积极培育银发经济,发展适老产业;强化老龄工作保障,包括人才队伍建设、老年设施供给等。
3		国务院办公厅印发《关于构建更高水平的全民健身公共服务体系的意见》	优化资源布局,扩大服务供给,构建统筹城乡、公平可及、服务便利、运行高效、保障有力的更高水平的全民健身公共服务体系。完善支持社会力量发展全民健身的体制机制、推动全民健身公共服务城乡区域均衡发展、打造绿色便捷的全民健身新载体、构建多层次多样化的赛事活动体系
4		国务院办公厅印发《乡村建设行动实施方案》	持续提升村卫生室标准化建设和健康管理水平,推进村级医疗疾控网点建设。完善养老助残服务设施,支持有条件的农村建立养老助残机构,建设养老助残和未成年人保护服务设施,培育区域性养老助残服务中心。发展农村幸福院等互助型养老,支持卫生院利用现有资源开展农村重度残疾人托养照护服务。
5	国家发展和改革委员会	国家发展改革委等部门印发《养老托育服务业纾困扶持若干政策措施》的通知	促进养老托育服务健康发展,解决好"一老一小"问题。切实推动养老托育服务业渡过难关、恢复发展,更好满足人民群众日益增长的养老托育服务需求。
6		关于请报送运用智能技术服务老年人示范案例的通知	聚焦老年人出行、就医、消费、文娱、办事等高频事项和服务场景,重点总结加强技术创新方面的经验做法,提供更多智能化适老产品和服务,促进智能技术有效推广应用。
7	自然资源部	中共中央 国务院关于做好2022年全面推进乡村振兴重点工作的意见	推动农村基层定点医疗机构医保信息化建设,强化智能监控全覆盖,加强医疗保障基金监管。落实对特殊困难群体参加城乡居民基本医保的分类资助政策。提升县级敬老院失能照护能力和乡镇敬老院集中供养水平,鼓励在有条件的村庄开展日间照料、老年食堂等服务。

续表

序号	颁文机构	文件名称	涉及康养的主要内容
8	国家卫生健康委员会	国务院办公厅关于进一步释放消费潜力促进消费持续恢复的意见	实施智慧助老行动,加快推进适老化改造和智能化产品开发,发展适合老年人消费的旅游、养生、健康咨询、生活照护,提升乡村旅游、休闲农业、文化体验、健康养老、民宿经济、户外运动等服务环境和品质
9		关于开展健康中国行动中医药健康促进专项活动的通知	面向家庭和个人推广四季养生、节气养生、食疗药膳等中医药养生保健知识、技术和方法,推广艾灸等一批简单易行、适宜家庭保健的中医适宜技术,二级以上中医医院均与养老机构开展不同形式的合作协作,支持有条件的中医医院托管或举办养老机构。
10	生态环境部	关于政协十三届全国委员会第五次会议第03183号(资源环境类257号)提案答复的函	在卫生健康、教育、养老、城市管理、环境治理等与民生密切相关的重点领域,积极推进人工智能社会实验,探索人工智能技术创新的规律。
11	农业农村部	对十三届全国人大五次会议第2940号建议的答复	村集体盘活利用闲置的集体建设用地、房产设施等,发展特色农业、乡村旅游、健康养老、电子商务等集体经济项目。
12		关于推动城乡建设绿色发展的意见	实施城市功能完善工程,加强婴幼儿照护机构、幼儿园、中小学校、医疗卫生机构、养老服务机构、儿童福利机构、未成年人救助保护机构、社区足球场地等设施建设。培育乡村文化、旅游、休闲、民宿、健康养老、传统手工艺等新业态,推动农村一二三产业融合发展。
13	文化和旅游部	文化和旅游部对十三届全国人大五次会议第6606号建议的答复	促进旅游业和康养产业融合发展,从政策支持、品牌创建、宣传推广、人才培养等方面促进康养旅游发展,引导社会资本加大投入力度,通过提升服务品质、增加服务供给,不断释放潜在消费需求。
14	国家体育总局	关于政协十三届全国委员会第四次会议第4324号(医疗体育类491号)提案答复的函	提出实施"三减三健""适量运动"等专项行动,将健康融入所有政策,推动健身与健康深度融合,建设健康支持性环境。

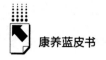
续表

序号	颁文机构	文件名称	涉及康养的主要内容
15	国家体育总局	体育总局 发展改革委 工业和信息化部 自然资源部 住房和城乡建设部 文化和旅游部 林草局 国铁集团 关于印发《户外运动产业发展规划(2022—2025年)》的通知	优化户外运动产业发展环境、优化户外运动产业结构、丰富户外运动产品供给、释放户外运动消费潜力、强化户外运动服务支持。
16		关于印发基层中医药服务能力提升工程"十四五"行动计划的通知	全面提升基层中医药在治未病、医疗、康复、公共卫生、健康教育等领域的服务能力,持续提高基层中医药服务的可及性、便捷性、公平性,为健康中国建设和乡村振兴做出新贡献。
17	国家医疗保障局	国家医疗保障局关于政协十三届全国委员会第四次会议第0857号(社会管理类091号)提案答复的函	鼓励院校根据医养结合、心理健康等产业发展新岗位、新需求,灵活设置专业方向。
18		世界中联森林康养基地建设标准发布	打造集康养旅游、森林康养、运动康养、候鸟式养生养老、健康产品制造等多种功能于一体的复合型、综合类"健康生活目的地"和大健康产业示范区。
19	国家林业和草原局	14部门发文推动露营旅游休闲健康有序发展	依据自然保护地相关法律法规及管控要求,进一步完善露营地建设标准,审慎探索在各类自然保护地开展露营地建设和露营旅游。要与户外运动、自然教育、休闲康养等融合,打造优质产品。
20	国家药品监督管理局	对十三届全国人大五次会议第8939号建议的答复	国家药监局高度重视养老辅助类医疗器械产品的管理及标准体系建设。将依据职责范围共同加强对老年用辅助器具产品的管理,进一步推动老年用品和康复辅助器具标准化建设水平的提升,不断完善基础标准、产品标准、服务标准和管理标准四位一体的标准体系框架,复审和修订一批旧且过时标准,根据老年人需求,抓紧制定一批普适型和智能型辅助器具产品和服务标准,强化标准实施与宣贯,鼓励相关组织参与服务业标准化试点建设,以促进养老行业、辅助器具行业健康发展。

续表

序号	颁文机构	文件名称	涉及康养的主要内容
21	国家中医药管理局	关于进一步深化改革促进乡村医疗卫生体系健康发展的意见	乡村医疗卫生机构功能布局更加均衡合理,基础设施条件明显改善,智能化、数字化应用逐步普及,中医药特色优势进一步发挥,防病治病和健康管理能力显著提升,乡村重大疫情和突发公共卫生事件应对处置能力不断增强。
22		三部门联合印发《健康中国行动中医药健康促进专项活动实施方案》	明确活动重点围绕全生命周期维护、重点人群健康管理、重大疾病防治,普及中医药健康知识,实施中西医综合防控,在健康中国行动中进一步发挥中医药作用。

资料来源:项目团队整理。

(二)"十四五"相关政策分析

本报告重点关注国家"十四五"规划中有关康养产业政策的内容,收录、整理得到"十四五"规划中有关康养产业的政策共 9 份。从内容上看,呈现出以下特点。

1.持续推进"智慧助老"行动

"智能养老"概念最早在 2012 年由全国老龄办提出,此后全国各地进行了积极尝试。随着"十四五"规划的开启,智慧健康养老发展步伐加快。2021 年 10 月,《智慧健康养老产业发展行动计划(2021—2025 年)》初步搭建智慧健康养老体系的框架。2021 年 11 月,中共中央、国务院发布《关于加强新时代老龄工作的意见》,从智慧助老、用老、孝老等角度对智慧医养提出新的要求和部署。2022 年 2 月,国务院印发《"十四五"国家老龄事业发展和养老服务体系规划》,明确提出"促进老年用品科技化、智能化升级;推进智能化服务适应老年人需求"。《"十四五"国家老龄事业发展和养老服务体系规划》《"十四五"全民健康信息化规划》明确提出要加强智慧助老行动,完善健康医疗大数据、"互联网+医疗健康"、医学人工智能及5G、区块链、物联网等新一代信息技术标准体系。

智慧健康养老是养老数字化转型的有效探索与实践,养老数字化转型为

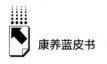
高质量养老服务提供科学示范,并在社会实践中取得良好的效果。如在上海某社区,借助智能腕表、智能水表、AI外呼等技术手段对独居老人进行居家生活监测、健康管理和应急救助;养老机构也通过移动App让家属实现远程查看老人日常的健康状况等信息。

2. 推动形成多产业融合发展新局面

《国务院关于印发"十四五"旅游业发展规划的通知》提出要加快推进旅游与健康、养老、中医药结合,加强产业间的相加相融、协同发展,延伸产业链、创造新价值、催生新业态,形成多产业融合发展新局面。

大健康与旅游产业融合发展的潜力巨大。大健康与旅游产业融合发展是伴随着现代科学技术的进步和人们健康休闲理念的提高而促成的。随着新时代人们健康观念的增强,大健康和旅游产业融合发展的模式从小众化市场走向大众化视野,已经成为健康旅游市场的新业态。如饮食产品基本上可以做到与健康、养生挂钩,用旅游打"健康""养生"牌,诸如"天然氧吧""森林氧吧""天然药库"等。广西的壮、瑶、苗、侗等少数民族的医药产品,在一定程度上具有不可替代性,在"旅游为了健康"或"健康通过旅游"上,把中医药产品与旅游产业融合在一起,能产生"1+1>2"的融合效应。

大健康与旅游产业相融合的速度不断加快,一大批生态产业园区、康养度假区、森林康养产业园、中医药旅游示范区等逐步建成。值得关注的是,许多健康小镇的发展正是从个性化、精细化的要求出发,以产业聚集为基础,以服务配套为支撑,以产城融合为目标,建立起健康旅游产业体系。

3. 完善乡村地区基础健康设施

《国务院关于印发"十四五"推进农业农村现代化规划的通知》提出要健全县、乡、村三级养老服务网络,推动乡村养老院等公共服务场所的升级改造,发展农村普惠型养老服务和互助性养老;落实城乡居民基本养老保险待遇确定,适时提高基础养老金标准;全面推进健康乡村建设,加强乡村基层医疗卫生系统的建设。

我国的人口老龄化具有鲜明的中国特色,如未备先老和城乡倒置。自

1982年中国的人口老龄化开始出现城乡倒置现象，且随着时间的推移这种现象不断扩大。农村人口老龄化相比于城市人口老龄化呈现出速度快、程度深、高龄失能失智占比高且空巢独居现象严重等特征。与城市相比，农村养老设施落后，缺乏理念指导和资金支撑，农村面临的养老挑战巨大。

有关数据显示，"十四五"期间60岁及以上老人平均每年将增加1000万左右，全国老年人口将突破3亿，我国社会将从轻度老龄化迈入中度老龄化。农村老人老无所依、老无所乐是一个非常严峻的社会问题，解决农村养老问题刻不容缓。发展农村养老服务是解决"三农"领域有关突出问题、实施乡村振兴战略的必然要求，是实施积极应对人口老龄化国家战略的关键举措。

4. 发挥中医药优势

《"十四五"中医药发展规划》提出要彰显中医药在健康服务中的特色优势。实施中医药健康促进行动，推进中医治未病健康工程升级；《"十四五"全民健康信息化规划》鼓励开展"互联网+中医药健康服务"行动；《"十四五"卫生健康人才发展规划》提出要深化医教协同，进一步推动中医药教育改革与高质量发展，构建符合中医药特点的人才培养模式，优化中医药专业课程体系，加强中医药教材建设。

国家政策对中医药十分重视，从中医药专项行动、与其他产业融合、智能化发展及人才培养等全方位促进中医药产业的发展。近年来，中医药口碑攀升迅速，尤其是在防治新冠疫情方面，中医药发挥了重大作用，受到社会重视。但中医药的发展仍面临着许多难题，张伯礼院士强调，未来中医药的发展需突破两方面瓶颈，即提高中药品质和抓中医药循证。促进中医学与现代化技术结合，即中医学理念与西医技术的结合，是突破瓶颈的关键。以疗效为本，紧抓中医临床循证；以科技为支撑，提升中药材品质，是中医药高质量发展的必由之路。丛日坤等人也指出要建立"互联网+中医药"的健康管理平台，利用智能化管理手段，提供个性化健康服务；利用互联网平台，改善中医药教学模式；调整中医药知识传播策略和途径，促进中医药知识的普及等，促进中医药健康事业可持续发展。

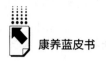

5. 解决体育发展问题

《"十四五"体育发展规划》重点关注体育资源在区域、城乡及人群间不平衡问题；竞技体育、体育赛事、全民健身等产业发展不协调的问题；人们日益增长的运动健身需求与体育供给不充分之间矛盾的问题等。力求处理好体育与社会、经济、文化等多方面的关系，实现协调发展、相互促进。

自中国特色社会主义进入新时代以来，中国特色体育发展进一步得到推动。结合党的二十大报告，对近十年间新时代中国特色体育发展所取得的创新成果和成就进行系统探讨。在新时代中国特色体育之路探寻中，2022 年北京冬奥会的举办以及体育相关战略政策的颁布与实施等，为我们提供了思路。无论是疫情防控期间，拓宽的体育参与路径、创新的体育教学模式、体育产业"线上""线下"的营销路径，2022 年北京冬奥会成功举办后掀开的中国特色体育发展新篇章、新格局、新精神，还是"健康中国""体育强国"等战略指引下的体育跨领域的融合及发展，抑或体育治理现代化实践中多主体协同共治等，都是新时代中国特色体育发展之路。

表 2 "十四五"规划中的康养相关政策

序号	颁文机构	文件名称	涉及康养的主要内容
1	国务院办公厅	"十四五"国家老龄事业发展和养老服务体系规划	《规划》部署了 9 方面具体工作任务，包括织牢社会保障和兜底性养老服务网，扩大普惠型养老服务覆盖面，强化居家社区养老服务能力，完善老年健康支撑体系，大力发展银发经济，践行积极老龄观，营造老年友好型社会，发展老年健康支撑体系，维护老年人合法权益。同时，《规划》指出要进行医养结合能力提升专项行动、智慧助老行动、人才队伍建设行动等专栏，推动重大战略部署落实落地落细。
2		"十四五"国民健康规划	《规划》主要部署了七个方面的任务，分别是：织牢公共卫生防护网、全方位干预健康问题和影响因素、全周期保障人群健康、提高医疗卫生服务质量、促进中医药传承创新发展、做优做强健康产业、强化国民健康支撑与保障。

续表

序号	颁文机构	文件名称	涉及康养的主要内容
3	国务院办公厅	国务院关于印发"十四五"旅游业发展规划的通知	发挥旅游市场优势,推进旅游与科技、教育、交通、体育、工业、农业、林草、卫生健康、中医药等领域相加相融、协同发展,延伸产业链、创造新价值、催生新业态,形成多产业融合发展新局面。加快推进旅游与健康、养老、中医药结合,打造一批国家中医药健康旅游示范区和示范基地。
4	国务院办公厅	国务院关于印发"十四五"推进农业农村现代化规划的通知	完善农村养老服务体系。健全县乡村衔接的三级养老服务网络,推进村级幸福院、日间照料中心等建设,推动乡镇敬老院升级改造。发展农村普惠型养老服务和互助性养老,加大居家养老支持力度。落实城乡居民基本养老保险待遇确定和正常调整机制,适时提高基础养老金标准。全面推进健康乡村建设。加强乡村基层医疗卫生体系建设,提升村卫生室标准化建设和健康管理水平,提升乡镇卫生院医疗服务能力。
5		"十四五"中医药发展规划	彰显中医药在健康服务中的特色优势。实施中医药健康促进行动,推进中医治未病健康工程升级。强化特色康复能力。实施中医药康复服务能力提升工程。依托现有资源布局一批中医康复中心,二级以上中医医院加强康复(医学)科建设,康复医院全部设置传统康复治疗室,其他提供康复服务的医疗机构普遍能够提供中医药服务。
6	国家体育总局	"十四五"体育发展规划	着力解决当前存在的区域间、城乡间、人群间体育发展不平衡问题,全民健身、竞技体育、体育产业发展不协调等短板,以及人民群众日益增长的体育需求与不平衡不充分的体育发展、体育供给之间的矛盾,处理好体育与经济、社会、文化、生态等多方面关系。
7	国家卫生健康委、国家中医药局、国家疾控局	"十四五"全民健康信息化规划	部署八项主要任务、五项重点工程以及八大优先行动,其中包含"互联网+中医药健康服务"行动、互通共享三年攻坚行动、健康中国建设(行动)支撑行动、智慧医院建设示范行动等。为健全全民健康信息化标准体系,《规划》明确,推动完善健康医疗大数据、"互联网+医疗健康"、医学人工智能和5G、区块链、物联网等新一代信息技术标准体系和统一规范的国家中医药数据标准和资源目录体系。

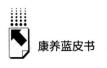

续表

序号	颁文机构	文件名称	涉及康养的主要内容
8	国家卫生健康委等15个部门	"十四五"健康老龄化规划	《规划》提出了健康老龄化的九项任务,包括:一是强化健康教育,提高老年人主动健康能力;二是完善身心健康并重的预防保健服务体系;三是以连续性服务为重点,提升老年医疗服务水平;四是健全居家、社区、机构相协调的失能老年人照护服务体系;五是深入推进医养结合发展;六是发展中医药老年健康服务;七是加强老年健康服务机构建设;八是提升老年健康服务能力;九是促进健康老龄化的科技和产业发展。
9	国家卫生健康委员会	"十四五"卫生健康人才发展规划	深化医教协同,进一步推动中医药教育改革与高质量发展。构建符合中医药特点的人才培养模式。优化中医药专业课程体系,加强中医药教材建设。强化经典教学,开展中医药经典能力等级考试。强化中医思维培养,建立早跟师、早临床学习制度,将师承教育贯穿临床实践教学全过程。加强中医临床教学能力建设,建设一批国家中医临床教学培训示范中心,引领临床教学能力提升。发展中医药师承教育,制定中医药师承教育管理办法,建立高年资中医医师带徒制度,持续推进全国名老中医药专家传承工作室、全国基层名老中医药专家传承工作室建设等。

资料来源:项目团队整理。

(三)词频分析

国务院总体政策内容与"十四五"规划中康养政策的侧重点相互交叉,同时呈现出更加多样、细致的政策重点。

本报告选取国务院康养政策相关内容进行词频分析,重点对排名前50位的高频词进行识别,并将这50个高频词划分为4种类型。

康养资源类高频词:包括"森林""生态""林业""自然""林草""中医""中医药""文化""红色""绿色"等。可以看出,康养资源类高频词与森林资源相关度高,康养产业依托良好的自然生态同时重点与中国传统的中医药文化和红色文化结合。

康养业态类高频词：包括"旅游""托育""服务业""健康保险""小镇""旅居"等。由此，康养产业本质上隶属于服务业的一类，重点以公园、小镇、旅居等业态形式发展。近年来"托育"和商业性"健康保险"需求大量增加，丰富了康养业态类型。

康养方式类高频词：包括"医疗""护理""卫生""教育""度假""休闲""娱乐""体育""运动""健身"等。由此，康养是一种医养结合的方式，以护理、卫生、治疗等基本医疗手段进行身体救治；以度假、运动、健身等方式实现身心恢复。

康养发展类高频词：包括"融合""创新""技术""人才""多样化""一体化""深度""优质""科学""升级"。由此，在康养的发展趋势上，以产业融合为主要特征，同时以科学技术为依托，注重产品的创新、多样化和发展模式的一体化，以期带给消费者优质的体验。

由此，2022年国务院的康养政策动态相比于2018年及2020年的政策动态而言，呈现出以下特点。

表3　国务院康养政策高频词

序号	词汇	序号	词汇
1	森林	14	医疗
2	康养	15	休闲
3	健康	16	保健
4	旅游	17	服务业
5	养老	18	乡村
6	托育	19	智慧
7	养生	20	中医药
8	文化	21	护理
9	老年人	22	卫生
10	生态	23	教育
11	中医	24	体育
12	康复	25	体验
13	融合	26	林业

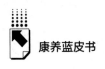

序号	词汇	序号	词汇
27	技术	39	农业
28	健康保险	40	红色
29	林草	41	一体化
30	创新	42	健身
31	质量	43	城乡
32	人才	44	疫情
33	小镇	45	深度
34	旅居	46	娱乐
35	多样化	47	绿色
36	自然	48	优质
37	度假	49	科学
38	运动	50	升级

资料来源：项目团队整理。

1. 依托自然资源，森林康养成为重点发展对象

从康养资源类高频词可以看出，康养产业的发展依托于良好的自然生态环境，其中森林资源是目前最适宜开发康养产品的自然资源。森林持续释放丰富的负氧离子、芬多精等生物化合物，具有调节人体中枢神经、降低血压、调理内分泌机能，提高人体免疫力等作用。森林里优美的风景资源，独特的光、热、声等环境因素，有益于人们身心健康，具有显著的保健功能，对于亚健康群体慢性病群体具有重要的康复作用。我国的森林康养是一个熔林学、医学、养生学等多学科于一炉，汇森林、医疗、养老、旅游、文化等多产业于一体，超越一二三产业的固有业态模式，具有鲜明多元性的新兴业态。

森林康养自 2013 年起就受到国家政府的关注，2013 年全国"两会"期间首提发展森林康养产业提案，到 2016 年国家林业和草原局将森林康养列入国家林业"十三五"规划，再到 2020 年国家四部委（国家卫生健康委员会、民政部、国家林业和草原局以及国家中医药管理局）联合发文促进森林康养产业发展。2021 年至今，国务院再次加强对发展森林康养产业的支持引导并将其列入旅游业发展的"十四五"规划当中，以促进森林康养与农业发展相结合，创新乡村发展模式，优化乡村产业结构；推进森林基地评选工作，完善森林康养服务标准体系，打造核心度假产品。森林康养在国家政策体系的强力助推下呈现出广阔的市场空间和光明的商业前景，迎来了难得的产业发展机遇期。

表4　国务院颁布的森林康养相关内容

序号	颁文机构	文件名称	涉及康养的主要内容
1	国家发展改革委员会	《"十四五"新型城镇化实施方案》系列专家解读之五│加快构建"十四五"城乡融合发展新格局	壮大农产品加工业和农业生产性服务业，培育休闲农业、乡村旅游、民宿经济和森林康养等新业态，建立生态产品价值实现机制和优秀农耕文化遗产保护利用机制。
2	国家卫生健康委员会	对十三届全国人大四次会议第4523号建议的答复	民政部组织会同国家林草局等部门推进森林康养产业发展，在大别山地区评选出国家森林康养基地3家。
3		对十三届全国人大四次会议第9023号建议的答复	推进森林康养产业发展。联合国家林草局等部门遴选出第一批96个森林康养基地，鼓励利用森林生态资源、景观资源、食药资源和文化资源并与医学、养生学有机融合，开展保健养生、康复疗养、健康养老等服务活动。
4	文化和旅游部	国务院关于印发"十四五"旅游业发展规划的通知	建立完善乡村休闲旅游服务标准体系。依托森林等自然资源，引导发展森林旅游新业态新产品、体育运动、生态旅游、乡村旅游、医养康养等，打造核心度假产品和精品演艺项目。

资料来源：项目团队整理。

2. 细化人才建设方案，多层次培养康养产业人才

回顾2020年有关人才政策的重点内容包括：一是通过鼓励高校毕业生、返乡农民参与康养产业相关工作来增加人才数量；二是通过开展职业教学培训、优化职业教育课程体系来提高人才质量。通过表5可以看出，2021年8月以来，中央对如何切实提高康养人才质量提出了具体方针：将康养产业专

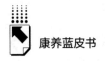

业知识和技能纳入现代教育体系，根据中职、高职和本科不同教学层次设置课程重点，中职课程设置偏重保健、康复技能培养；高中课程设置重点在智慧养老技术、康复治疗、健康管理等方面；本科课程设置偏重养老服务管理方面。通过三个层次的课程体系设计，全方位地培养康养产业人才，为康养产业发展蓄力。

表5　国务院颁布的康养产业人才培养相关内容

序号	颁文机构	文件名称	涉及康养的主要内容
1	国家卫生健康委员会	关于政协十三届全国委员会第四次会议第3404号（医疗体育类281号）提案	灵活设置专业方向，中职设置有老年人服务与管理、智慧健康养老服务、护理、康复技术、中医养生保健，协调教育部门指导各类院校特别是职业院校（含技工学校）设置健康服务与管理、中医养生学、中医康复学和养老服务等相关专业。
2		对十三届全国人大四次会议第6238号建议的答复	加强健康管理、中医养生学、中医康复学等专业人才培养，加强医养结合人才队伍建设，推动医养结合工作健康发展，满足老年人多层次、多样化的健康养老服务需求。
3		关于政协十三届全国委员会第四次会议第4011号（医疗体育类427号）提案答复的函	中职设置中医养生保健、中医康复技术等专业；高职设置老年保健与管理、智慧健康养老服务与管理、护理、康复治疗技术、中医康复技术、健康管理等专业；本科职业教育设置智慧健康养老管理、医养照护与管理、护理、康复治疗、健康管理等专业。
4		对十三届全国人大五次会议第6245号建议的答复	2016年以来，又新增设养老服务管理、中医养生学、中医康复学等相关专业，加强养老服务专门人才培养。

资料来源：项目团队整理。

3. 促进差异化、定制化的健康保险服务建设

目前我国主要有商业健康保险和社会医疗保险两种保险产业类型作为重要的疾病风险分担工具。商业保险是一种市场化运营模式，由商业保险公司为消费者提供更多样化、深层次的保险产品及服务。社会医疗保险具有社会性和福利性的特点，是社会成员共担风险、互助共济的体现，降低参保家庭

的医疗负担。随着健康意识的提高，越来越多的人开始不满足于社会医疗保险产品，商业健康保险受到消费者青睐。

商业健康保险是多层次医疗保障体系的重要组成部分。2020年2月，《中共中央国务院关于深化医疗保障制度改革的意见》中提出，到2030年，我国要全面建成以基本医疗保险为主体，商业健康保险等共同发展的多层次医疗保障制度体系。如表6所示，在2021年8月以来的国务院政策文件当中细化了商业健康险在康养产业发展中的具体方向。

目前我国的政策导向主要有：一方面鼓励商业健康保险发展"具有保健特色的健康保险"，如中医药养生保健、中医治未病等保险产品；另一方面鼓励市场提供定制化、差异化的健康保险服务，促进医、险定点合作。

表6 国务院颁布的健康保险相关内容

序号	颁文机构	文件名称	涉及康养的主要内容
1	国家医疗保障局	国家医疗保障局对十三届全国人大四次会议第5532号建议的答复	促进健康咨询、健康维护、慢性病管理、养生保健等服务，推动商业健康保险从"保疾病"向"保健特色的健康保险"转变，开发中医药养生保健、中医治未病等保险产品及各类医疗保险、疾病保险、护理保险。
2	国家卫生健康委员会	《中共中央 国务院关于加强新时代老龄工作的意见》解读问答	加快健全社会保障体系、养老服务体系、健康支撑体系。
3	国家林业和草原局	国务院办公厅关于印发"十四五"国民健康规划的通知	加强保险、健康管理、医疗服务、长期照护等服务。在基本签约服务包基础上，鼓励社会力量提供差异化、定制化的健康管理服务包，探索将商业健康保险作为筹资或合作渠道。进一步完善商业长期护理保险支持政策。搭建高水平公立医院及其特需医疗部分与保险机构的对接平台，促进医、险定点合作。加快发展医疗责任险、医疗意外保险，鼓励保险机构开发托育机构责任险和运营相关保险。

资料来源：项目团队整理。

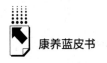

4. 托育服务逐步规范，推进医育结合

发展 3 岁以下婴幼儿托育服务，是完善国家基本公共服务体系的必然要求，是实现"幼有所育"民生保障目标的重要途径，也是人口结构持续变迁形势下，释放生育潜能，促进人口长期均衡发展的战略需要，受到党和国家的高度重视。

从政策动态上看，近年来政府关于"托育"的政策主要集中在，一方面，将托育服务和养老服务相结合，搭建起"一老一小"创新的服务形式；另一方面，完善"托育"的政策福利，发展普惠托育服务减轻家庭负担以及减免房屋资金以支持托育服务机构经营。基于庞大的市场需求和足够的政府重视，托育服务也将成为康养领域一个重点的细分方向。

表7　国务院颁布的托育服务相关内容

序号	颁文机构	文件名称	涉及康养的主要内容
1	国家发展和改革委员会	国家发展改革委等部门印发《养老托育服务业纾困扶持若干政策措施》的通知	促进养老托育服务健康发展，解决好"一老一小"问题，养老托育服务业面临较多困难，要切实推动养老托育服务业渡过难关、恢复发展，更好满足人民群众日益增长的养老托育服务需求。支持托育服务机构创新服务形式，发展互联网直播互动式家庭育儿服务，鼓励开发婴幼儿养育课程、父母课堂等，拓展线上服务。
2	国家林业和草原局	13 部门出台养老托育服务业纾困扶持政策措施	通知指出，养老服务机构和托育服务机构属于中小微企业和个体工商户范畴、承租国有房屋的，一律免除租金到 2022 年底。鼓励各地探索将街道社区公共服务设施、国有房屋等物业以适当方式转交政府集中改造利用，免费或低价提供场地，委托专业化养老托育服务机构经营。对存在房屋租金支付困难的养老托育服务机构，鼓励合同双方通过平等协商方式延期收取。
3	国务院办公厅	2022 年政府工作报告	将 3 岁以下婴幼儿照护费用纳入个人所得税专项附加扣除，多渠道发展普惠托育服务，减轻家庭生育、养育、教育负担的工作任务。

资料来源：项目团队整理。

5. 适老化改造

全国第七次人口普查数据显示，2020 年底全国 60 周岁及以上的老年人数为 2.64 亿，已占总人口的 18.7%。据预测，到 2050 年，我国 60 岁及以上的老年人口数将达到 4.83 亿，占总人口的 34.1%，正式步入重度老龄化社会。面对这一挑战，应将建立以居家养老为核心的多层次养老服务提升策略上升为国家战略，丰富城乡养老模式，改善老年人的居住环境。然而，目前居住环境的建设多是按照普通人的健康状态进行设计和分布，未充分考虑到老年人的需求，环境适老性明显不足。据此，应重视对居住环境的适老化改造，以提高住宅空间的无障碍性和安全性。

政策鼓励家政企业与养老服务机构合作，大力发展针对不同类型老年人的居家养老上门服务。开展居家和社区基本养老服务提升行动项目，实施老年人居家适老化改造工程，支持具备条件的家政企业承接其中的适老化改造项目。

表 8　国务院颁布的适老化改造相关内容

序号	颁文机构	文件名称	涉及康养的主要内容
1	国家发展和改革委员会	关于推动家政进社区的指导意见	着力创新社区家政服务供给。鼓励家政企业与社区托育、养老服务等机构合作，促进居家养老、育幼和社区助餐等服务融合创新。支持具备条件的家政企业承接适老化改造项目，参与家庭养老床位建设，依法提供上门送餐服务。引导家政企业创新服务模式，针对"久病床前无孝子"等服务痛点，探索家政服务人员轮班制度。
2	国务院办公厅	中共中央　国务院关于加强新时代老龄工作的意见	打造老年宜居环境。各地要落实无障碍环境建设法规、标准和规范，将无障碍环境建设和适老化改造纳入城市更新、城镇老旧小区改造、农村危房改造、农村人居环境整治提升统筹推进，让老年人参与社会活动更加安全方便。鼓励有条件的地方对经济困难的失能、残疾、高龄等老年人家庭，实施无障碍和适老化改造、配备生活辅助器具、安装紧急救治设施、开展定期探访。

续表

序号	颁文机构	文件名称	涉及康养的主要内容
3	民政部	民政部等四部门"十四五"时期联合推进特殊困难老年人家庭实施适老化改造	各级民政部门要发挥牵头作用,加强统筹协调,将特殊困难老年人家庭适老化改造与组织实施居家和社区基本养老服务提升行动有机结合。财政部门按规定对特殊困难老年人家庭适老化改造予以支持,加强资金使用监管。住房和城乡建设部门要支持民政部门推动有条件的地区结合城镇老旧小区改造和农村危房改造同步开展特殊困难老年人家庭适老化改造。各级残联要做好困难重度残疾人家庭无障碍改造与特殊困难老年人家庭适老化改造的衔接工作。
4	住房和城乡建设部	住房和城乡建设部办公厅 民政部办公厅关于开展完整社区建设试点工作的通知	顺应居民对美好环境的需要,建设公共活动场地和公共绿地,推进社区适老化、适儿化改造,营造全龄友好、安全健康的生活环境。鼓励在社区公园、闲置空地和楼群间布局简易的健身场地设施,开辟健身休闲运动场所。

资料来源:项目团队整理。

综上所述,国家层面的康养政策基本围绕生态文明、健康中国、乡村振兴和积极老龄化四大战略展开并紧扣"十四五"重点,大力发展森林康养,积极推进生态文明建设;关注医养结合、健康产业人才培养、健全健康保险体系,贯彻健康中国战略;改善乡村地区体育健身、养老服务等基础设施建设,促进乡村地区多元业态发展,加快实施乡村振兴战略;促进新时代老龄化事业、适老化改造及智慧养老,落实积极应对人口老龄化国家战略。

三　各省(自治区、直辖市)康养政策动态分析

本报告收录了 2021 年 8 月 1 日至 2022 年 12 月 31 日全国 19 个省、4 个直辖市、5 个自治区的相关康养政策文本共 314 个。吉林省、黑龙江省、甘

肃省等省份较少地涉及康养相关的政策内容，因此不纳入本报告的分析范围。

（一）数量分析

从整体上看，相比于2020年，省级行政区层面的康养政策总数量呈上升趋势。其中，江苏省、四川省、山东省、江西省等康养政策数量较多；广东省、陕西省、重庆市等康养政策数量较少。对比2020年，江苏省、四川省、江西省、宁夏回族自治区、内蒙古自治区等康养政策数量增幅较大；而广东省、重庆市、广西壮族自治区康养政策发布数量有较大幅度的下降。可以看出，大部分省级行政区的康养政策数量分布较为平均，说明我国大多数省级行政区康养政策支持水平基本一致。

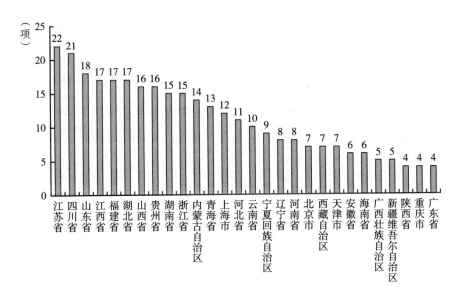

图2　各省、自治区、直辖市颁布的康养政策数量

资料来源：项目团队整理。

（二）词频分析

由表9可以看出，从总体上看，各省级行政区康养政策高频词情况与中

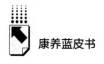

央康养政策基本一致。通过分析各省级行政区具体的康养政策内容，在由上至下的政策传导方面，省级行政区的康养政策是中央康养政策的落实与细化，主要体现在以下方面。

表9　各省级行政区康养政策高频词

序号	词汇	序号	词汇
1	康养	26	规划
2	服务	27	康复
3	旅游	28	度假
4	养老	29	经济
5	森林	30	创新
6	健康	31	社会
7	医疗	32	体育
8	结合	33	体验
9	生态	34	居家
10	资源	35	农业
11	融合	36	温泉
12	休闲	37	质量
13	老年人	38	运动
14	基地	39	技术
15	乡村	40	企业
16	特色	41	小镇
17	社区	42	医院
18	托育	43	智慧
19	卫生	44	消费
20	文化	45	模式
21	中医药	46	合作
22	养生	47	强化
23	设施	48	护理
24	完善	49	中医
25	加强	50	培训

资料来源：项目团队整理。

1. 森林资源普遍，森林康养基地建设成为各地政策热点

河北省将创建森林城市作为提高城市综合竞争力的重要举措；辽宁省依托特色森林资源，发挥森林生态系统的修复功能，以个性、多样的康养需求

为导向，开展森林康养体验活动。

江西省详细调研森林康养基地条件、资源类型、森林景观建设等情况，并强调精准把握森林康养的意义，主动发挥部门的职能优势，因地制宜、创新机制、突出特色、合理布局，积极创建具有创新性、创意性的康养基地；福建省推进森林旅游与医疗、文化、体育等行业融合形成新业态，大力促进森林康养旅游项目建设。

森林资源具有共性大、独特性小的特点，各地在开发森林康养时应依据特定的客源市场特征和自身资源特点进行开发，避免同质化发展。

2. 经济较发达地区康养数字化进程加快

基于社会发展的一般规律，社会经济的发展为科学技术创新提供强大的支撑作用，因此康养产业的数字化转型升级更多地在东南部省份的康养政策文件中被提及。

江苏省、安徽省、湖南省等地政府着重强调智慧医养体系的构建与完善，改进养老设施，提升服务品质。如湖南省提出为消除老年人就医"数字鸿沟"，依托科技部"主动健康和老龄化科技应对"重点专项"医养结合支持解决方案研究"项目；安徽省提出"为积极应对人口老龄化，满足全市老年人多元化、多样化养老服务需求，黄山市从实际出发，借势借力'十四五'规划布局重要契机，在顶层设计、设施布局、服务供给方面持续深化优化，完善构建涵盖基本服务群体、服务内容多样、服务队伍充足、数字赋能支撑的基本养老服务供给闭环"等。

3. 各地制定科学的发展规划，在"保护中开发，开发中保护"

科学的发展规划是实现高质量发展的先决条件，各省、区、市以"保护中开发，开发中保护"理念制定康养发展规划，明确产业发展路径。河北省坚持农业与绿色同行、创新与生态同步的发展理念，造林面积达到100亩以上的，在符合林地保护利用规划前提下，允许依法依规利用不超过3%的林地面积，进行观光旅游、森林康养、林产品加工流通等产业开发。江西省促进休闲康养、生态旅游等绿色产业快速发展，促进全省绿色经济含量进一步提升，将"生态+"和"+生态"逐渐融入经济发展全过程。

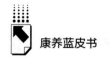

4.康养与区域特色资源结合，呈现不同融合趋势

辽宁省、福建省、江西省等地政府将重点放在依托当地特色资源发展康养产业，同时促进康养产业与农业的结合，贯彻乡村振兴方针。其中辽宁省提出充分利用冰雪、森林优势融合发展康养产业；江西省立足中医药资源与康养的结合；福建省将渔业、农业融入康养产业的发展。

四　各市县康养政策动态分析

政策工具是决策者用来实现政策目标的手段和方式。本报告借鉴了Rothwell 和 Zegvelad 的政策工具分类思想，政策工具分类思想具备客观性和系统性，是分析政策的有效的工具。本报告根据政策工具分类思想将各地级市的康养产业政策分为环境型、供给型和需求型，对收集到的 2588 个市县康养产业相关政策进行了分析。具体方法为识别政策文本中与康养产业发展相关度较高的内容，将其作为基本分析单元，采用内容分析法归纳出三类政策工具下的次级政策工具，并进行频数统计。

表 10　各市县康养产业政策工具的使用情况统计

工具类型	工具名称	含义	频数	占比
环境型	策略性措施	推进多业态融合等策略性政策	425	16.42%
	目标规划	地区康养产业发展的总体规划	339	13.09%
	金融支持	对康养企业的财政补贴以及对获评康养品牌的企业进行奖补	25	1%
	服务体系建设	建立完善的健康养老、托育、医疗保障等体系	178	6.87%
	标准设计	康养产业标准及评价体系建设	26	1.01%
	组织实施	政府层面成立专门的领导组织开展部门分工,统筹推进	30	1.13%
	税收优惠	对康养项目给予免税、减税	25	1%
	法规管制	通过法规、制度等监管康养市场,保证其有序、健康发展	64	2.45%
	合计		1112	42.97%

续表

工具类型	工具名称	含义	频数	占比
供给型	基地建设	康养产业示范基地、项目等建设	296	11.43%
	科技支撑	鼓励各项科学技术的发展和应用	252	9.73%
	基础设施建设	鼓励康养产业的软、硬件基础设施建设	80	3.01%
	人才培养	鼓励康养产业人才队伍建设	29	1.1%
	用地保障	康养项目建设用地的优惠政策	33	1.28%
	信息服务	建设信息平台,实现信息共享	86	3.3%
	合计		776	29.85%
需求型	市场塑造	培育消费新热点与健康消费习惯,释放消费潜力等行为	261	10.1%
	服务外包	鼓励、引导社会资本参与合作	212	8.1%
	海外交流	借鉴国外成熟经验和先进做法,引进国外技术等	103	3.9%
	政府采购	将符合条件的康养服务纳入医保支付范围,由政府出资购买康养服务行为	124	5.08%
	合计		700	27.18%

资料来源:项目团队整理。

从我国各市县康养政策总体上看,三类政策均有涉及,表明政府综合利用多种政策工具全方面地为我国康养产业的发展提供制度保障。同时,这三种类型的政策工具在数量上有细微差异。其中,环境型政策工具占比最大,为42.97%;供给型政策工具次之,占比为29.85%;需求型政策工具占比最小,为27.18%。与2020年相比,数量对比上依然是环境型>供给型>需求型,其中环境型政策工具比重相比2020年出现小幅度增长。在康养产业发展初期,遭受了连年来疫情的打击,康养产业的发展更加需求政府从宏观上把控发展方向并为康养产业的发展提供有利的政策环境。同时,每一类政策工具当中的各次级政策工具都显现出不同的变化特点。

（一）宏观指导性政策占比下降,政策开始下沉至细分领域、具体措施

环境型政策工具是指政府通过康养产业的策略性措施、目标规划、金融

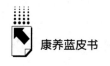

支持、服务体系建设、标准设计、组织实施、税收优惠以及法规管制等为康养产业的发展提供有利的发展环境。

在环境型政策工具当中，策略性措施的政策工具占比虽仍占据环境型政策工具中的最高比重，但相比2020年有所下降，同时其他类型的环境型政策工具占比普遍上升。策略性措施的政策工具主要包括促进"旅游+"等产业融合的政策方向。产业融合是目前康养产业发展的必由之路，政策从宏观上持续引导各地区、各企业加快推进旅游业供给侧结构性改革，精心培育红色旅游、乡村旅游、休闲度假、康养健身、研学旅游、冰雪旅游等新业态、新产品、新模式，打造一二三产深度融合的旅游产品体系。同时，相比于2020年，各地政策开始下沉至具体的发展措施，引起了其他环境型政策工具比重的上升。其中目标规划和服务体系建设这两类次级政策工具比重出现了较大幅度的增长。

截至2022年12月，目标规划类政策工具占比为13.09%，相比2020年增长了7.66个百分点，其增长速度较快。目标规划类政策工具是各地关于本地康养产业发展的总体规划，在策略性措施政策的宏观把控下，越来越多的地级市开始依据本地资源、环境特色制定适用于本地康养产业发展的目标规划。如青海省西宁市"立足国际生态旅游目的地建设，高标准编制西宁行动方案。打造环青旅游精品线路升级版，创建湟中国家全域旅游示范区、大通国家生态旅游示范区。建设市级公共卫生健康信息化平台，提升'互联网+医疗健康'水平。推动健康西宁专项行动落地见效，全力做好国家卫生城市复审，让国家卫生城市的'金字招牌'更加闪亮"。随着康养市场规模的扩大，各地级市政府逐渐意识到目标规划对本地康养产业发展的重要性。通过目标规划的制定，各地康养产业的发展能够迅速打造本地康养品牌，形成独特的康养品牌形象，避免同质化，吸引并留住特定的细分市场。

截至2022年12月，服务体系建设类政策工具占比为6.87%，相比2020年增长了3.7个百分点。服务体系类政策工具是各地关于在本地建立完善的养老、托育、医疗保障等体系的规划，也是策略性措施政策工具的落实与细化。因此，该类政策工具比重的增加，反映了政府真正开始落实康养产业发展在具体领域的实施路径，为促进康养产业的发展提供政策支撑。在服务体系类政策的内容中，建立完善的养老托育相结合的服务体系成为新的重点。如四川省成都市关于"推进养老托育产品提质升级。完善养老托育服务和相关用品标准体系，提升'一老一小'用品制造业设计能力。促进养老托育用品制造数字化转型，培育托育服务、乳粉奶业、动画设计与制作等行业民族品牌。实施康复辅助器具应用推广工程，支持成都市开展康复辅助器具产业国家综合创新试点"。康养产业的服务对象呈现多元化特征，康养市场开始向低年龄段人群蔓延。培育居家养老机构、构建多层次养老体系成为养老服务新抓手。如四川省自贡市"积极应对人口老龄化，推行'以居家为基础，社区为依托，机构为补充'的养老服务模式，满足多元化养老需求。持续推进适老化改造，建设一批社区、街道养老服务综合体，改造一批日间照料中心，提升居家养老服务保障能力"。

（二）基地建设依托资源呈现多元化，信息技术关注度仍不够

供给型政策工具是指政府通过基地建设、科技支撑、基础设施建设、人才培养、用地保障、资金投入以及信息服务等直接推动康养产业的发展。

通过表7-9的数据整理可知，供给型政策数量占比适中。在供给型政策工具当中，不同的次级政策工具数量占比差距较大。其中，基地建设和科技支撑仍占据了供给型政策内容的大部分。基础设施建设呈现出多元化特点。如湖北省襄阳市"加快文化体育创意产业园、文化产业示范基地建设，推动文旅融合发展，打造三国风、乡愁地、乡村季等旅游板块"；四川省达州市"发展循环生态水产养殖。以巴河、州河沿岸乡镇为主，打造具有完整产业链的渔业产业集群，以安云、蒲家、磐石、江陵等乡镇池塘健康养殖为基础，建立水产科技示范园区"；陕西省咸阳市是"关中城市群避暑康养先行区。坚持高质量发展的战略取向和绿色发展的核心理念，充分发挥'避暑纳凉''天然氧吧'的资源优势，围绕避暑康养高标准、高起点推进休闲旅游、高端健康服务业发展，建设成为以康养为特色、避暑旅游设施完善、健康功能齐备的关中城市群避暑康养先行区"。各地级市都分别依托本

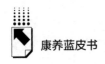

地资源进行康养基地建设，其中文化和体育是康养基地建设最主要的资源和项目，受到大多数地级市政府的青睐。政府一如既往地重视科学技术的运用在康养产业领域发挥的巨大作用，科学技术将持续地出现在各地的康养产业发展规划中。

信息服务类政策工具是指有政府积极建设信息平台，实现信息共享的相关政策。结合 2020 年对中央康养政策的分析，预测信息技术会成为康养产业发展的重要手段，但在 2020 年的市县康养政策中却较少被提及。截至 2022 年 12 月，信息服务类政策工具相比 2020 年增长了 2.4%，表明越来越多的市县政府正意识到信息技术对康养产业发展的促进作用。如河北省绥化市"充分运用互联网、物联网、大数据、人工智能等现代信息技术，全面提升城市智能化水平，着力推进云上明水暨新型智慧城市建设，打造智慧城市"；四川省广元市"推动'互联网+医疗健康'，促进云计算、大数据、物联网、移动互联网等信息技术与健康服务的深度融合"。可见，信息技术是提升智慧化水平、提高健康服务质量的重要工具，虽然相关的政策数量相比于 2020 年有所增长，鉴于信息技术的重要性，建议各市县政府尽快出台相关政策，将信息技术纳入当地康养产业发展规划中。

（三）需求型政策工具占比低，政府采购增长明显

需求型政策工具是指政府通过采取市场塑造、服务外包、海外交流、政府采购等工具来降低康养产业发展的市场阻碍，减少外部因素对康养产业的影响，拉动康养产业的发展。

需求型政策工具仍是三类政策工具中占比最小的一类，在各类次级政策工具中，市场塑造和服务外包仍是其重要内容。相比于 2020 年海外交流类政策工具占比没有太大变化，而政府采购相比于 2020 年其比重增加了 4.28 个百分点。

政府采购是指政府建立和完善有关医保支付体系。如四川省绵阳市"落实养老机构内设诊所、卫生所（室）、医务室、护理站取消行政审批、实行备案管理的政策，将符合条件的按规定纳入医保协议管理范围"；辽宁

省大连市"完善社会保障体系完善，企业退休人员养老金、城乡居民最低生活保障标准持续提高，实施统一的城乡居民基本医保和大病保险制度，人均预期寿命达到80.6岁，养老服务社会化进程稳步推进，建成国家级模范院1所，省级模范院3所"；陕西省安康市"开展长期护理保险制度试点，逐步建立符合实际的长期护理保险基本制度，满足不断增长的健康养老需求"。政府采购是改善民生的重要举措。政府采购政策的加强降低了企业的运营成本，是对企业发展康养产业的支持。

五　康养政策传导特点

（一）各部委政策横向传导情况

国务院各部委因其职能不同，在对康养产业的政策支持方面有不同的侧重点。各省级政府部门也设有对应的职能机构与中央各部委形成对应的上下级关系，发挥中央对地方的政策指导作用。国务院各部委对省级各部门的政策传导情况如下。

国务院办公厅重视个人养老金系统的建设及完善老年人健康支撑体系。个人养老金是政府政策支持、个人自愿参加、市场化运营的补充养老保险制度。不同于基本养老保险的社会共济属性和企业年金、职业年金由用人单位建立，个人养老金的参加人将有更大的自由度和选择权。个人养老金制度在北京、上海、广州、西安、成都等36个先行城市或地区启动实施。大部分省会城市和计划单列市都被纳入其中。如四川省为提高城乡居民基础养老金，按国家要求开展个人养老金试点，为困难群众代缴基本养老保险费。

国家发改委康养政策有两个重点：促进养老托育共同发展以及智慧养老。地方发改委紧跟中央脚步，将中央的重点政策细化落实。其中四川省、山东省、湖南省、云南省、上海市着力发展智慧养老。如四川省提出要强化科技智力支撑，建设"中医药+康养"等研发平台；云南省提出要推动建设完善"互联网+智慧养老服务平台"；山东省提出建设完成省级养老服务管

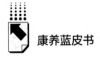

理平台，做好与户籍、医疗、社会保险、特困人员等信息资源对接，构建覆盖全省的养老服务信息网络。广西、上海、新疆、贵州、江苏将解决"一老一小"问题列入发展重点。如新疆加强养老托育服务有效供给，提升服务质量，完善服务体系——突出政策引领，牵头制定并报请自治区人民政府出台了促进养老托育健康发展、切实解决老年人运用智能技术困难；上海提出要深化形成医养康养相结合、居家社区机构相协调的养老服务体系，构建家庭为主、政府主导、多方参与的托育服务体系。

国家卫生健康委员会强调推进适老化改造，重视中医药在康养产业发展中的应用。各地方卫生健康委员会对当地的适老化改造给予了足够的重视，同时，具有中医药资源、背景的地区着重强调了中医药在当地的发展。如江西提出持续发展中医药旅游康养服务，以上饶中医药健康旅游示范区为引领，依托中国中医科学院（德兴）试验培训基地等平台，开发更多特色中医药旅游康养线路及产品；山东省印发了《山东省中医药产业发展规划（2022—2025 年）》，提出要推动中医药与养老、食品、旅游、农药兽药等业态深度融合，推广中医药养生保健服务，开发适合山东人体质的药膳产品，打造中医药康养旅游目的地。另外，江苏省、山西省、广西壮族自治区也强调中医药在当地产业发展中的重要性。

生态环境部积极推进人工智能在教育、卫生健康、养老、环境治理、城市管理等领域的应用。地方生态环境厅的康养政策内容呈现出两个特点：一是充分利用当地的自然资源尤其是林地资源重点发展森林康养。如山东省积极推行党支部领办合作社，持续壮大木材加工、苗木花卉、林下经济、森林旅游和康养等林业产业。二是利用现代信息科技探寻生态发展路径。如山东省提出要促进生态修复与健康养老、文化旅游、城市管理、新旧动能转换等领域融合，让生态财富转变为发展要素，为城市可持续发展注入强大动力。同时，四川省、福建省、江苏省、山西省、内蒙古自治区以及贵州省等紧跟生态环境部的规划，加强技术在产业发展中的应用，实现绿色发展。

农业农村部强调将健康、养老与农村发展紧密关联，加强乡村基础健康设施建设并培育乡村新业态，促进乡村融合发展。地方农业农村厅康养政策内容与国家层面一脉相承。四川省、江西省、湖南省、山东省、江苏省、山西省作出了相对积极、详细的回应。如江苏省提出聚焦"田园康养"特色主题，不断延伸农业产业链、拓展农业价值链。

文化和旅游部关注通过发展康养旅游产业促进国内潜在旅游消费需求的激发。为更好地激发旅游消费需求，各地文旅厅根据当地资源规划推动旅游休闲康养胜地的建设，激发生态康养、休闲度假、亲子研学等新型旅游消费需求。如四川省依托洪雅瓦屋山与南川区金佛山共同打造滑雪、观雪、戏雪为主的冰雪旅游产业，携手打造成渝地区双城经济圈生态康养旅游胜地；安徽省利用大别山森林氧吧、池州富硒资源、皖中温泉带、亳州中草药等养生资源，围绕生态、温泉、中医药三大康养品牌，充分融合乡村旅游需求，打造乡村森林疗养基地、综合性温泉养生休闲基地；内蒙古构建休闲度假、康养旅游为支撑的康养避暑旅游胜地。

国家体育总局鼓励建设完善的健康支持性环境，同时重点提升户外运动的支撑体系。地方体育局结合当地特色规划开发多样户外运动项目、完善基础体育设施，同时加强互联网与体育的结合，促进全民健康。浙江省计划打造智慧化运动新空间；山东省结合本地区特色资源打造海滨、山地等群众性体育品牌赛事活动，推广沙滩、水上、太极、登山、骑行等运动项目。

国家林业和草原局针对森林康养基地建设和露营旅游休闲健康发展做出重要指导。得益于我国林业资源分布广泛，国家林业和草原局的康养相关政策也在各地取得了较好的传导效果。具备一定的森林资源的地区皆出台了相关政策，推动当地森林康养基地的建设及森林康养产业的创新、融合发展。

总体来看，通过对各省份发展与改革委员会的康养政策分析，国家层面对地方各部门的政策传导效果有待提升，多数地方政府主要立足于当地的资源条件、区位条件、经济条件等提出当地康养产业发展规划。其中，四川省、江西省、山东省、江苏省、内蒙古自治区及山西省等省份对国家政策的响应最为积极。同时，国家部委中较少关注康养产业的药品监督局、文化和旅游部、生态环境部、自然资源部等部门，其对应的各个省级部门对康养产业的关注度也较低。

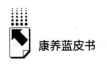

（二）省级行政区对国务院政策的纵向响应

总体上来说，各省份积极响应中央政策，只有少数政策重点没有得到很好的贯彻。一是康养产业人才培养方面，只有少数几个省份政策落实到位。如四川省提出要完善康养职业技能培训计划，建设 7 个国家级（康养）高技能人才培训基地。江西省鼓励有条件的普通高等学校和职业院校开设托育服务相关专业，加快培养专业人才。依法逐步实行托育从业人员职业资格准入制度，深入实施康养职业技能培训。二是托育服务方面。江苏省提出建立健全幼儿和老龄人口信息等专题数据库，实现老年人和婴幼儿信息的动态管控，打造养老托育服务辅具配置服务（租赁）站点。广西壮族自治区托育服务规范托育机构的设置、登记备案和监督管理。同时，将婴幼儿照护服务项目纳入政府购买服务指导目录。

各省、区、市在根据中央政策制定地方康养政策时充分结合了本地经济、科技发展水平及资源状况，因地制宜。同时，政策的制定吸取了大众旅游时代重经济效益、轻环境效益的经验教训，将科学规划放在重要位置，力求保护与开发同步进行。

（三）县级对省级政策的纵向响应

县级康养政策的制定很好地解释了省级康养政策的内容，在省级康养政策的基础之上结合地域特色走出了不同区域的康养产业发展路径。同时，在一个省份的不同县市之间产生很好的政策联动和互补。

以江苏省为例，其"十四五"现代服务业发展规划提出要在"十四五"期间，积极打造居家社区机构相协调、医养康养相结合的养老服务体系。南通市实施基层医技人才"强基工程"，探索重点卫生人才柔性流动机制。改造老人民医院，打造医养康养结合新地标。建立健全基本养老服务清单制度，开展养老机构房屋安全隐患排查整治行动，兜牢困难群众和失能、半失能老人生活底线，鼓励发展智慧养老新模式新业态，不断健全"低端有保障、中端有市场、高端有选择"的多层次养老服务格局。无锡市深化卫生健康"三名"战略，争创更多省级区域医疗中心，加强与上海医疗机构务实合作，完善优化市属医疗卫生机构布局，推动优质医疗资源向下延伸，让群众得到更好更便捷医疗服务。镇江市推进养老服务机构标准化建设，扩大居家养老上门服务覆盖面，高效实施助餐点适老化改造，努力满足多层次、多样化养老服务需求。

参考文献

［1］何莽：《康养蓝皮书：中国康养产业发展报告（2018）》，社会科学文献出版社，2019。

［2］中共中央、国务院：《"健康中国2030"规划纲要》，新华网，2016。

［3］《（二十大受权发布）中国共产党第二十次全国代表大会在京开幕 习近平代表第十九届中央委员会向大会作报告》，新华网，2022。

［4］国务院：《"十四五"国家老龄事业发展和养老服务体系规划》，中国政府网，2022。

［5］熊素玲：《广西大健康与旅游产业的融合发展》，《社会科学家》2022年第9期，第42~47+55页。

［6］张艳霞、吴佳宝、刘远冬等：《县乡村三级养老服务网络构建路径研究——基于江苏省的调查》，《中国农业大学学报（社会科学版）》2022年第1期，第167~179页。

［7］丛日坤、杨锋、李军海等：《"互联网+"视域下中医药发展模式的变革及实现路径》，《卫生经济研究》2021年第5期，第26~29页。

［8］胡映、潘坤：《全面乡村振兴背景下森林康养产业发展的农民主体性研究》，《农村经济》2022年第3期。

［9］黄宸、李玲：《"三孩"政策下2022~2050年城乡托育服务适龄人口与资源供给》，《教育研究》2022年第9期。

［10］周五四、江芯雅、戴卫东：《英国适老化改造的政策路径与经验思考——基于"个人—环境"匹配理论视角》，《国际城市规划：1~15》［2023-03-17］. https：//doi. org/10. 19830/j. upi. 2021. 722。

B.8
高质量发展背景下社区环境适老化
设计策略研究

王 铭 周容伊*

摘 要: 社区是人居环境的重要组成,也是承载老年人日常生活的主要场
所。针对目前社区环境现状与问题,重点围绕社区空间特点,结
合适老社区人居环境项目实践,提出完善社区空间组织结构、建
立社区无障碍空间体系、置入社区适老化空间模块的设计策略,
以期为当前高质量发展社区建设提供参考。

关键词: 适老化设计 社区景观 老龄社会 高质量发展 设计策略

一 背景

高质量发展理念的提出,表明中国经济将由高速增长阶段转向高质量发
展阶段,高质量发展是全面建设社会主义现代化国家的首要任务。习近平总
书记指出,"中国特色社会主义进入新时代,我国社会主要矛盾已经转化为
人民日益增长的美好生活需要和不平衡不充分的发展之间的矛盾",满足人
民对美好生活的向往,是推进国家治理体系和治理能力现代化的根本目的。
2015 年 9 月联合国会议上提出了"建设包容、安全、有抵御灾害能力的可
持续城市和人类社区"的发展目标,可持续发展、以人为本、美好生活已

---

* 王铭,副教授,广东美术学院建筑艺术设计学院副院长,研究方向:环境设计、风景园林;
周容伊,博士,广州美术学院建筑艺术设计学院讲师,研究方向:风景园林规划与设计。

经成为当前国际社会普遍关注的重大问题。

人居环境的高质量发展关系到人民群众的满意度与幸福感，是实现美好生活的基础，而目前城乡适老环境建设刻不容缓。我国人口老龄化问题紧迫，第七次全国人口普查数据显示，2021 年老龄化率达到 14%，预计 2050 年老年人口规模将达到 4.5 亿，这将给我国经济、财政、社会活力等方面带来严峻挑战。我国现行的"9073"养老模式，指的是以 90%的居家养老为基础、7%的社区服务为依托、3%的机构养老为支撑的社会养老服务体系。这表明，我国未来解决养老问题的重点还是放在居家养老以及社区所能提供的环境支持。与此同时，社区作为人居环境的重要组成部分，也是承载老年人日常生活与活动的主要场所，老年人由于生理与心理方面的变化，对居住空间、生活环境也存在特殊需求，如何建设符合老年人特殊需求的社区环境成为"包容、安全、友好"社区营建所必须面对的痛点与难点。

2007 年世界卫生组织发布了《全球老龄友好型城市指南》，其中涉及了户外空间与建筑、交通、住房、社区支持与卫生保健服务、交流和信息、社会参与、尊重与社会包容、市民参与和就业八大主题，而社区支持便是其中重要的主题之一。该计划对世界各地老龄友好型城市建设起到了很好的引领作用，特别是在社区环境建设方面，如加拿大的"老年人友好社区项目"、美国环境保护署（EPA）发起的《积极老龄化健康社区计划》、日本《应对长寿社会的住宅设计指南》等，都是老龄友好理念在社区支持上的成功实践。目前有关老龄友好型环境设计理论已经覆盖了产品、住宅、社区、城市等各个维度，并且遍布医疗、服务、智能等各个行业领域。社区作为城市的重要组成部分，"老龄友好社区"有助于"老龄友好城市"目标的实现，老龄友好的环境设计理论，可为老龄友好型居住区的设计与规划提供理论支撑。目前该领域的研究成果主要集中在老龄化背景下居住区空间形态与规划方法、老旧社区适老改造、老龄化居住环境建构、适老社区评价体系研究、老年人步行友好及无障碍设计等方面，但总体上仍处于研究的起步阶段。本文将针对目前社区环境现状与问题，重点围绕社区空间特点，提出适老化更新设计策略，从而为我国高质量发展背景下的适老化人居环境建设提供理论参考。

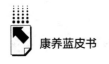

二 现状与问题剖析

（一）相关规范与空间组织有待完善

近年来，中央政府及相关部门相继出台了支持居家养老服务事业的相关政策。2011年国务院办公厅印发的《社会养老服务体系建设规划》明确指出，将对有需求的老年家庭和居住区实施无障碍改造。2022年2月国务院又印发了《"十四五"国家老龄事业发展和养老服务体系规划》，提出了"社会环境更加适老宜居""全国示范性老年友好型社区建设全面推进"的发展目标。北京、上海等地方政府也相继制定了相关政策和规划。虽然在政府相关政策的鼓励与指引下，养老社区建设不断推进，但就规划设计实践而言，目前专业化的标准或规范仍比较缺乏，进行社区环境的规划设计时只能参照国家标准《城市居住区规划设计标准》（GB50180—2018）、《城镇老年人设施规划规范》（GB50437—2007）、《老年人居住建筑设计规范》（GB50340—2016）和《老年人照料设施建筑设计标准》（JGJ450—2018），而这些规范虽然涉及对一些养老设施的基本要求，但对于社区室外环境设计实践而言，尚不能提供具有针对性和专门化的设计指导。

目前大部分社区仍是按照"居住—小区—组团"三级规模划分标准进行建设，这一划分标准容易造成居住单元规模偏大的结果，从而造成居住空间尺度较大，无法适应老龄化社会要求。然而一些与老年人日常生活密切相关的公共服务设施，在老年人组团中可能需求量更大，可达性要求更高，而过大的居住空间尺度并不利于适老化环境的实现。因此，面向社区适老化环境建设，专门化标准和规范的制定仍需要不断完善，针对适老化的社区空间，其规划设计与功能空间结构的组织方式也亟待研究与更新。

（二）社区养老服务设施未成体系

社区养老服务设施建设的整体情况并不完善。在调查中发现，一方面一部分养老服务设施存在"量不足"的问题，多数老旧社区养老设施的种类和数量都比较少，不少社区并未配备社区医院、老年休闲娱乐中心、老年大学等公共服务设施。另一方面，养老服务设施规划缺乏针对性和系统性。"居家养老"模式必须依托较为完备的社区保障体系，包括社区中满足老年人健身的活动场地、方便老年人看病并能提供日常医疗护理的社区医疗机构、临时照顾的托老所，还有日常的餐饮和家政服务等。

从国家现行的养老模式及养老政策可知，居家养老和社区养老是目前我国老年人主要的养老方式，其中养老社区恰好可以通过老年住宅和养老设施的配建，将"居家"和"服务"在社区中很好地融合起来。虽然目前人们对于"养老"问题逐渐重视，但始终缺乏对养老社区空间环境和功能需求的清晰认识，因此出现了定位不明、规模过大、配套设施与老年人需求不匹配、环境设计适老性不足等方面的问题。例如根据"平均人"标准进行的环境设计，忽略了老年人群体对人居环境的特殊需求，社区公共空间也缺少必要的呼救装置、报警装置、求助装置等安全设施。虽然城市社区规划基本都有养老院、养护院、老年人活动场地等设施的配建要求，但主要还是针对设施规模、容量、数量等内容，缺少对户外适老场所的系统性规划标准，落实到社区建设层面也只是满足基本要求的配套设施，缺乏社区养老服务设施体系的要求，特别是户外公共环境中适老空间的统筹规划。

（三）户外环境设计对老年人的特殊需求考虑较少

老年人由于生理与心理方面的变化，与其他年龄层次的人相比，对居住、生活环境等诸多方面存在更多的特殊需求。然而，当前我国城市适老环境建设尚未成体系，所谓的适老设施也多是从满足老年人基本需求上考虑，而针对老年人心理、精神上的需求考虑相对较少。例如以老年人为主的社区和以中青年人为主的社区，在公共设施的功能类型、规模和配置级别上的需求必然会有所不同，老年人对景观环境的感知和认知，也与儿童、青年等其他人群不尽相同。此外，我国城市的一些无障碍设施现状也非常令人担忧。例如，坡道等无障碍设计未体现便捷性、实用性和通用性；公共活动空间严

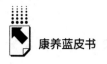

重不足，无障碍设施设置偏少等。

而在景观设计层面存在一定盲目性。一些养老社区只是照搬国外模式，一味地追求高端豪华的环境品质，既没有认真考虑用地的区位、规模和周边配套设施等项目条件，也没有针对老年人的行为特征和心理需求，量体裁衣地进行社区环境设计。例如老年人更喜欢舒展的风景和开阔的景观视野，有视觉障碍的老年人对于小区道路形态以及社区标识系统也有着特殊的需要，而这些在目前我国社区环境设计中却常常被忽略。

三　适老化设计策略

（一）完善社区空间组织结构

1. 控制社区规模尺度

合理控制社区居住空间规模，建立有效的社区居住空间结构是社区适老化空间规划与设计的关键。尺度过大的社区并不利于老年人日常生活，较长的步行路线对于行动受限的老年人来说十分困难。因此，合适的社区规模尺度不仅有利于建立良好的邻里关系、最大限度地提高公共服务设施利用效率，还有助于老年人对居住环境的认识，符合老年人日常出行活动等基本行为需求。

我国老年人的出行方式以步行和公共交通为主，相关研究表明，500米以内的出行距离老年人更愿意选择步行方式出行，而当出行距离大于1公里时，老年人更愿意选择乘坐公交车。根据F.吉伯德的研究，城市居住空间范围不应大于137米，C.亚历山大也认为人的认知邻里范围直径应不超过300码，约合274米，据此换算，适宜的社区规模应控制在4~5公顷为宜。本文认为，在社区建设的筹划阶段，就应考虑老年人群体的出行适宜距离和活动范围特征，合理划分社区规模尺度，适当增加社区内部路网密度，从而达到既能满足老年人出行需求，又能提高社区公共服务、管理及资源辐射范围的目标。

2. 优化空间功能模式

在合理的社区空间规划基础上，优化社区功能空间与组织模式，将休闲、娱乐、健身、商业等活动区与各类配套服务设施合理地布置在社区之中，既能较好地激活社区活力，又能为老年人营造具有良好识别性的交往空间，提升老年人对社区的认同感与归属感。例如在新加坡，社区公园是住宅区中最为重要的组成部分，它按照面积规模和周围环境类型分为新镇公园、邻里公园和儿童游戏场三类，通过社区公园的公共服务性质，实现社区服务范围的"全覆盖"，并按照步行距离集中建设邻里商业中心以满足居民的日常生活需求。又如北京太阳城老年社区，在总体规划上便简化了空间结构层次，采取"小区—组团"二级构成模式，在生活服务配套设施布局上，采取"由集中转向分散，由封闭转向开放"的布局模式，从而丰富了社区空间结构，形成多层次的"交往空间"。

（二）建立社区无障碍空间体系

1. 贯穿社区的无障碍通道

连续系统的无障碍空间体系是保证老年人出行的物质环境基础。目前大部分社区会考虑必要的无障碍设施，但通常忽略了无障碍通道的完整性与系统性。在社区设计中，应考虑到老年人较高的无障碍通行需求，将小区入口、广场、道路、入户、住宅架空层作为一个整体进行无障碍通道体系的设计。例如新加坡不少社区中会考虑连廊的设计，并通过缓坡、坡道和无高差设计，在确保遮阳避雨需求的同时，形成无障碍通道体系。此外，小区内各建筑均有可直达停车楼、公交站、邻里中心或城市道路的电梯。广州美术学院中心花园的设计，为老校区生活的老年人创造了宜居的生活环境。在长度为1.5公里的复合路径中采用了贯穿园区的无障碍体系设计，平整路面易于老年人通行，避免出现过陡的坡面导致老年人的膝关节受损，同时满足其健身需要，1.5公里的路径范围既可以促进老年人的血液循环和新陈代谢，也不会造成心脏负荷过大的影响。结合地形作出不同的防护措施设置，如无扶手栏杆、单侧扶手栏杆、双侧扶手栏杆，为老年人的出行提供安全保障，道路旁侧的座椅供老人与他人交流并可以随时驻足休息。

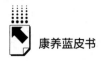
2. 易于识别的交通及导视系统

随着年龄的增长，老年人对外部的感知能力和适应能力都在逐渐衰退，通常还面临着视听功能衰退等问题，因此导视系统的易识别性十分重要。影响易识别性的因素包括对比度、视锐度、视觉对象的尺度、视距、照度等，因此在社区环境设计中，应格外注意导视系统的识别性，特别是无障碍交通体系中，应将识别性作为重要的评价因素，充分考虑老年人室外活动的安全性和识别性，根据易于控制、易于到达、易于交往等原则，进行社区道路、标识、桌椅、绿化等方面的设计。例如成都锦瑭养老社区，设计了主次分明的步行流线系统，步道具有差异化、鲜明性的特点，这样更有利于老年人对小区道路的分辨与记忆。并且全区的无障碍设计可满足老人出行安全需要。园区所有通道宽度至少为 1.5 米，可以保障轮椅老人无障碍进入活动区域。台阶处还会单独设置无障碍通道，并配有清楚的标识设施，充分保障老年人的行动需求。

（三）置入社区适老化空间模块

1. 健康设施模块

健康服务中心是养老社区重要的健康基础设施，也是社区适老化建设中的重要空间模块。目前的标准和规范大多只对服务设施的规模、容量、功能做出了粗略的规定，但面向未来的数字化发展，其服务内容和技术路径都需要更为系统和详细的考量。例如日本藤泽智慧城社区 FujisawaSST 中的综合健康中心，充分利用了最新的大数据物联网平台，建立起一个社区互助的健康老年人匹配系统，为社区中的老年人提供相应的服务，成为满足老人治疗康复保健的全站式服务中心。这种新型的服务平台基于共享服务技术（见图 1），将智慧家具、智慧社区、线下医护等资源都整合起来，通过感知层、网络层、应用层三个方面，构建智慧养老体系——利用传感设备采集老年人身体数据，全面建立老年人的健康档案；从智能能源、无障碍出行、社区安全、智慧诊所、便利联系这 5 个方面建构社区网络；从智能家居系统、智能环境系统、智能安防和智能照护这 4 个方面辅助老年人生活。因此在藤泽社区，从居家产品到户外场地，都集成了依托健康管理数据链的适老基础设施，可以为老人提供更为体贴和智能的服务。

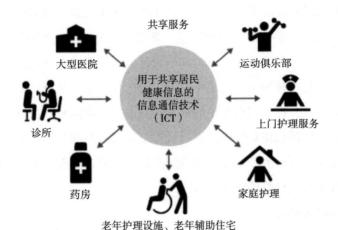

图1 日本藤泽社区的适老共享服务技术体系

图片来源：本研究整理。

2. 自然疗愈模块

老年人群体生理机能逐渐衰退，视觉、听觉减退等问题的出现是日常出行的主要障碍。而大量研究表明自然景观具有疗愈心理创伤、舒缓身心的作用，例如薰衣草、天竺葵等植物的香气能降低人体 CNV 成分，使人镇静和缓解神经衰弱。不同色系的植物群落景观会通过视觉刺激诱发人的心率变化和主观感应，从而产生情绪反应，舒缓人的心情。比如科学实验表明，蓝紫色系、白色系和粉色系的植物群落有利于降低人的平均心率，对人的身心具有一定疗愈作用。老年人对暖色调也有所偏爱，普遍更喜爱那些艳丽、视觉冲击力强、易于视觉感知的色彩搭配。因此社区中那些美好的自然景观，不仅有着美化环境的作用，还有助于老年人从生理与心理上更好地适应环境，康复身心。在社区环境中，合理植入自然疗愈的景观空间模块，运用自然植物景观的设计，是有效提升环境质量和环境效益的重要手段。

成都锦瑭养老社区，针对老年群体的行为模式特征以及身心需求，在社

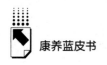

区中植入五感花园、园艺疗愈园、五行花园，康养健身花园、康复花园，以及利用屋顶花园，通过感官刺激、园艺体验、药理康养等自然疗愈方式，营造满足老年人需求的农业体验疗愈园。又如重庆龙湖新壹城项目中，设计团队提出"大自然是最好的治疗师"这一理念，采用"园艺疗养"，利用植物的不同特征而展开各类活动空间的规划设计，以此促进老年人以及亚健康人群的身心健康与精神恢复。场地中设置了园艺种植池，并能让无论是步行还是坐轮椅的老人，都能与自然中的草木花卉进行亲密接触。这类园艺疗养空间注重对近自然环境体验的营造，通过模拟自然形态配置的本土植物，木质种植池的设计，在社区环境设计中营造亲切、舒适、自然的花园氛围，以此更好地促进老人与自然环境的互动。

3. 户外社交模块

除了生理上的机体功能衰退之外，老年人在心理层面的变化与环境需求也不容忽视。有研究表明，退休后的老年人对于社交的需求更为迫切，但受限于各种条件，社区范围内的社交活动成为老年人日常社交行为的主要场所。遛弯、带娃、下棋、运动、闲聊等日常行为，通常也是老年人进行社会交往的主要途径。因此，在社区环境设计中，应充分考虑这类场所中社交氛围的营造。在泰国金福林社区项目中，为促进老年人的户外交往活动，在小区空间规划中结合住宅楼设计了各种聚会空间，鼓励户外活动的进行，例如沿着小溪的周围有运动空间，在树丛中设置私密且静谧的休闲户外空间，花园中还提供餐饮和作坊空间，为老年人提供更多样化的活动场所。科学研究表明，在户外活动时间较长的老年人通常健康状况更好，安全舒适的户外环境可以促进老年人活动频率的提高，帮助老年人增强体质、预防疾病、缓解病痛、防止抑郁。此外，还应该充分考虑"老少同乐"的家庭生活传统，将老年人活动场所与儿童活动场所统筹考虑，这样既能够满足老年人进行户外运动康养的需求，也达到了老年人看护儿童的目的。

4. 康体活动模块

康体活动区是社区户外环境可以为老年人群体提供的最为重要的功能场

所之一，然而大部分社区在规划设计之初只对场地规模、健身器材等物质环境有基本要求，却常常忽略了老年人群体的特殊生理行为需求，以及不同失能程度老人对户外活动空间诸如看护、器械辅助、复健训练等特殊需要。因此，在适老化社区环境设计中，需对康复运动空间加以更多适老化的考虑，尽可能地配备类型丰富且舒适的运动设施，并配以清晰明确的标识增强老人对场地的认知，满足老年人休闲与运动的需求，赋予活动场地更多的包容性与可能性。在成都锦瑭养老社区的康体健身花园设计中，围绕住宅设计了一条贯穿整个园区的康养步道，方便步行和轮椅推行。在中心区域设置康体广场，配置有类型齐备的器械健身区，活动器械是以康复运动功能为主的适老型运动器械，可以很好地帮助老年人进行体能训练和认知训练。此外，健身区地面铺装选择平整防滑材料进行铺设。

四　结论

在高质量发展的时代背景下，人口老龄化成为社区环境建设中亟待解决的问题。由于生理与心理方面的变化，老年人群体对社区居住空间、生活环境等方面都有其特殊的需求。针对目前存在的问题和发展现状，在"老年友好"理念指导下，本文围绕社区空间与适老化环境适配这一核心问题，从环境设计的角度进行了一定思考，认为系统性、多层次的社区环境策略是有效缓解当前社区环境适老问题的重要基础，并应在完善社区空间组织结构和无障碍空间体系的空间规划保障基础之上，重点从健康设施、自然疗愈、户外社交、康体活动等 4 大功能空间模块入手，对社区环境进行适老化设计。后续研究将更紧密地结合地方实践，从而更好地对设计策略进行验证与优化，既是为社区适老化设计提供可靠依据，也可为未来老龄友好城市、包容性城市环境建设提供参考与启示，助力我国人居环境的高质量发展。

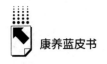

参考文献

[1] 吴良镛：《人居高质量发展与城乡治理现代化》，《人类居住》2019年第4期，第3~5页。

[2] 林静、蔡建明、程哲：《美国机构养老社区空间人本化构建及经验借鉴》，《地理科学进展》2017年第7期，第903~911页。

[3] 张萍、杨申茂、朱继军：《中、美、日三国住宅适老性设计比较》，《建筑学报》2013年第3期，第76~80页。

[4] 郑玲、郑华：《"老龄友好型城市"的理论内涵与构建框架——基于扎根理论的分析》，《社会科学战线》2021年第10期，第226~233页。

[5] 周典、徐怡珊：《老龄化社会城市社区居住空间的规划与指标控制》，《建筑学报》2014年第5期，第56~59页。

[6] 林婧怡：《老龄社会下居住区规划建设的适老问题与对策》，《建筑学报》2015年第6期，第9~12页。

[7] 魏维、顾宗培：《老龄化背景下的养老社区规划设计》，《规划师》2015年第11期，第12~17页。

[8] 刘桦、窦立军、李博：《城市旧居住区适老改造的问题及其解决途径》，《城市问题》2013年第5期，第41~45页。

[9] 胡惠琴、畅流：《老旧住区文娱活动设施规划布局适老性改造研究——以北京红北社区为例》，《建筑学报》2016年第2期，第22~27页。

[10] 张旭：《基于老年人行为模式的居住环境建构研究》，天津大学，2016。

[11] 覃国洪：《基于"老年友好"理念的社区室外环境设计研究》，华南理工大学，2016。

[12] 贾巍杨：《社区适老性评价指标体系研究初探》，《城市规划》2016年第8期，第65~70页。

[13] 于一凡、朱霏飏、贾淑颖等：《老年友好社区的评价体系研究》，《上海城市规划》2020年第6期，第1~6页。

[14] 沈丹、孙玉祥：《无障碍设计在老年社区景观中的运用——以玉溪江川胡家湾老年社区景观设计为例》，《现代园艺》2017年第15期，第121~123页。

[15] 赵一丹、葛幼松：《老年步行行为与社区环境研究进展及展望》，《城市建筑》2022年第19年第2期，第39~43页。

[16] 李欣、徐怡珊、周典：《国内老年宜居环境的学术研究与设计实践》，《建筑学报》2016年第2期，第16~21页。

[17] 贾巍杨：《建筑无障碍标识色彩与尺度量化设计研究》，《南方建筑》2018年第1期，第48~53页。

[18] 朱玲、王睿：《健康城市背景下的新自然主义生态种植疗愈功能框架研究》，《西

部人居环境学刊》2021 年第 2 期，第 29~35 页。

［19］何凌华、魏钢：《既有社区室外环境适老化改造的问题与对策》，《规划师》2015
　　年第 11 期，第 23~28 页。

［20］赖文波、陈畅、陈敏琪等：《基于失能老人需求的适老环境设计策略研究》，《南
　　方建筑》2018 年第 3 期，第 24~29 页。

［21］赵秀敏、郭薇薇、石坚韧：《基于老年人日常活动类型的社区户外环境元素适老化
　　配置模式》，《建筑学报》2017 年第 2 期，第 48~52 页。

B.9
基于社会情绪选择理论的老年人养老旅游动机与行为模式研究

高于欢　胡安安　郑绍成*

摘　要： 随着老年人口的不断增加，中国养老旅游产业快速发展。在此背景下，养老旅游受到学术界的广泛关注，针对养老旅游动机与行为模式的研究需要引入全新的理论视角。本文对国内外养老旅游文献进行系统梳理，基于社会情绪选择理论，引入时间知觉、知识、情绪等维度，对老年人的旅游动机和旅游阻碍因素进行解释，构建养老旅游旅游动机与行为模式分析框架。

关键词： 养老旅游　老年人　社会情绪选择理论　旅游动机　行为意愿

一　研究背景

中国正在经历着人类历史上规模最大、速度最快的老龄化进程。国家统计局 2022 年 1 月发布的最新数据显示，我国人口中 60 周岁及以上人口 2.67 亿人，占总人口的 18.9%；65 周岁及以上人口 2.01 亿人，占总人口的 14.2%，已达到深度老龄化社会的标准（65 周岁及以上人口比例达到 14%）；而 2010 年我国 65 周岁及以上人口占总人口的比重仅为 8.9%。面对

---

* 高于欢，助理教授，中国文化大学国际企业管理学系，研究方向：企业战略管理、康养旅游；胡安安，通讯作者，副教授，复旦大学旅游学系，研究方向：旅游数据开放、养老旅游、老年人信息技术应用；郑绍成，副教授，中国文化大学国际贸易学系，研究方向：企业战略管理。

人口老龄化进程的不断加快，老年人受到越来越多的社会关注，如何化解老龄化带来的挑战已成为学术界和实践界共同关注的重要问题。

表 1 2021 年年末人口数及其构成

指标	年末数(万人)	比重(%)
全国总人口	141260	100.0
0~15 岁(含不满 16 周岁)	24977	18.6
16~59 岁(含不满 60 周岁)	88222	62.5
60 周岁及以上	26736	18.9
其中:65 周岁及以上	20056	14.2

数据来源：中华人民共和国国家统计局。

为了实现积极老龄化，各级人民政府以服务业为突破口，为老年人提供一系列特色服务，取得了不错的成效。作为服务业的重要组成与老年群体的现实需求，养老旅游逐步成为关注的热点。通过检索知网（CNKI）数据库发现，2004~2021 年以"养老旅游"为题发表的学术论文超过 358 篇，其中期刊论文 278 篇、学位论文 70 篇、会议文献 10 篇。可以说，理论界与实践界都在共同努力，希望在养老旅游领域探寻出一条符合中国国情的发展之路。进一步分析上述成果可以发现，针对养老旅游影响因素与偏好、老年旅游动机与行为的研究相对较少，从老年社会学视角分析养老旅游动机与行为模式的专题研究更为少见。因此，本文选择这一切入点展开探讨。

二 国内养老旅游研究述评

20 世纪 90 年代，中国开始进入老龄化社会，养老旅游概念逐步发展起来，相关研究领域受到了学界的广泛关注。从已有的研究文献来看，"养老旅游"概念在国内的形成是一个不断演进的过程，较多的学者认为养老旅游是老年旅游衍生出来的概念。在研究的起步阶段，考虑到老年人的健康、心态和偏好明显不同于其他年龄段群体，国内学者倾向于将老年人旅游活动

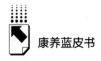

称为"老年旅游",并将老年旅游视为一个单独的细分市场进行研究。同一时期,也有学者倾向于使用"银发旅游"这一概念。虽然"银发旅游"与"老年旅游"文字上略有不同,但从概念对比来看,两者并无实质性区别,都是学界较为认可的表述方式。伴随着社会进步,养生理念不断兴起,中国老年人的生活方式也出现了较大变化,"养老旅游"的概念开始出现。如周刚(2006)认为"养老旅游"本质上是老年人度假旅游,是老年旅游者以异地养老的形式而发生的旅行和游览活动总称。这一观点虽然将养老旅游与工作、移民等外界影响因素区分开来,但没有界定异地旅居的时限。随后许多学者陆续提出了各自的看法,但由于国内相关领域的研究起步较晚,目前学界关于"养老旅游"尚未形成公认的定义,表述也各有不同(如表2所示)。

表2　国内养老旅游概念的相关研究

研究者(年代)	概念
周刚(2006)	养老旅游在本质上属于老年度假旅游,是老年旅游者以异地养老的形式而发生的不以工作、定居和移民为目的的旅行和游览活动的总称。
梁陶(2008)	养老旅游是指老年旅游者连续时间不超过一年,且不以获取经济利益为目的的异地养老过程中所发生的一切现象和关系的总和。
黄璜(2013)	养老旅游,也叫老年长居旅游(Elderly Long-Stay Tourism),指老年人以提高生活质量为目的,旅行到其常住地之外生活,连续停留时间在一个月至一年之间,旅行距离一般跨越省界甚至国界,以季节性、多场所、巡回式生活方式为特征,不同于短期观光旅游和长期性迁移,具有独特的发展规律的旅游模式。
宋欢等(2016)	养老旅游定义的落脚点在"旅游",养老是目的,而旅游则是载体、是形式,两者同时发生且融为一体,无法抽离。
徐飞雄等(2019)	养老旅游是老年人为了保持健康、调养身心、延缓衰老而离开惯常环境,到其他地方的居住(不超过1年)、休闲、度假、养生等活动现象的总称。

资料来源:本研究整理。

从上述定义可以发现,尽管"养老旅游"概念略有差异,但其核心思想都是以老年旅游者为主体,在异地养老的过程中所发生的旅游活动。从表述方式来看,国内对"养老旅游"内涵和外延的界定并没有形成统一的标准，但"养老旅游"与"老年旅游""银发旅游"相比，仍存在一定区别。首先，养老旅游植根于旅游学领域，服务于老年社会领域。"养老旅游"（侧重于旅游）和"旅游养老"（侧重于养老）之间存在着密切联系，地位同等重要。例如依据周刚（2015）提出的"旅游养老"定义，"旅游养老是老年人（通常为55周岁及以上年龄的人群）以异地养老形式发生的不以工作、定居和长期移民为目的的旅行、暂居和游览活动的总称"，这一概念除了更加明确老年人的年龄界限外，其他都与早期养老旅游概念表述一致。其次，养老旅游的涉及面更广，蕴含了异地养老的功能。"异地养老"通常指老年人离开现有住宅，到外地居住的一种养老方式，这种养老方式是从"家庭养老"演变而来。从"家庭养老""异地养老"再到"养老旅游"，透过概念演进过程可以看出，"养老旅游"是时代发展催生出来的全新事物，是一个集物质水平、精神追求和生活方式等多方面现实意义于一体的综合性概念。

目前，中国养老旅游事业发展十分迅速，老年人的旅游行为模式和旅游动机也呈现多元化。特别是在养老旅游方式的选择上，老年人更倾向于选择环境舒适的地方放松休养，主要的服务形式有候鸟型旅游养老、生态养老、老年旅居团、老年养老部落、乡村养老游、老年长期游、连锁式异地置换型老年旅游等。面对逐年上升的老年人口数量和老年群体日益增长的美好生活需要，本文认为虽然诸多"养老旅游"的概念细节尚未达成统一，学界对养老旅游的分类、界定等也存在不同的划分方式，但这并不构成真正的研究障碍。理论研究的最终目的是服务实践、指导实践，为行业实践提供依据，确保产品、服务不会与养老旅游的核心目标相背离。从当前学界针对养老旅游的探讨来看，多数学者都认为"养"的作用更为重要，本文也基于这一观点，认为与老年群体"养"有关的动机、行为模式应当成为理论分析的重点。

三　老年社会学理论与社会情绪选择理论

老年人口基数大是众多经济发达国家的共同特点。20世纪初，海外已经

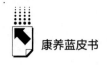

有学者开始从事现代老年医学与老年保健的研究。20世纪40年代起，老年学逐渐形成一门学科，社会学家开始关注老年群体的社会活动与现象，其中聚焦参与动机的理论主要有三个：退出理论（Disengagement Theory）、活动理论（Activity Theory）和社会情绪选择理论（Socioemotional Selectivity Theory）。

退出理论是 Cumming 和 Henry 在1961年提出的基础理论，后来经过其他老年学家、社会学家的不断完善和发展，最终形成了一套较为完善的老年社会学理论体系。Cumming 认为老人在现代社会的身份地位会随着年龄变化而退化；随着年龄增大，老人会不得不降低与他人的互动，也会与所属的社会系统（社会组织）脱离。退出理论将老年视为一个重要时间点，认为老年群体脱离社会并非负面或不正常的现象。老年人退休，自身体力和智力下降等原因，都会使个人社会关系趋于减弱，逐渐退出原有的社会关系。

活动理论的基本观点与退出理论相反，该理论认为对于社会中不同年龄层的人而言，社会活动和社会生活的基础并未有多大的改变，老年人同样具备参加社会活动的意愿，只不过由于自身身体老化，放慢了参与活动的速度与频率而已。活动理论在20世纪60年代正式提出后就受到了广泛关注，一些学者对活动理论进行了更加系统的探讨，其中代表人物 Havighurst（1968）认为：老年人会持续中年时期的生活状态，否认自己已经老去的事实；在面对老去的过程中，老年人应当保持社会参与和持续活动，包括体力、心理及社会的活动，即使被迫从许多地方退出，也要寻找替代方案。国外关于老年人旅游频率的研究同样表明，老年人继续参与社会组织或从事以往的兴趣活动，确实有助于充实生活内涵，增加晚年生活的满意度。

社会情绪选择理论起源于20世纪90年代。1990年，斯坦福大学教授 Carstensen 及其同事研究发现，当年轻人预期社会关系即将终结时，他们选择社会伙伴的决定和老年人的决定是一样的，即：时间知觉或许才是真正影响人们社会目标选择的因素，而非生理年龄。在此之后，Carstensen（1995）提出生命周期概念来进一步解释社会情绪选择理论，他认为人们选择社会活动的偏好会受到时间知觉的影响，当感觉到未来时间有所变化时，人们的社会动机也会有所变化，而社会动机又可以分成信息获取（Information Seeking）、情绪管理（Emotion Regulation）、自我概念（Self Concept）三种。1999 年，Carstensen 再次对理论进行补充，指出随着年龄增长，时间知觉扮演着社会目标选择和追求的基础角色，而人们对社会目标选择的优先级会改变，与之相对应的社会动机可分为获得知识和情绪管理两种。当感知时间充裕时，知识相关的目标被视为优先；相反，当感知时间较为有限时，情绪相关的目标就被视为优先。经过不断完善，社会情绪选择理论框架日臻成熟，认为随着年龄的增长，老年人认识到他们的时间、精力有限，会更多地选择参加那些产生积极情绪体验的社会活动，避免涉及消极情绪的社会活动。针对这一理论，目前国内已有一些学者进行了重点探讨。

四　养老旅游的动机与行为模式分析

养老旅游是时代催生的新兴产物，在诸多方面仍需进一步发展完善。具体而言，中国养老旅游领域存在的困境大致可以分为理论和实践两类。在理论层面，由于养老旅游概念本身较为复杂，无论是概念起源还是概念范围界定，学界都存在不同的解读观点。相较于国外学者的研究，国内养老旅游领域缺乏较为完整的理论体系支撑，这给理论研究带来了不小的阻碍，难以结合具体场景展开科学分析与验证工作。在实践层面，国内养老旅游市场的需求端和供给端存在失衡现象，一方面养老旅游市场的有效供给明显不足，另一方面是庞大的老年人口数量，对养老旅游的需求远超国外相关研究的市场量级。目前国内的养老旅游产品主要是对传统旅游产品的简单嫁接，真正针对老年人群体开发的产品与服务少之又少。针对上述困境，本文认为有必要在理论层面选择一个相对简单的视角来重新解构养老旅游，直接分析老年人的旅游动机和行为模式，进而指导实践层面，帮助旅游企业跳出传统认知框架，针对老年群体的行为模式开发、设计养老旅游产品及服务。

结合上文对养老旅游概念的梳理，不难发现国内外老年旅游（Senior Tourism）均以养老为核心目的。在此基础上，本文将凡是以养老为目的进

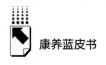

行的旅游，均归为养老旅游，其中"养老"指老年人维持健康生活并进一步改善生活质量的过程。

进一步梳理老年社会学理论可以发现，社会情绪选择理论能够较好地还原和解释当前国内老年人的群体特征，具体表现为以下几点。首先，该理论将人们参与社会活动的目标分为知识获取与情绪管理两类。随着年龄的增长，老年群体的需求会随之变化，更加倾向于选择与情绪相关的社会活动，如跳广场舞、手机看短视频等，特别符合今天中国老年群体的行为特征。其次，不同于退出理论和活动理论，社会情绪选择理论更加侧重于人的主观能动性层面，即老年人会主动选择对自己而言更有利的活动，在退出和参加社会活动之间取得一定的平衡，这符合老年群体追求稳定、平衡的行为特征。除此之外该理论提出"时间知觉"这一概念，有助于研究者还原和预判老年人行为。综上所述，本文选择基于社会情绪选择理论，梳理国内外现有养老旅游研究成果中的旅游动机和阻碍因素，进而刻画中国老年人养老旅游动机和行为模式。

（一）旅游动机

自20世纪下半叶开始，伴随老年人口不断增加的背景，各国学者开始从多种视角对老年人旅游动机展开探讨。发展至今，老年人旅游动机领域的研究成果已经较为丰富，可供进一步细化分类。基于社会情绪选择理论，老年人社会参与动机主要可分为知识获取和情绪管理两类，本文就以"知识"和"情绪"作为核心类属，对已有的老年旅游动机研究成果进行纵向梳理（如表3所示）。

表3　社会情绪选择理论分类下的老年旅游动机

学者（年代）	研究结果	知识	旅游动机情绪
Uysal M（1998）	旅游需求理论认为旅游主要基于三大类因素，分别是经济因素、社会心理因素和外在因素。	—	社会心理因素

学者(年代)	研究结果	知识	旅游动机情绪
Kim J, Wei S, Ruys H (2003)	按照旅游动机,老年人可以分成:主动学习者、休闲放松家庭型、小心参与者、基本度假者。	主动学习者	休闲放松家庭型
Huang L, Tsai H (2003)	中国台湾地区老年人旅游动机主要包括休息和放松、人际社交、与家人共处、参访新地点、寻求知识性丰富、心灵丰富等。	参访新地点、寻求新知识	休息和放松、人际社交、与家人共处、寻求心灵丰富
Hsu C. H. C, Cai L. A, Wong K. K. F(2007)	中国老年人的旅游动机,在影响因素方面可以分为外部条件和内在欲望两大类。	求知、怀旧	逃避常规、社交、骄傲和爱国
Chen C, Wu C (2009)	中国台湾地区老年人选择海外旅游的决策,可以整合年龄、收入来源、雇用状态、放松动机、追求新奇、社交和个人阻碍理由等多个因素来进行预测。	追求新奇	放松、社交
Jang S. S, Bai B, Hu C, et al. (2009)	老年人的旅游动机包含追求新知、自尊、自我增强、社交、休息和放松等。	追求新知	自尊、自我增强、社交、休息和放松

资料来源:本研究整理。

(二)旅游阻碍

人类行为既有"想去"或"想做"的正向动机,也包含"不想去"或"不想做"的负面阻碍因素。旅游领域同样如此,专门分析旅游负面因素的研究最早源于国外学者对休闲阻碍的研究。1987年,Crawford和Godbey将休闲阻碍定义为:个体主观知觉不喜欢或无法继续参与休闲活动的影响因素。随后Crawford等人(1991)又延续之前的概念,将休闲阻碍细化为个体内在阻碍(Intrapersonal Constraints)、人际间阻碍(Interpersonal

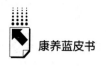

Constraints）和结构性阻碍（Structural Constraints）三种。基于这一研究框架，国内外学者展开了更加深入的理论探讨与实证研究，并逐渐拓展到老年人旅游领域。基于社会情绪选择理论，本文梳理了现有文献成果中的老年旅游阻碍因素（如表 4 所示）。

表4　社会情绪选择理论分类下的老年旅游阻碍因素

学者（年代）	研究结果	旅游阻碍		
		知识	情绪	其他因素
Crawford D. W, Godbey G (1987)	将休闲阻碍分成三种：个体内在阻碍、人际阻碍和结构性阻碍。	缺少休闲资源	压力、忧虑、信仰、焦虑、自我能力等	缺少设备支持、金钱、时间
Carroll B, Alexandris K (1997)	参加悠闲活动的阻碍因素主要包括个体缺乏兴趣、知识和时间。	缺乏知识	缺乏兴趣	缺乏时间
Huang L, Tsai H (2003)	老年旅游的阻碍主要有三类：旅行者能力、旅行直接供应者、旅行间接动机。	缺乏旅行地点信息	离家恐惧、缺乏同伴、饮食考虑、不好玩、浪费钱、麻烦、年龄问题	担心生理健康、财务考虑、缺乏时间
Jang S. S, Bai B, Hu C, et al. (2009)	正负向情绪对于老年旅游的动机和意愿的影响。	—	负向情绪	
Warshaw P. R, Davis F. D (2015)	老年人旅游阻碍主要源自个体内在阻碍和结构性阻碍。	—	有罪恶感、感觉年龄不合适出游	担心财务和时间因素
E, Domínguez Vila T, et al. (2016)	性别、经济状况、自我感觉时间是否充裕等因素，会影响老年游客的旅行频率。	—	—	对经济状况的顾虑、对时间掌控的忧虑

资料来源：本研究整理。

（三）行为意愿

行为意愿（Behavior Intention）是个体从事某种行为的意愿，即个人在行为选择的决定过程中，是否执行未来行为的心理强度。20 世纪社会心理学家对行为意愿和未来行为之间的关系进行了广泛研究，其中最为重要的理论是 Ajzen（1985）所提出的计划行为理论（Theory of Planned Behavior，TPB）。该理论从理性行为理论（Theory of Reasoned Action，TRA）演变而来，主要用于分析和预判个体的具体行为。近年来，国内外学者在探究个体旅游行为意愿时，常以计划行为理论（TPB）作为基础理论框架，其适用性得到了广泛验证。具体应用于老年人的旅游行为模式分析，可以将计划行为理论中的行为意愿变量进行重点扩展。

基于社会情绪选择理论，时间知觉会影响老年人对当前社会目标的选择。在旅游情境中，可以从旅游动机、旅游阻碍因素两个方面进行推导。老年人对未来的时间知觉会直接影响到他们的旅游动机，进而影响旅游行为意愿。在此过程中，旅游阻碍因素发挥着干扰变量（Moderator）的调节作用：旅游阻碍越强，对于旅游行为意愿的削弱就越大；反之，旅游阻碍越低或不存在时，旅游行为意愿越明显。具体而言，当老年人的时间知觉发生变化时，他们的旅游动机会随之改变：如果认识到自身未来的时间、精力有限时，他们对获取知识的行为动机会逐渐减少，情绪动机会有所增加，进而倾向于选择容易产生积极情绪的旅游活动（比如邮轮度假、怀旧参访等），同时避免选择容易产生消极情绪的旅游活动（比如行程较密集的游览等）。从阻碍因素的干扰性来看，当老年人感觉未来时间有限时，旅游活动情绪类阻碍产生的干扰性往往大于知识类阻碍。简略的老年人养老旅游动机与行为模式分析框架如图 1 所示。

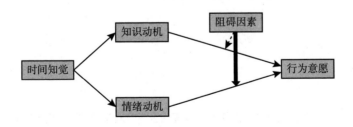

图 1 老年人养老旅游动机与行为模式分析框架

资料来源：本研究整理。

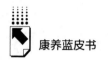

五 结语和展望

在国内外相关研究成果的基础上，本文基于老年社会学理论中的社会情绪选择理论，对老年人养老旅游动机和行为模式进行了探索性分析。受限于研究能力和资源，本文分析较为单薄，有待于进一步细化展开，具体存在的局限性和未来研究突破口总结如下。

第一，本文仅以现有文献为基础，探究养老旅游动机、阻碍因素及行为意愿，文献资料存在遗漏和不全面的问题。未来可以使用元数据（Metadata）总结国内外研究成果，并开展相关质性研究，通过深度访谈、焦点小组讨论等方法深入剖析老年人独特的行为动机。

第二，在深化研究方面，本文扩展了社会情绪选择理论的应用范围，尝试构建老年人养老旅游动机和行为模式框架，未来可以引入其他分析维度、变量，对养老旅游动机和阻碍因素进行细致刻画。同时，依据已有的理论模型收集老年人数据，对相关研究假设进行验证，进一步还原时间知觉、旅游动机、行为意愿三者之间的因果关系。

第三，随着深度老龄化社会的到来，党和国家对老龄事业和相关产业高度重视，养老旅游的发展亟须体现老年群体特征的理论分析框架。面对养老旅游供需失衡的现状，学界和业界不仅要满足老年人最直接的养老、健康需求，更要关注新时期出现的全新养老旅游动机与对应的阻碍因素，有针对性地开展研究与创新实践，践行供给侧结构性改革。

参考文献

［1］李东亚：《山东省城市老年人体育旅游现状分析与对策研究》，延边大学，2011。
［2］杨墅、储德平、李泓沄等：《近二十年中国养老旅游研究态势——基于1993~2017年 CNKI 所刊期刊刊文献的共词可视化分析》，《资源开发与市场》2018年第7期，第982~986页。

［3］蒋祖云、乐祖康：《"两江一湖"开拓老年旅游客源市场探微》，《旅游学刊》1993年第3期，第30~32页。

［4］曹芙蓉：《旅游银发族的世界格局及其需求特征》，《旅游学刊》2008年第6期，第36~42页。

［5］马桂顺、龙江智、李恒云：《不同特质银发族旅游目的地选择影响因素差异》，《地理研究》2012年第12期，第2185~2196页。

［6］杨塁、储德平、王兰兰：《养老旅游：中外研究的多维度理论前沿与展望》，《学术评论》2018年第5期，第32~40页。

［7］黄璜：《国外养老旅游研究进展与我国借鉴》，《旅游科学》2013年第6期，第13~24页。

［8］宋欢、杨美霞：《养老旅游的概念与本质》，《三峡大学学报（人文社会科学版）》2016年第6期，第37~41页。

［9］周刚、周欣雨、梁晶晶：《旅游养老产业化发展初步研究》，《荆楚学刊》2015年第1期，第53~58页。

［10］张国礼、王沛：《追求情绪体验与获取知识：社会情绪选择理论》，《宁夏大学学报（人文社会科学版）》2008年第5期，第150~152页。

［11］刘晓燕、陈国鹏：《社会情绪选择理论的发展回顾》，《华东师范大学学报（教育科学版）》2011年第1期，第47~53页。

［12］尹述飞、李添、胡雪：《老年人的跨期决策行为——基于社会情绪选择理论的分析》，《决策与信息》2018年第2期，第68~75页。

［13］Neugarten B. L. Middle age and aging ［M］. University of Chicago press, 1968.

［14］Losada N, Alén E, Domínguez Vila T, et al. Travel frequency of seniors tourists ［J］. Tourism Management. 2016, 53：88-95.

［15］Fredrickson B. L, Carstensen L L. Choosing social partners：how old age and anticipated endings make people more selective. ［J］. Psychology and aging. 1990, 5（3）：335-347.

［16］Carstensen L. L, Isaacowitz D M, Charles S T. Taking time seriously：A theory of socioemotional selectivity. ［Z］. US：American Psychological Association, 1999：54, 165- 181.

［17］Chen C, Wu C. How Motivations, Constraints, and Demographic Factors Predict Seniors'Overseas Travel Propensity ［J］. Asia Pacific Management Review. 2009, 14：301-312.

［18］Alén E, Nicolau J. L, Losada N, et al. Determinant factors of senior tourists' length of stay ［J］. Annals of Tourism Research. 2014, 49：19-32.

［19］Lu J, Hung K, Wang L, et al. Do perceptions of time affect outbound-travel motivations and intention? An investigation among Chinese seniors ［J］. Tourism Management.

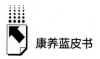
2016, 53: 1- 12.

[20] Crawford D. W, Godbey G. Reconceptualizing barriers to family leisure. [J] . Leisure Sciences. 1987, 9 (2): 119- 127.

[21] Carroll B, Alexandris K. Perception of Constraints and Strength of Motivation: Their Relationship to Recreational Sport Participation in Greece [J] . Journal of Leisure Research. 1997, 29: 279-299.

[22] Kazeminia A, Del Chiappa G, Jafari J Y. Senior? Travel Constraints and Their Coping Strategies [J] . Journal of Travel Research. 2015, 54: 80-93.

[23] Hsu C. H. C, Huang S S. An Extension of the Theory of Planned Behavior Model for Tourists [J] . Journal of Hospitality & Tourism Research. 2010, 36 (3): 390-417.

[24] Soliman M. Extending the Theory of Planned Behavior to Predict Tourism Destination Revisit Intention [J] . INTERNATIONAL JOURNAL OF HOSPITALITY & TOURISM ADMINISTRATION. 2021, 22 (5): 524-549.

B.10
横琴粤澳深度合作区建设视域下康养旅游产业转型研究[*]

李 军 张 雨 董 浩[**]

摘 要： 当前我国社会主要矛盾已然转化，广大人民群众期盼过上幸福生活。"追求生命质量"观念蔚然成风，康养旅游乘着人们消费观念转变的东风而风生水起，俨然彰显出磅礴的增长劲头。习近平总书记曾就横琴借鉴海南的医药政策，加强与澳门的产业合作作出过明确指示。遵照习总书记的指示精神，本文建议把横琴作为国家康养旅游领域对外开放和对内改革的压力测试区，为中国康养旅游领域深层次改革积累经验。本文就我国康养旅游的行业状况，总结了其现存主要问题，结合横琴粤澳深度合作区建设背景，进一步分析我国康养产业解除转型桎梏的关键机遇，建议围绕横琴粤澳深度合作区设立"全国康养旅游改革压力试验基地"。

关键词： 横琴粤澳深度合作区 康养旅游 跨境旅游

---

[*] 本文系国家社会科学基金后期资助项目"后疫情时代旅游业复苏路径与创新驱动研究"（21FGLB063）阶段成果。

[**] 李军，博士，教授，华南师范大学会展经济与管理系主任，硕士生导师，研究方向：旅游目的地管理、共享经济、人力资源管理；张雨，华南师范大学旅游管理学院，研究方向：全域旅游、旅游目的地管理；董浩，华南师范大学旅游管理学院，研究方向：文旅营销、旅游目的地管理。

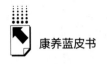

前　言

务实推动横琴高质量发展是党中央谋划的全局性战略部署。习近平总书记先后四次视察横琴，足以彰显横琴在加强粤澳深度合作中的重要地位。习总书记在第四次视察横琴时，告诫发展必须秉持初心，将横琴建设成为蕴含勃勃生机的现代化新城，助力澳门产业结构多元化战略实施，要继续拓展，选好产业。此外，习总书记曾就横琴借鉴海南的医药政策，加强与澳门的产业合作作出过明确指示。在当前世界健康产业蓬勃发展以及横琴粤澳深度合作区建设的背景下，横琴康养旅游产业方兴未艾。遵照习总书记的指示精神，本文建议把横琴作为全国康养旅游改革压力试验基地，同时面向国内与国际提供高端诊疗服务，打造成以预防为主的国际诊疗中心和享誉全球的康养旅游目的地，从而扩大澳门产业发展空间，将其培育为康养旅游领域的压力测试区，发挥示范作用，为我国建设国际一流的康养旅游产业提供改革经验。

一　康养旅游产业内涵解析

由文化和旅游部印发的《国家康养旅游示范基地标准》中明确指出，康养旅游活动囊括了借由美容健身、均衡饮食、精神涵养、生态维护途径，以达成游客生理和心理相协调的多类旅游类型。商业生态系统的说法源自经管学与人类学理念的叠加，而康养商业生态系统则可用于指代某一地域范围内应用于康养活动的设施、团队、现金、数据以及知识等元素有序地组织，借由与产业适配的基础设施、公共服务设施、生产设施等基础条件配置，自行搭建具有发展弹性的、产能集约的、具备独特性的网格结构的生产服务体系。该体系根植于现下灵活的"康养+""数字化+"以及智能化产业导向，兼顾不同地域康养活动形态特征，立足于经济集聚、行业协整的学说，将达成地域内康养经济有机孕育、协力合作、荣辱与共状态为标杆，运营成为可持续的、互帮互助的商业生态系统。

因此，康养旅游产业从学理上可被界定为：以康养休闲活动为核心的有机商业体系，其是经由传统旅游产业价值链立体化轴转而成的产业体系，进而再转化成高层次的商业生态体系。核心要素可囊括为五个方面：第一是物质动力，指代的是现金、数据、团队、体制和知识等，类似于生物圈中的空气和土壤，是筑构康养商业生态系统的基石；第二是供应方，指代的是提供服务或产品的组织，类似于生物圈中的产出角色；第三是需求方，指代的是享受商品供应的群体，在生物圈中具有最重要的地位和最灵活的属性；第四是衔接方，指代的是行业自发组建的机构，肩负着疏通不同主体间交流渠道、监管产业动向、维护产业经营秩序、推动产业长期平稳运行的使命；第五是生态场景，指代的是产业发展背后依托的宏观社会经济背景。

二　我国康养旅游产业的发展现状及问题

（一）我国康养旅游产业的发展现状

1. 空间维度：区域格局分布

国内康养旅游产业的空间布局主要呈东北、东部、中部和西部 4 个区域分异，并已形成典型的区域特色和差异化竞争优势。

（1）东北地区涵盖了东三省及由蒙古东部地区，该地域依托独特的冰雪温泉条件和卓越的生态绿色林业，目前已经培育起冬季项目竞赛旅游、温泉疗养旅游、林地养生旅游等产品矩阵，地域特色浓厚。

（2）东部地区涵盖了珠三角、长三角、京津冀的主要省市，为国内康养旅游产业最发达的区域，已形成高端医疗旅游、滨海休闲养生、文体赛事展会、中药康体和西药医疗旅游等产品矩阵。

（3）中部地区涵盖了"东接沿海、西接内陆"的六个省份，该地域凭借极其优越的山水资源和丰富的人文遗迹，目前已经培育起了林地养生旅

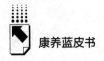

游、文体赛事展会、人文体验度假旅游、乡村旅游等产品矩阵，但产业链不成熟。

（4）西部地区涵盖了重庆、云南、青海等12个省份，该地域凭借极其独特的山水资源，目前已经培育起了温泉疗养旅游、中医药疗养旅游、生态气候度假等产品矩阵。但其康养旅游产业仍处于起步阶段。究其原因，主要是受经济发展水平、基础设施建设、地理区位等因素的限制。

2. 战略维度：发展模式选择

各省份基于其康养旅游产业发展现状及战略目标，各自形成了不同的、适合实际省情的产业发展模式。对于东部地区的经济发达省份，如广东、上海、江苏、浙江、福建等来说，其康养旅游产业发展模式普遍为市场驱动型集聚模式，以康养旅游客源市场为中心进行发展，借由生产要素集约衍生出地域康养基地、健康城镇、养生谷等模式。除此之外，部分省份实行行政驱动型集聚发展模式，即通过行政划拨进行国有企业重组，以此打造区域大型康养旅游企业集团，并借助集团的整合能力引导地方市场有序建设。

3. 品牌维度：市场形象塑造

各省（区、市）实行的品牌策略主要可以分为两种：一是母子品牌组合策略。母品牌负责展示地区整体康养旅游品牌形象，子品牌则体现省辖市区的差异化康养旅游特色。二是实施独立产品品牌策略。各省（区、市）培育和营销多个康养旅游产品品牌，以扩大市场知名度和影响力。可以看出，新时期下，各省（区、市）都对品牌的打造给予重视，并努力赋予品牌区域特色与独特优势。

4. 产品维度：供给体系建构

适应新时期市场需求变化趋势，国内各省份立足自身资源禀赋，运用新技术、新载体、新形式、新功能、新平台等创新要素，将商品矩阵升级作为变革任务，搭建具有创新性、异质性的产品服务矩阵。其中，对于康养旅游发达省份，其产品策略普遍为"1+X"策略——"1"指最具地域特色和比较竞争优势的康养旅游产品。此外，部分省份实行产品创新策略，通过创新打造竞争优势，具体表现为功能、形式、技术、平台等方面的创新。

5. 制度维度：保障系统支撑

可以借由行业前瞻性部署和引导性施政方针改善当地政策条件，为康养旅游产业提供适配的发展场景。国内康养旅游产业尚处于起步阶段，出台扶持政策与产业规划有利于为康养旅游产业高质量发展创造良好条件。政府支持方面，部分省份出台专门政策深化行政管理体制改革，并强化措施落实、跟踪问效，以提高政务服务效率和优化营商环境。基础设施支持方面，部分省份的基础设施建设紧密对接康养旅游者的需求特点，根据康养旅游者需求，以医疗服务、无障碍设施、信息通信基础设施、产业信息共享系统等基础设施建设为重点，为旅游者提供保障。

（二）我国康养旅游产业发展中的问题

1. 康养旅游产业统计体系尚未建立

由文化和旅游部印发的《国家康养旅游示范基地标准》，为我国康养旅游发展指明了前进方向，然而，伴随着疫情叠加复杂的国内外形势影响，该标准相对于日新月异的康养旅游产业形态演化已经略显滞后。此外，康养活动价值链条跨越了三类产业，其中涵盖的行政、行业组织非常广泛，不同行业间对康养活动尚未达成界定范围和数据监测方面的共识，尚在发育阶段的康养旅游产业也还没有搭建专门的统计指标。这就直接造成了当前康养旅游产业整体的宏观发展导向、行政边界、监管职权归属和行业发育情况动态监测难以实现，造成政府管理层面出现了"真空"。

2. 顶层设计和统筹规划较为缺乏

目前，全产业范围内并未有官方发布的统一意见性导向，略有"擦边"的则是《"健康中国 2030"规划纲要》。这样就直接导致了，在全国范围内，很多地区面对冉冉升起的"康养蓝海"监管束手无策，甚至存在行政体系审批流程不通畅、公共信息平台信息堵塞的现象，导致康养资源投入与需求匹配出现断层，政府公共财政的前期投入有去无回。除此之外，由于规划方向并不明确，一些具有民族风情和地域特色的康养旅游走上了同质化恶性竞争的道路，各类旅游资源之间相互倾轧，并未形成良好的产品体系和互

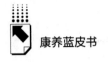

补格局。部分地区甚至因为重复建设的问题相互推诿和攻讦，进一步恶化了康养旅游可持续发展的环境。

3. 产业供给尚不能满足人民健康需求

同质化的康养产品驱逐了高质量的康养产品，导致人民群众的需求无法满足。由于我国康养旅游整体发育时间较晚，相较于大众需求呼唤，存在一定滞后性，因此相对复杂的产业供给如高质量疗养、生命质量管理、老年人疗养的供应体系尚不完善，消费者的整体满足率和满意度较低，因此不少消费需求"逃逸"到了周边国家和地区。根据我国 2021 年全民旅游质量统计报告，2021 年我国 75% 以上的医疗健康旅游消费"逃逸"到了周边的国家和地区，游客普遍认为相较于国内落后的设施条件，日本的恶性疾病防治、韩国的医疗养颜服务已经较为成熟，部分城市甚至将康养旅游当作吸纳中国游客的金字招牌。

4. 产业融合程度和集群集聚效应有待提升

就全国康养旅游产业的发育格局来看，不同行政区域间产业渗透和合作严重不足，并没有发挥康养产业联动三类产业的优势，这就导致康养旅游产业始终是单打独斗，无法做大做强。一方面来看，不同地域、不同类型甚至是康养产业与其他产业间，如何打好"组合拳"，破除行业壁垒和偏见，仍然有很长的路要走；另一方面来看，康养产业的发展始终不能脱离当地的支柱性产业而凭空起高楼。就 2021 年我国的情况而言，不少地区的康养旅游项目仍是高悬于地方经济之上的"空中楼阁"，康养产业与主导产业间联动效应尚未发挥出来，这导致康养产业普遍存在后劲不足的问题。

5. 产业发展要素短缺

毫无疑问，作为战略性新兴产业的康养产业具有较高的技术创新需求，然而当前社会资源并未有效配置到康养产业，在康养产业发展急需的高质量人力、技术、资金等层面仍有严重不足。其一是高素养人力资源吸引力不足，行业专门人才并未有完善的培育体系和职业规划，导致人力资源在比例、素养方面不具备优势；其二是我国康养行业和医疗保健行业孵化机制不太通畅，导致不少医疗保健和生命制药产业的成果无法在康养产业落地转化，存在理论和应用的脱节情况；其三是当前的行业监管存在较多漏洞，譬如前文提及的，由于缺乏专门的统计指标和统筹工作，导致行业监测无法落实。此外，对于从业人员的资格审核、康养产品和服务的落地审批流程和还价、企业运营资质的鉴定等工作，尚需具体细化。

三　横琴粤澳深度合作区建设背景下康养旅游产业发展机遇

（一）新需求催生新康养新业态

新冠疫情在全球范围内的蔓延扩散，不仅打乱了人们稳定的生产生活节奏，导致经济陷入衰退的泥沼，也对旅游产业造成了近乎"致命"的打击。文化和旅游部发布的数据显示，单在 2020 年，全年旅游人次同比减少了15%，旅游活动收入锐减整整 1 万亿元。然而需要看到的是，危机中蕴含着转机，疫情的蔓延也让人们的卫生安全防护意识得到前所未有的提升，健康生活的需求蔚然成风。

历经反复多轮的疫情冲击，消费者参与旅游时的需求和行为已经产生了很大的转变。与健康挂钩的产品成为市场的热门选择之一，人们对生命质量的追求逐渐提升，在旅游时更加青睐康养旅游产品。疫情也催生出了新的社会消费导向。我国居民对干净的水源、新鲜的空气等环境要求提升，在面向自然索取、社会和谐与个人价值之间反复寻求平衡。在后疫情时期，得益于我国政府对疫情的有效控制，我国的旅游市场得以在世界范围内率先复苏，虽然大家的出行观念和旅游消费信心培育尚待时日，但市场整体的消费趋势已经培育而消费诉求也在回调。故此，2021 年以来，中国旅游业产值也经历了一小段较大幅度增长时期。通过这次疫情的考验，旅游业将会进一步通过集约化降低运营风险，并提升运营的规模化效应，食住行游购娱等旅游传统业态会主动走向"虚拟化"和"数字化"，打通线上与线下服务衔接的壁

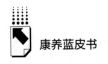

垒，提高产品服务体系保健性、生态性水平，实现快速跟进消费需求，尽快实现产品迭代与更新的目标。

（二）产业结构升级的需要

我国早在 2019 年就出台了《促进健康产业高质量发展行动纲要（2019~2022 年）》。自那时起，我国医疗康养产业就具有较为明确的发展导向，这一导向牵引着医疗康养产业完成了初始阶段的产业升级迭代，其技术创新性具有独特的核心竞争力。这明确释放出一个信号，所有康养机构面临发展新方向的独特机遇，更是对所有康养机构提出了新的能力要求。然而实事求是来说，我国康养旅游业还处于初级阶段，参与全球协作分工的程度不高。若要加速康养产业科技竞争力的上行，就要持续顺应健康产业发展趋势，做出对营收具有实质性改善的调整。也就是说，要在康养服务能力供应链运营上做足功夫。实际上，在经济下行压力增加的当前，大部分康养组织逐渐意识到康养旅游将会是企业生存的必经之路，因此纷纷投入本轮康养旅游的发展当中，他们普遍希望能够立足于自身和地域特色，形成具备自身核心竞争力的产业形态，特别是在其面向"前端"的产品服务矩阵上希望能有独特性。前沿项目和科研成果缺少孵化平台，最终可以由临床进入实操的项目较少，同样大部分康养组织对我国宏观健康战略缺乏足够的认识和清晰的规划。大部分企业还在黑暗中摸索"成长路径"，并悄悄陨落在黎明前的黑夜。康养机构在后续的发展过程中，一定不能漠视消费者多元化和异质性的诉求和表达，将体验服务意识和质量控制贯穿于诊疗和后期回访全程。

（三）政策红利不断释放

党的十九大报告中明确指出实施"健康中国"战略，其中重要的抓手之一就是鼓励社会资本进入医疗领域。而自横琴自贸区成立之始，国家就在其规划蓝图中描绘了休闲康养旅游的美好发展前景。而伴随其后的《中国（广东）自由贸易试验区总体方案》又再次申明，要在横琴这一块沃土上

"着力发育休闲康养旅游产业"的总体方向，并引导横琴走向"高质量医疗康养服务""跨境转诊点"等具体努力目标。随后，为推动系列政策落地，粤澳产业合作园的建设也应运而生，并明确以休闲健康产业作为发展方向，以国际诊疗合作作为发展重点。在后疫情时期，为进一步对标澳门国际化旅游水准，横琴方面已经在旅游流通方面做出了诸多努力。譬如旅客检验检疫以及通关流程，创新性地开辟了全天候自动化的绿色通道，极大鼓励了关口双边旅游活动参与者的往来。

（四）区域发展必然需求

1. 支撑大湾区建设，符合优质产业需求

琴澳合作作为粤港澳大湾区建设的重要引擎，两地旅游产业的协同发展是未来琴澳发展的主要抓手。珠海和澳门的共同之处，就在于拥有品类丰富完善的康养资源。其中珠海三面环海，小岛星罗棋布，城市布局错落有致，兼之有温泉散布，因此一直以来都享有"中国优秀旅游城市"的荣誉和美赞。反观澳门，其兼具中西方风情的人文遗迹留存和饮食、富丽堂皇的楼房和举世闻名的幸运博彩，为其赢得了世界休闲度假之都的称号。由此看来，两地并不是竞争者而是合作者关系，借力捆绑合作将有助于两地旅游业可持续发展。当前，珠海和澳门两地的旅游业已经具有相当丰富的合作经验，在资本互通、客流导向、产品组合以及目的地形象塑造等多个合作领域均已开花结果。值得注意的是，与其他地域同质性旅游资源堆砌不同，珠海和澳门的旅游产业在自主发育过程中形成了跨越融资、装备制造、城市工商等行业的多维度生产价值附加链，旅游休闲体系和品类较为全面和丰富。珠海和澳门双城如果能有效整合各自资源，在核心竞争力上互为补充，协调联动，串联两地市场和供应链条，形成丰富而全面的产品和服务矩阵，就能够推动两地建设世界一流的康养度假胜地、吸引海内外旅游者度假、带动周边地区发展目标的实现。

2. 符合广东经济结构区域平衡与发展需求

尽管粤港澳大湾区宏伟规划已经提出三年，珠江西岸地区搭乘政策东

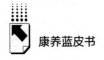

风，区域内旅游业实现跃进式发展和增长，旅游产业产值和接待海内外旅客数量接连攀升。然而地域发展不均衡的问题依然存在，这同样体现在旅游业上。围绕港深两个核心而形成的珠江东岸都市旅游康养产业体系较为完善和发达，凭借香港作为国际化大都市的深厚积累，珠江西岸的旅游经济逐渐跟不上发展步伐。但如果能抓住横琴的地缘和政策叠加优势，大力培育发展潜力巨大的康养产业，则有机会通过"康养+"业态联动澳门国际一流的旅游产业，承接澳门市场外溢的巨大客流和资本。值得注意的是，澳门休闲旅游业历经150余年的积淀，具有较为先进和现代化的经营管理体系。故此，可通过横琴合作区康养旅游发展的窗口期，尝试将澳门先进的经营理念和商业模式向广袤腹地引入。而对于澳门来说，其地理空间相对较小，当前可用于建设开发的用地严重不足，借助商业模式输出、拓展本地服务有效范围是保持其核心优势的不二选择。其既能通过合作弥补发展空间有限的短板，又能借助横琴的跳板开拓内地市场，因此横琴作为澳门产业结构多元化的核心战略布局，其充当着澳门与内地互通有无的桥头堡角色。

四　横琴发展康养旅游产业的对策

（一）初步构想

发展愿景：世界级康养旅游度假地、高质量医疗康养产业园区、具有国际顶级水平的医疗康养中心、我国跨境转诊合作区。

总体定位：全国康养旅游改革压力试验基地。

具体定位：康养旅游领域开放政策系统集成区、大湾区医疗创新合作示范区、中医药"一带一路"国际窗口、国家医药监管试验先行区。

主要任务：探索创新医疗健康管理体制，构建国际先进"医疗健康+"生态圈——以"包容审慎"作为政府监管新常态，携手港澳推进医疗资源深度合作，打造国际医疗医药创新集聚区，承担传统医药医疗复兴试验。

实施范围：主要囊括横琴粤澳深度合作区全部范围和澳门特区全部范围。

（二）保障措施

（1）建议中央赋予横琴"全国康养旅游改革压力试验基地"战略定位，提供横琴合作区面向旅游康养和医疗健康领域，自主进行先行先试的权限与政策，将其作为医疗开放政策系统集成区（所有医疗支持类政策在此集成、适用），承担国际诊疗合作、先进技术应用等方面的试点任务，并给予相应的政策支持。

（2）建议批准海南博鳌乐城国际医疗旅游先行区、北戴河生命健康产业创新示范区的政策在横琴全面推广，并持续推动横琴与港澳合作，打造国际高端诊疗产业集群。

（3）建议对于横琴的监管采用包容审慎模式。推动横琴代表国家参与国际生命科技领域的竞争，通过鼓励横琴同步应用各类全球先进康养诊疗技术和服务，避免中国在世界生命科技竞争中落后。

（4）建议鼓励发展先进医疗技术优先集聚。对于免疫细胞治疗、试管受孕、血液净化、功能医学等在国外有丰富经验且被港澳接受的技术，大力支持其发展。

（5）建议把横琴作为国外认证药物使用试点区。进口国外药品时，简化国外药品审批流程，从而降低国外药品税负，降低进入成本。对于尚未得到国内认证，但已在境外面世的药物和器械，降低准入门槛并准许基地内部进行应用和小范围流转。

（6）建议出台系列配套保障措施。如，消费方面，允许国际医疗保险在横琴跨境使用，批准跨境支付报销；准入方面，支持区域内企业所需的生物材料快速通关；专业人员执业方面，鼓励国际医疗人员在此无障碍执业；资金方面，在横琴设立国家医疗健康产业投资基金。

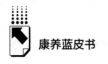

参考文献

［1］ 李栋：《深入学习贯彻习近平总书记重要讲话精神 全力支持服务横琴粤澳深度合作区建设》，《珠海特区报》2022年1月1日。

［2］ 戴丹梅：《横琴新区、保税区党委书记牛敬：坚持三个"强化"感悟真理力量 凝聚发展合力》，《珠海特区报》2018年5月5日。

［3］ 《国家康养旅游示范基地》（LB/T 051-2016）。

［4］ 李莉、陈雪钧：《康养旅游产业创新发展的动力因素研究——基于共享经济视角》，《技术经济与管理研究》2021年第4期，第36~40页。

［5］ 陈雪钧、李莉：《共享经济下康养旅游产业创新发展模式研究》，《企业经济》2021年第12期，第152~160页。

［6］ 黄洋、卢海霞、苟锐：《长江经济带全国森林康养示范基地空间分异》，《江苏农业科学》2021年第14期，第242~248页。

［7］ 何思笑、张建国：《浙江省森林康养品牌资源空间分布特征及其影响因素》，《浙江农林大学学报》2022年第1期，第180~189页。

［8］ 耿藤瑜、傅红、曾雅婕、胡铭真：《森林康养游憩者场所感知与健康效益评估关系研究——以成都龙泉山城市森林公园为例》，《林业经济》2021年第3期，第21~36页。

［9］ 李俏、陈柳、赵向红：《城乡融合视域下养老下乡的生成机制与实践策略》，《宁夏社会科学》2021年第2期，第132~141页。

［10］ 曹净植、伍海泉：《社会共生视角下的森林康养》，《林业经济》2020年第9期，第43~52页。

［11］ 杨红英、杨舒然：《融合与跨界：康养旅游产业赋能模式研究》，《思想战线》2020年第6期，第158~168页。

［12］ 黄震方、葛军莲、储少莹：《国家战略背景下旅游资源的理论内涵与科学问题》，《自然资源学报》2020年第7期，第1511~1524页。

［13］ 田佳奇：《〈文旅大数据蓝皮书：中国文化与旅游产业发展大数据报告（2021）〉在京发布》，《中国国情国力》2022年第1期，第80页。

［14］ 吴黎围、熊正贤：《区块链视域下康养休闲特色小镇同质化问题及破解——以云贵川地区为例》，《湖北民族大学学报（哲学社会科学版）》2020年第3期，第64~72页。

［15］ 刘益：《〈2020年度中国在线旅游市场数据报告〉发布》，《计算机与网络》2021年第11期，第1页。

［16］陈伍香：《新冠肺炎疫情防控常态化条件下发展大健康旅游产业的认识》，《社会科学家》2020 年第 1 期，第 57~63 页。

［17］滕泰、张海冰：《粤港澳大湾区西岸城市的新区位优势及发展战略研究》，《区域经济评论》2021 年第 6 期，第 141~147 页。

［18］Ullah N, Zada S , Siddique M. A, et al. Driving Factors of the Health and Wellness Tourism Industry：A Sharing Economy Perspective Evidence from KPK Pakistan ［J］. Sustainability, 2021, 13：1-15.

［19］Zeng L, Li R. Y. M, Huang X . Sustainable Mountain-Based Health and Wellness Tourist Destinations：The Interrelationships between Tourists' Satisfaction, Behavioral Intentions, and Competitiveness ［J］: Sustainability, 2021, 13.

［20］Yan X, He S. The co-evolution of therapeutic landscape and health tourism in bama longevity villages, China：An actor-network perspective ［J］. Health & Place, 2020, 4.

案例与借鉴篇

Case and Reference Reports

B.11

旅居养老者环境需求与基地适老化改造：基于老易养集团调研

王　蕾*

摘　要： 旅居养老符合积极老龄化的理念，也是重要的新型旅游业态，但关于旅居养老的适老化改造研究尚处于起步阶段。旅居养老属于非惯常环境下的养老模式，人员具有高流动性特征，传统的适老化改造理论与方法在旅居养老场景并不适用。本文致力于调研旅居养老者的环境需求并提出相应的适老化改造理念。基于惯常环境下的适老化改造研究成果，以义工的身份采用参与式观察法对四川老易养集团的青城山、玉堂、龙池、峰之心酒店四大基地的住宅和公共环境进行深入调研，探究目前老年人对旅居养老基地适老化设施的实际体验和需求，重点从住宅内部的动线、采光、卫浴、家具家电和公共区域的总体布局、各个辅助功能区方面对基地的环境与设施展开梳理与研究。研究发现，在旅居养老这一

---

* 王蕾，伦敦大学学院在读硕士，研究方向：旅居养老、创新健康。

非惯常环境下的适老化改造与传统的养老院养老、居家养老存在诸多差异，旅居养老者的环境需求也在非惯常环境下展示出自身的特殊性。基于以上成果，笔者探索出了旅居养老基地适老化改造的三大原则：确保基地住宅和公共环境的安全性；在布局和设施方面更注重实用性；旅居养老基地应重视社交娱乐、康复疗养、自我价值实现相关的空间建设。三大原则指导了旅居养老基地适老化改造的各个环节，对未来旅居养老基地的环境改造具有一定的指导意义。

关键词： 积极老龄化　旅居养老　环境需求　适老化　非惯常环境

一　引言

随着人口结构的不断变化，我国面临严峻的人口老龄化问题。为了应对这一挑战，国家坚决部署和践行积极老龄化战略。目前大多数养老建筑方面的研究还停留在惯常环境领域，但养老院养老和居家养老的传统模式已经不能完全满足当代老年人多元化的养老需求，而旅居养老是将旅游和居住相结合，集旅游、休闲、疗养等多种功能为一体，符合当代积极老龄化的发展战略。所以随着老年人口比例的不断上升，如何在非惯常环境下进行必要的适老化改造，成为一个重要的新课题。

（一）旅居养老是积极老龄化理念下的养老新思路

在过去几十年，人口红利为我国的现代化建设贡献了重要的力量，然而人口结构在发展过程中发生了巨大的改变，我国在 2010 年正式步入老龄化社会，近年来人口老龄化程度不断加深。党的十九届五中全会正式提出"实施积极应对人口老龄化国家战略"，此后多次强调贯彻实施这一国策的紧迫性和必要性，倡导全社会更加积极主动地迎接老龄化的到来，全力拓展

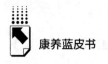

解决老龄化问题的层次和范围，在更加广阔的领域践行落实我国高质量发展的总体目标。

旅居养老将旅游与养老相结合，符合当代社会的养老发展方向。在先进的生活理念和积极老龄化国策的共同推动下，旅居养老产品应运而生，成为一部分老年人争相体验的新型养老形式，开启了新时代背景下全新的养老模式。根据国家发展和改革委员会的科学推测，到 2030 年，我国老龄产业的市场总体规模将会达到 22 万亿元。旅居养老也是乡村振兴的优质选择，既可以充分利用乡村的自然资源优势，又可以助力解决我国的人口老龄化问题。

（二）我国旅居养老产业发展现状简述

政策方面，国家积极出台相关政策支持旅居养老产业的发展，其中包括资金补贴、行业补助、税收优惠政策和土地特批政策等；我国养老保障制度的不断完善也提升了老年群体的综合消费能力，老年人的消费理念也随着时代的发展不断转变，带有休闲度假、理疗养生、成长教育等功能的养老方式受到越来越多老人的认可和青睐。

市场方面，旅居养老产业可以划归到"新经济"范畴，发展潜力巨大。面对我国经济增速进入调整期的现状，传统经济需要培育新的增长点，顺应社会发展的需要进行合理的供给侧改革，传统产业间的融合发展也是有效路径之一，旅居养老融合了旅游和养老产业，将为两个行业的发展注入新的生机。旅居养老在一定程度上代表了我国积极老龄化战略思想下的一个养老发展方向，有效填补着现有市场的供给缺失，助力新时代背景下养老产业的高品质发展。

实际运营方面，我国的旅居养老产业尚处于萌芽时期。很多的旅居养老基地实际上是由地产或者酒店运营商开发和运营，例如各种养老理疗中心、康养基地、乡村养老度假中心等，通过对现有资料的收集和整理，我们发现一些当下旅居养老开发中容易出现的问题，例如康复理疗功能并没有得到充分的发挥、缺乏整体的适老化设计理念、专业的综合性人才缺失。

技术方面，"互联网+"的模式推动了旅居养老线上信息平台的建设，助力行业宣传推广，部分企业开发了自己的网络信息平台，但国家层面的综合信息平台还未建立。人工智能在各个领域的持续探索给养老行业注入了了新的活力，可以大大提升养老过程中的总体服务质量、健康监测水平以及满足个性化需求的能力，未来还将持续助推积极老龄化的发展实践。

二　我国适老化改造现状及问题的提出

我国目前的适老化相关研究集中在惯常环境下的养老院、老年公寓、社区领域，因此，对于旅居养老基地的适老化改造研究，需要从惯常环境的适老化改造现状入手，结合旅居养老者自身的特点和需求，在实践中逐步探索。首先需要明确的是，健康不只是身体上的健康，还需要有良好的心理状态和适应社会的能力，所以在养老问题上，不仅要满足老年人的基本生理需求，也要关注他们的精神需求。老年人的可支配时间充足，日常活动范围又比较有限，这些是老年人普遍的特点，因此为了提高老年人的生活品质，在满足其基本生活基础上，进一步满足老年人休闲娱乐、康复理疗的需求，显得极为重要。更加科学实用的住宅结构和设施，充足舒适的公共空间有利于老年人旅居生活品质的改善。

在长期的传统建筑理念的影响下，我们对住宅性价比过分关注，而对住宅内部规划和公共区域环境的打造则比较趋于形式化。对照国内外先进经验，发现目前我国的适老化设施打造情况不容乐观，存在着诸多问题，例如：

（1）住宅内的很多细节上没有充分考虑老年人的需要，如开门方向、把手形状、电灯开关的位置等，在老年人住宅的设计中，推入式门应尽量设计向外打开，以免老人在屋内出现紧急状况倒地时挡到门内侧，不方便开启，强行开启可能会伤害到老人，同时推入式的设计也容易被门内侧的其他物品阻挡，影响正常开启。

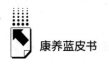
（2）卫生间和厨房是重要的日常生活功能区，老年人对淋浴器、马桶、厨房操作台等的需求与青壮年人群有所不同，例如淋浴器和马桶附近的防滑设施和安全扶手，厨房台面的高度应尽量避免老人过度弯腰造成不适。

（3）户外步行区域不够平坦，地面材料的防滑程度不足，相对平坦的步行道路对于老年人的日常活动和行动安全来说非常重要。

（4）公共活动空间的设计存在缺陷。公共空间通常被当作住宅建筑物的配套体系而零散分布，不注重整体布局的合理性，有的养老基地存在公共空间不足或者公共空间设计对老人的散步、轮椅使用不友好的问题，在户外运动器材的选取和摆放上也存在不合理的现象。

（5）部分公共活动区域被车位、道路占用，不仅使得有限的活动空间被占用，同时也给老年人的日常生活增添了安全隐患，人车分流问题得不到解决，老人在户外行走得不到安全保障，影响居住体验。

（6）无障碍设施不足或不够舒适。很多无障碍设施的配置还是存在形式化的问题，对便捷性和舒适度的考虑不足，电梯是非常必要的基础设施，电梯的空间大小、按键的高度、标识的显眼程度也要充分照顾到老人的使用特点，在老人行走较为危险的区域，如楼梯、坡道等，在条件允许的情况下应尽量添加扶手。

（7）没有充足的、相对私密的独立活动空间。例如一度热门的广场舞扰民问题曾经引发了激烈的社会讨论，甚至在很多区域滋生出群体冲突，造成年轻群体和老年群体的对立情绪，究其根源，在于相对独立的公共空间的缺失，导致老年人群无法在满足广场舞喜好的同时规避扰民问题，旅居养老目的地在建设中应充分考虑这样的需求。

（8）娱乐健身设施不足，现有场所一般会象征性地建设简单的器材、娱乐室，但实际的应用和运营存在不足，需要积极引导老人熟悉和融入群体环境，适当增加社交类体验，提升幸福感和归属感。

以上现实问题，对旅居养老基地的适老化改造有很大的警示意义，实践中要重视旅居养老环境的安全性和便捷度，同时兼顾老人的舒适度和体验感，打造适合老年人身心发展的旅居目的地。那么在非惯常环境下，老年人的环境需求与惯常环境下有哪些差异？旅居养老基地的适老化改造有怎样的特殊性？在建设过程中应当遵循什么样的适老化改造理念？旅居养老基地到底应该如何改造？都是本文需要探索的问题。

三　相关概念说明

（一）惯常环境和非惯常环境

惯常环境尚无统一的技术性定义，有些国家的标准是旅行距离，有些是指离开所在城市，有些是通过旅行时间来界定。我们通常理解的惯常环境是指一个人日常工作（学习）环境、日常居住环境、日常人际交往环境的总和。每个人的惯常环境都存在差异，而一个人的惯常环境相对来说是稳定的，但也会随迁徙、就业等发生变化。非惯常环境即惯常环境以外的区域。旅居养老基地对老年人来说属于非惯常环境。

（二）旅居养老概念的对比说明

表1　旅居养老与其他传统概念的对照

类型	自身特色	与旅居养老的共同之处	与旅居养老的差异之处
传统旅游	传统的旅游是指离开惯常居住地，寻求一系列休闲娱乐体验。旅游过程中通常在同一地点的停留时间较短，总体行程安排比较紧凑，一般以观光作为最主要的出行目的。	都是离开惯常居住地，旅居养老也带有休闲娱乐的目的，在旅居过程中也经常可以嵌入一些传统旅游项目，如居住期间在当地安排观光旅游和民俗体验，增加老人对旅游目的地的了解，满足他们的观光需求。	旅居养老对休闲娱乐的重视程度更高，而不是把重点放在观光环节，相比传统旅游来说，在同一地的居住时间比较长，一般在15天以上，行程安排通常比较轻松灵活，注重整体舒适度和老人的体验，自主性更高、娱乐选择更多，带有健康疗愈、陶冶身心、延续寿命的目的。

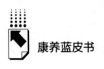

类型	自身特色	与旅居养老的共同之处	与旅居养老的差异之处
传统养老	目前我国传统养老方式主要包含养老院养老、自住型社区养老等。这些养老形式为老人提供必需的日常照料、看护和医疗救助，满足老年人的长期护理需求。	都会强调进行专门针对老年人的整体环境设计，关注老年人的身体健康需要，进行必要的适老化改造，旅居养老目的地在建设中通常也会配备相应的医疗和保健设施。	旅居养老除了关注老年人的日常照料以外，相比传统养老会更加注重老年人的休闲娱乐、疗养保健、居住的舒适度和体验满意度，在旅居期间设计更多的当地旅游体验项目，满足老年人的"旅游+居住"需求，在养生的同时开阔视野、疗愈身心。
候鸟式养老	老年人根据各地气候的变化，为了维护身体健康而寻求更加舒适的生存环境，在一个时间段内迁徙到相对宜居的地方居住较长时间。	都是离开惯常居住地，选择更为舒适的地方停留较长时间，两者对居住地的气候和环境要求一般都比较高，注重目的地的居住感受，躲避恶劣天气的伤害。	很多候鸟式养老是在自己的第二居所内进行，而旅居养老一般是选择专门的旅居养老目的地居住。候鸟式养老受季节的影响更为明显，有明显的迁徙规律，对气候因素依赖很大，相比旅居养老来说，较少强调精神追求。
度假式养老	度假与养老的结合，老年人离开惯常居住地，游览名胜古迹、感受当地文化特色，在游玩中享受生活。	都是离开惯常居住地，也都是带有休闲度假、休养身心目的的老年出游，行程相对来说比较轻松灵活，注重自身休闲体验。	相比纯粹的度假养老，旅居养老会在注重休闲度假的同时更加注重老人的综合体验，如健康养生、身心疗愈、社交拓展、自我提升等，内容更为丰富。

资料来源：本研究整理。

（三）旅居养老基地的界定

旅居养老不同于惯常环境下的社区养老，与传统的旅游度假相比也具有很多鲜明的特色。本文的研究是将老年人的自身的环境需求作为旅居养老目的地适老化改造的依据。老人的行动能力随着年龄的增长逐渐下降，对房屋和周边环境的依赖程度较高，将适老化改造的研究对象限定在旅居养老基地层面，再进一步划分为住宅内部环境和公共区域环境两个部分。

　　本文中所讲的旅居养老基地，是指旅居老年人居住的建筑物及周边配套的专属功能区的集合，功能区包括专属的娱乐区及其他辅助功能区。基地能够满足老年人日常生活及娱乐需求，提供住宿、餐饮、社交、文娱活动、康复理疗等。基地为开放式管理，鼓励老人外出感受当地的自然景观和风俗人文。本文案例中进行的旅居养老基地，在建设之初期为传统酒店、度假村，后期再根据需要进行适老化改造以适应旅居养老者的需求。如果将这样的改造方式进行总结复制，可以快速增加旅居养老目的地的数量，降低推行成本，也为旅游酒店业的发展注入新的活力。

四　国内外旅居养老与适老化改造研究评述

（一）旅居养老

　　在旅居养老的探索中，周京蓉（2013）提出了相对完善和详细的结构模型，结合养老基地、老年公寓、综合旅居养老社区的实地调研情况，从区位、发展定位、建筑依托几个方面分析这些养老综合体发展的可行性，将旅居养老目的地空间按功能划分为旅游休闲空间、居住空间、医疗服务空间三大部分，总结出分散式布局、"两轴+两心+四区"的结构模型，这样的路线和成果对于旅居养老社区的后期研究具有很大的指导意义。随着时代的发展和乡村振兴政策的出台，学术研究中针对乡村景观设计、特色小镇建设的内容越来越丰富，其中也涌现了一批与旅居养老相关的成果。国内乡村旅游养老研究主要集中在乡村现有旅游资源的统筹优化方面。樊婧（2020）对济南市莱芜区王老村的旅居养老规划中的景观设计进行了系统的提炼和总结，据此提出乡村景观设计应更加系统化和全面化的理念，总结了一套相对完整的乡村旅居养老景观环境设计策略。随着各地区旅居养老基地的建立和运营，对于度假村的景观研究越来越深入具体，为了满足老年人在度假村内的田园休闲需求，赵萍（2020）对河南范县运营中的养老度假村的景观进行了详细的记录和分析，提出将自然景观与和当地的人文特色相融合的理论，

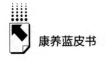

提炼出度假村建设的"一核一环加二轴三脉"设计格局，这些思路和理念对未来度假村和相关旅居养老基地的个性化打造产生了重要影响。魏薇（2017）从市场需求变换的角度出发，结合旅居养老地的功能配备和所要达到的服务目标，对旅居养老综合体的建设提出一些理论指导。杨玉兰（2020）借助对数模糊优先规划—模糊层次分析法（LFPP-FAHP）打造旅居养老的指标体系，对湖北省旅居养老开发的适宜性和空间分布合理性进行了评价和总结。

（二）适老化改造

我国关于适老化的深入探索大部分还集中在惯常环境下的养老院、老年公寓、居家社区等传统领域。在早期机构养老的建筑适老化理论研究中，肖聚贤（2013）进行过一次比较全面的梳理和探索，首先梳理了国内外现有的养老模式，并从选址、布局、规模三个方面对国内的机构养老建筑作了分析和评价，再将养老机构的空间按功能划分为居住、服务、公共、交通、护理、辅助六大部分进行研究，结合案例地的实践研究成果，提出三个方面的改进意见，分别为构建老中青混合居住的活力社区、对居住单元进行家庭式的组合、使用露台和连廊等创造驻足观景的空间。在住宅内部环境的适老化改造方面，赵喜（2020）的研究专注于住宅的适老化改造，从养老居室空间设计入手，借鉴国外成功经验，提出养老居室的结构类型应当多样化，在无障碍的设计方面也需要更加人性化，鼓励老人适当地行动来减缓行为能力的衰退，不要过于依赖无障碍设施。Barnes（2002）在针对养老住宅的研究中提出，应当充分尊重老年人私人空间，保障个人隐私。

在公共环境的适老化改造方面的研究，主要集中在社区领域。社区养老的环境是老人们所熟悉的，具有一定的"地缘"和"亲缘"优势，是当代社会提倡的养老模式。崔晨（2022）专门进行了城市既有住区的适老化改造研究，提倡在老人熟悉的物质空间环境内进行改造，以满足不同生命周期阶段老年人的养老需求，并将住区的适老化改造内容划分为功能设施、道路交通、室外环境三大类，并按照先嵌入养老设施，再优化交通环境，最后提升室外空间环境的策略进行改造，通过对天津市四湖里住区的适老化改造进行现场调研，对之前总结的策略进行验证，归纳出相应的改造内容和方法，为相同类型的住区适老化改造提供了有效的借鉴。Jin Zhu 在老旧社区的改造问题上也进行了详细的研究，他认为老旧社区往往存在公共空间功能划分不清晰、布局混乱无序等问题，所以实际改造中应当将公共空间功能与布局的重塑作为重点内容进行关注。

老年公寓是典型的传统养老建筑，荷兰学者在针对老年公寓空间设计的一项研究中指出，老年公寓功能划分不推荐采用固定模式，应当考虑老年人的生活习惯和爱好，例如有的老人热爱唱歌、跳舞、喝酒、书法等活动，在公寓建设时将歌厅、酒吧、画室等空间列入规划，一个空间可以承载多项功能，同时建设必要的大型活动空间，为老年人创造交流场所，降低孤独感。周彦辉（2020）从行为心理学的理论角度出发，通过分析老年人的生理、心理、行为三方面特征和需求，结合两个老年公寓实地调研后的数据信息，揭示了老年公寓在实际运营中存在的问题，如空间配置不合理、智能化程度低、标志不完善等，为了提高老年人的归属感，提升适应性和安全性，强化智慧配置，提出老年公寓的一系列设计理念，包括在布局上需要动静分区，提升公共流线和后勤服务流线的运营效率，对通道、活动室、公共餐厅和卫生间等也提出了具体的改善建议，是针对老年公寓展开的一次比较系统和全面的研究，对于老年公寓的公共区域建设非常具有参考价值。

五　旅居养老基地的实地调研

（一）研究内容

为了逐层深入地去探索我国旅居养老社区内外部环境的适老化改造方式，主要研究了以下三方面内容。

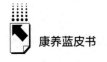
（1）旅居养老基地的适老化改造现状

在案例地进行详细的走访和记录，调研分析。实地调研中以义工的身份，全程采用参与式观察的方法走访了解都江堰的四个旅居养老基地，并对各个基地的住宅内部和公共区域环境进行现场考察和深度测量，用文字和图片详细记录现场信息，分析原因、总结规律，对于合理的部分进行保留，需要改进的部分进行备注，为之后的旅居养老基地适老化改造理念的形成提供信息支持。

（2）旅居养老者的环境需求

以老年人的行为和心理特征作为研究的基本出发点。"以人为本"是旅居目的地适老化改造的指导思想，为了深入了解老年人对旅居养老地的切实需求，通过文献资料的阅读和整理，首先了解老年人基本的生理和心理特征，采用半结构化访谈的方式与基地的老年人深入沟通，探究目前老年人对旅居养老基地适老化设施的实际体验和评价，重点关注住宅和公共环境建设方面的内容，总结提炼旅居养老者的环境需求。

（3）总结非惯常环境下适老化改造的特殊性，并提出改造理念和方案

提炼出非惯常环境下，旅居养老环境需求的特殊性，探索适老化改造方式。以老年人对旅居养老目的地的环境需求作为旅居养老基地改造的依据，将案例研究期间的成果凝聚为具体的旅居养老基地适老化改造方案，将旅居养老基地现状与国家养老建筑标准进行对比，找出其中的异同点并进行分析概括，再结合旅居养老与居家养老的差异，提炼旅居养老的适老化改造特点，总结改造理念，提出行之有效的改造方案。

（二）案例地适老化改造简述

老易养集团成立于 2016 年，是典型的旅居养老基地的集合，集团在四川省建直营基地 14 个，省外 1 个，分布在都江堰市区、青城山、街子古镇、柳江古镇、阆中、攀枝花米易、雅安、西昌、云南华坪等地。集团旗下拥有特色民宿、康养酒店、康复医院、老年大学等，在服务老年人日常居住生活的同时，组织丰富的娱乐观光、教育文化活动，丰富老年人的精神文化生活。

此次实际走访的四个旅居养老基地均坐落在都江堰市。这里冬无严寒，夏无酷暑，空气质量和水质常年保持国家一级水平，是宜居宜业宜休憩的养生佳地。

本次调研走访了老易养四个基地，即龙池、青城山、峰之心酒店及玉堂基地，结合与旅居老人和现场员工的沟通，对老易养的适老化改造历程有了大致的了解。老易养基本是通过与客栈或酒店签订长期租约进行改造和经营，由于各个客栈和酒店在最初交接时的状况不尽相同，有的已经配备基础的酒店设施和物资，有的还没有全部修建完善。整体上秉承积极务实的改造态度，以满足旅居老人实际需求为根本宗旨，合理控制改造成本，充分利用基地空间，首先将基础的水、电、家具家装、连廊通道等配置完整，再进一步加强安全相关的改造，如增设坡道、铺设防滑地垫、加装扶手栏杆等，再根据老人的需求美化室内外空间，增设娱乐设施，并在后期使用中根据实际需要不断进行局部改造。但总体上的改造思路比较一致，在多次改造实践过后，体系已经相对成熟。

住宅内部环境改造方面，首先完善基础设施，所有房间必须统一配置大型储物柜、鞋柜、桌椅、床品、台灯、电视、热水壶、应急灯、卫浴，在设施选择上尽量考虑老人需求的特殊性，如定制桌椅、大型储物柜等；达到这些基本配置的需求时，还要关注屋内平整性和防滑性能，尤其是卫生间入口处是否平整，地面是否过于光滑，在需要修正的地方铺设地毯或调整高差；之后还会根据部分老人的特殊需求进行针对性的改造，比如个别老人对房间布局提出改造建议，可以根据需要适当增减床位，添置沙发、冰箱、洗衣机等物资。

公共区域环境改造方面，由于公共区域环境的差异性和复杂性，很难一概而论，在这里总结一些共性进行罗列。本文所指公共区域环境改造范围为企业可操作的范围，即自有区域，不包含公共街道和道路。首先，考虑公共区域环境的安全性和便捷性，路面平整度需要重新测评和完善，有条件的情况下必须加装电梯，尽可能用缓坡代替户外楼梯，提倡在户外步道修建防滑性能较好的塑胶地面，绿化景观区的地面保证平坦不打滑，增设带靠背的长

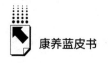
椅供老人随时停留和休息，在走廊、过道、卫生间附近添加大量防滑地垫，保证行走安全，在龙池基地和玉堂基地的过道加装了安全扶手；其次，提升整体的公共区域氛围，如绿化景观的打造、过道盆栽的添置、公共区域美化，使居住空间更加舒适和人性化，提升老人幸福感；再次，根据基地空间状况规划娱乐区和辅助功能区，设置用餐区、多功能室、书画室、棋牌室、阅览室等，满足旅居老人的日常娱乐和社交需求；最后，在完成这些系统化改造的情况下，在使用过程中根据老人的反馈和建议，增减设施、优化配置，如添加数量充足的冷热饮水机、局部地面的改造等。

四大基地受自身地理位置、原有空间及初始设施状况的限制，在适老化改造的成果上呈现了不同的状况。龙池基地和玉堂基地的状况比较相似，两个基地规模相对较小，都有私人院落和较为完善的助老设施，公共空间娱乐项目丰富，在地理位置及地形上，龙池基地地处较为偏僻的山区，医疗及外出较为不便，但基地拥有完善的水暖设施，山中景观和空气优异，深受老人喜爱；玉堂基地的康养项目更加丰富和专业，周边配套建设较为完善，老人的入住率很高，但设施整体上略显陈旧，且受到原有建筑物规模和形态的影响，公共娱乐区的分布比较零散，一部分娱乐空间以加盖的形式安排在顶楼；青城山基地的经营模式最为特殊，160多个合作客栈和酒店分布在青城山镇的各个角落，有大量摆渡车按固定路线穿梭接送老人，热闹非凡，老易养教育学院坐落在城镇内，这样的模式大大降低了成本，对老人来说性价比极高，完全自由和开放的环境使得旅居老人与城镇居民高度融合，但这样的模式加大了管理难度，开放式的结构相比私人院落来说，公共区域环境更为复杂，公共区域改造空间小，安全隐患多；峰之心酒店基地是典型的高档酒店改造为旅居养老基地的案例，将原有的会议室、宴会厅等改造为各种娱乐场所和用餐区，房间内部改动较少，舒适度和私密度很好，但性价比较低，公共区域活动空间不足，费用相对偏高。

综上，各个基地的差异体现在适老化改造的多个方面，山区位置不便但景观和空气质量占优，地理环境优越的地区也可能出现空间不足、管理混乱等问题，在未来的选址和改造方案设计时应充分考虑这些因素。

六　旅居养老者的适老化改造需求

根据案例地调研中体现的旅居养老者的环境需求，结合惯常环境下适老化改造的相关理论，将旅居养老者的环境需求提炼如下。

（1）基本生理需求。对老年人来说，优良的气候环境和空气质量、高品质的食宿保障，是旅居养老者最根本的需求，需要基地慎重选址，并改造建设中注重住宅、餐饮相关的基础设施建设。

（2）相比惯常环境来说，旅居养老者更加注重基地生活的安全性。旅居养老属于异地养老的范畴，老年人对旅居养老基地的环境及设施并不熟悉，容易产生不安全感，因此在安全性上有了更突出的要求。老人关于安全性的关注点主要集中在动线的平整流畅、必要的防滑防摔设施，以及旅居养老基地的医疗配建和就医便利性。

（3）旅居养老者对房屋内的功能要求比较简单，对建筑的风格和装饰装修的豪华程度没有提出特殊要求。在说到基地环境的评价时，老人们多次提及，在基地生活不像在自己家里，住宅内部的结构、家具家电、装饰装修不需要太过复杂和讲究，满足基本的起居需求即可，公共区域也不像传统社区那样讲究建筑风格、开发商品牌、高水准园林绿化，而是更注重能不能满足老年人丰富多彩的精神文化生活需要。

（4）娱乐及社交方面，非惯常环境下老年人的圈层特征更为明显。老年人按照文化水平或者兴趣爱好的不同，有明显的圈层特征，他们会按照自身的状况和偏好去选择社交娱乐圈，圈层中的舒适度直接影响旅居体验。因此旅居养老者对基地的社交空间建设提出了更高的要求，需要为多种多样的社交娱乐活动提供充足空间和设施，如散步空间、书画学习交流空间、棋牌类社交空间等。

（5）疗养和自我价值实现方面，相较于养老院或居家养老的人群，旅居养老者带有更多的健康疗愈、陶冶身心、延续寿命的目的。部分旅居老人关注的已经不仅仅是紧急救护、生存保障的层面，他们在日常娱乐的基础

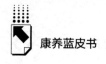
上，希望通过各种手段延缓身体机能的衰退，找到自己的价值，达到身心健康、和谐发展的状态。

七 旅居养老基地的适老化改造原则

在旅居养老基地的适老化改造中，除了做好基本的食宿安排，在形式上配置好基本的设施和功能区，还需要在改造中突出旅居养老的特色，重点加强安全保障，在配置和装饰上讲究实用性，将社交娱乐、康复疗养、自我实现相关的辅助空间建设作为提升旅居养老者生活品质的重点进行打造。

（一）保障安全性

在旅居养老基地这一非惯常环境下，老年人数量集中，对环境也不够熟悉，安全性是旅居养老基地适老化改造需要考虑的首要问题。基地的动线需要尽量做到平整简捷，提高住宅内部地板、公共区域步道的防滑性能，在有安全隐患的位置张贴清晰的警示标识，对路线复杂的区域进行简化，无法简化的需要设置明确的提示标志，在条件允许的情况下尽量将楼梯替换为坡道，或在楼梯旁加装缓坡，并配建方便抓握的扶手；医疗配套也是保证旅居养老者人身安全、增强内心安全感的重要部分。基地内应配建相应的医护中心，有专业的医生和基础医疗设备，关注和记录老年人的身体状况；选址上应尽量靠近大型综合医院，条件不具备的，应当配建具有一定急救能力的救护中心，做好紧急情况的处理预案，应对随时可能出现的突发状况。

安全性得到充分保障，老年人才能安心地享受旅居生活，这是旅居养老基地一切建设的前提条件，因此在适老化改造过程中，与安全性相关的项目应优先考虑。

（二）把握实用性

旅居养老的参与者为自理老人，住宅内部设计可以简化，厨房、餐厅、客厅不是旅居养老的必要功能区，餐食由基地统一配置，有专门的餐厅集体用餐，公共区域规划了大量的社交娱乐空间，旅居养老者对客厅的需求弱化，所以客卧一体化的结构对老人来说更加简捷实用；在装饰装修方面更加体现了实用性，例如灯具、桌椅、储物柜等的款式简单统一，住宅内部的装饰也不像居家环境那么讲究，公共区域的建设不过分讲究风格和造型，注重功能的齐全和使用的便捷性；在无障碍设施的配建上也相对简化，旅居养老者都是能够自理的活力老人，只需要基础的安全辅助措施，如重点区域的扶手、栏杆等，对无障碍卫生间、全区域的轮椅适用空间没有过多要求。

把握实用性原则，既能满足老年人的实际需求，也能降低基地建设的成本，将资金投入到更能提升旅居养老者幸福感的领域，同时也在某种程度上避免了老年人之间的攀比心态，维护积极的养老氛围。

（三）强调三大辅助空间的重要性

社交娱乐、康复疗养、自我价值实现相关的空间建设直接影响着旅居养老者的生理和心理状态，是提升旅居养老体验的重要环节。旅居养老基地是老年人的集合地，且基地的老人有大量的闲余时间，日常生活中对基地的依赖程度较高，他们从全国各地汇聚在一起是为了感受更加丰富、健康的旅居生活，以达到充实自我、延年益寿的目的。因此在旅居养老基地的改造过程中，需要规划更多的休闲娱乐场地，兼顾康复疗养功能，并提供专门的空间开展文娱培训项目，鼓励老年人积极参与和培养广泛的兴趣爱好，让老年人尽情发挥特长和分享成果，在积极的氛围里共同成长和进步，获得满足感和成就感，实现自我价值。

但现实中，老年人的需求及体验受到个体多方面因素的影响，每个人的性情、偏好、对事物的感知各不相同，对娱乐、疗养、自我实现的需求也是多种多样，再加上不同性格和文化程度的老人有着各自的需求特征，基地的建设和改造不可能做到尽善尽美，让所有的老人都满意，但也要力求满足大多数人合理的旅居养老需求，为各项相关活动的开展提供充足的空间和设施。

八 结论

适老化改造是全面满足老年人需求的整体规划，而不仅仅是流于表面的无障碍设施。旅居养老目的地的建设需要以自然环境为依托，良好的气候和环境是老人选择旅居养老目的地的最基本要求，在此基础上建立符合老年人基本生理和安全需求的度假场所，同时，旅居养老者与当地老人之间的融合也为旅居养基地带来了活力。

通过案例地信息采集归纳，并与现行的养老建筑国家标准和居家养老进行比较，得出了旅居养老基地适老化改造的特殊之处：（1）旅居养老基地的部分改造成果与传统养老建筑的标准及规范相比更为宽松，主要表现在轮椅回转空间、住宅内部的照明及开关配置、防盗设施、紧急呼叫系统、电梯配置和规格等方面；（2）旅居养老与居家养老的整体环境相比，住宅内部结构明显更加简单，装修装饰更加朴实实用，但公共区域的社交娱乐及其他辅助设施更为丰富。

结合旅居养老者的需求和旅居养老基地适老化改造的特殊性，笔者总结了旅居养老基地改造的三大原则，即保障安全性、把握实用性、强调三大辅助空间的重要性。具体表现为，在旅居养老基地的建设中将安全性放在首位，包括保障动线上的安全、娱乐项目安全，并提供医疗救护支持；其次，在整体环境改造中重视设施的实用性，简化不必要的住宅内部功能区，不过分讲究造型和风格，根据需要适当添置扶手、栏杆等；最后，基地改造应着重强调三大辅助空间的重要性，即社交娱乐、康复理疗、自我价值实现相关的空间，这三大空间质量的优劣直接影响着旅居养老者的居住体验，是提升他们归属感和幸福感的重要环节。

本文在探索旅居养老基地适老化改造方案时，从老年人的环境需求入手，在基地建设中贯彻"以人为本"的思想理念，是更符合时代特色的新思路；本文的研究成果填补了我国旅居养老基地适老化改造领域理论的不足，为后续研究提供了参考；研究指出了旅居养老基地适老化改造的三大原则，并提出建议以供参考，对未来旅居养老基地的适老化环境改造实践有一定的指导意义。

参考文献

［1］ 袁亚杰：《积极老龄化视野下我国旅居养老发展机遇与挑战》，《教育教学论坛》2019 年第 32 期，第 79~80 页。

［2］ 本刊评论员：《积极应对人口老龄化成为国家战略意味着什么?》，《智慧中国》2021 年第 5 期，第 4~7 页。

［3］ 杨晓奇：《发展旅居养老满足老年人多元需求》，《中国社会工作》2017 年第 23 期，第 44~45 页。

［4］ 刘菲：《国外著名商业街比较与分析》，《北京工商大学学报（社会科学版）》2002 年第 5 期，第 23~26 页。

［5］ 刘昌平、汪连杰：《新常态下的新业态：旅居养老产业及其发展路径》，《现代经济探讨》2017 年第 1 期，第 23~27+48 页。

［6］ 史婷婷、赵媛、陆涵、朱晓丽：《新经济视角下我国旅居养老的现状与展望》，《现代商业》2020 年第 29 期，第 56~59 页。

［7］ 周刚：《养老旅游及其开发的可行性研究》，《商业经济文萃》2006 年第 3 期，第 63~66 页。

［8］ 李晶磊：《医养结合模式下养老机构建筑设计实践探讨——以上海某新建公办养老院为例》，《居舍》2020 年第 4 期，第 103~104+118 页。

［9］ 于博：《张家口祥顺旅居养老社区景观设计研究》，河北建筑工程学院，2019。

［10］ 周京蓉、左云：《老龄化背景下旅居养老综合体建设构想》，《智能建筑与智慧城市》2020 年第 10 期，第 58~60 页。

［11］ 樊婧：《旅居养老模式下乡村景观设计研究》，苏州大学，2020。

［12］ 赵萍、祝晓：《基于地域特色的旅居养老基地规划设计探析——以河南范县循环养老度假村为例》，《河池学院学报》2020 年第 3 期，第 72~76 页。

［13］ 魏薇、林茜：《旅居养老综合体的建设特点和发展现状分析》，《中国市场》2017 年第 7 期，第 54~55 页。

［14］ 杨玉兰、唐嘉耀：《基于 GIS 的旅居养老目的地适宜性评价——以湖北省为例》，《湖北农业科学》2021 年第 3 期，第 161~166 页。

［15］ 肖聚贤：《老年人居住建筑适老化设计研究》，昆明理工大学，2013。

［16］ 赵喜：《养老设施居室空间设计研究》，《安徽建筑》2020 年第 3 期，第 49~50+

康养蓝皮书

123 页。

［17］崔晨：《基于居家社区养老模式的城市既有住区综合性适老化改造设计研究》，天津大学，2020。

［18］周彦辉：《基于行为心理学的老年公寓共享空间设计研究》，青岛理工大学，2020。

［19］SIKDAR C, MUKHOPADHYAY K. Economy-wide impact of TPP：new challenges to China［J］. Journal of Economic Structures，2017（6）：1-29.

［20］ZHOU Y. X, ZHOU Y. H, CHEN Y, et al. Analysis on the demand for the suitability of seniors' tourism and dwelling towns-a case study of Gengda town in western Sichuan［J］. Journal of SichuanForestry Science and Technology，2022，43（1）：115-120. doi：10. 12172/202103270005.

［21］Barnes S. The Design of Caring Environments and the Quality of Life of Older People［J］. Aging and society，2022，22（6）：775-789.

［22］Jin Zhu. The Research of Co-design Approaches Based on Designer Guidance in the Renovation of Old Community in Shanghai-Illustrated in the Case of Zhuyuan CommunityCenter［J］. Landscape Architecture and Regional planning，2020，5（3）.

［23］Li M, Liu Q, Research on the Influence of ENVIRONMENTAL Art Design Based on Environmental Science on the Indoor Environment of Old-aged Buildings［C］. IPO Conference Series：Earth and Environmental Science. IOP Publishing，2020，617（1）：012053.

B.12
中医药文化旅游开发研究

——以兴文县为例

方倩琳*

摘　要： 党的二十大报告指出："促进中医药传承创新发展""坚持以文塑旅、以旅彰文，推进文化和旅游深度融合发展"。科学开发民族医药文化旅游资源，既能推动民族医药的保护和传承，又能促进民族地区文化旅游蓬勃发展。本文采用质性研究方法，对宜宾市兴文县苗医药文化旅游开发背景过程、发展现状和主要问题进行深度调研，并识别和比较当地相关部门、居民、游客三者在苗医药文化旅游感知价值上的异同，发现苗医药功能价值与文化消费价值。研究表明，居民和游客在"传承人"与"苗药"等具体的"人"与"物"上存在共同感知，应基于苗医药传承人、保健和药膳类苗药等实现文化显性化和舞台化展现；相关部门通过非遗保护、集中展现系列品牌活动等实现苗医药文化符号化是旅游开发的关键，通过苗药的技术标准化和产业化能够加强多方文化认同与价值感知；康养旅游开发能够将居民对苗医药保健功能诉求与游客对苗医药的养生文化感知相结合，建议依托苗医药文化场馆载体建设苗医药康养旅游项目。

关键词： 苗医药　健康　文化旅游　感知价值　旅游开发

---

* 方倩琳，兴文县麒麟苗族乡党委委员、副乡长，中山大学 2018 级 MTA 硕士研究生，研究方向：康养旅游。

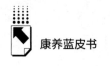

一　研究背景与问题

（一）研究背景

党的二十大报告指出，要"促进中医药传承创新发展""坚持以文塑旅、以旅彰文，推进文化和旅游深度融合发展"。在推进实施"十四五"规划的当前，我国正迈向社会主义现代化建设新征程，"全面推进健康中国建设"已成为"十四五"规划和我国2035远景目标的重要内容。中医药作为国粹和建设健康中国的重要组成部分，既是医疗保健的重要资源，也是独具地域特色的文化旅游资源，在繁荣发展文化事业和文化产业，提高国家文化软实力以及改善人民生活品质，提高社会建设水平等方面发挥着重要作用。随着亚健康人群不断增加和人口老龄化带来的现实压力越来越大，健康问题越来越受到关注，同时，大众的旅游方式也由传统的观光旅游向休闲度假转变，将丰富的文化旅游资源和中医药资源进行挖掘和整合，发展中医药旅游，能够有效满足大众正在逐步转变的身心健康需求，也有利于产生更大的经济社会效益。国家层面先后出台《关于加快发展旅游业的意见》《关于扶持和促进中医药事业发展的若干意见》《关于促进旅游业改革发展的若干意见》《关于进一步促进旅游投资和消费的若干意见》《关于促进中医药健康旅游发展的指导意见》《中医药发展战略规划纲要（2016—2030年）》等文件，中医药健康旅游的发展正当其时，机遇良好。

少数民族医药和中医药同属我国的民族医药，除了与中医药有共同的特点外，还具有个性鲜明的地域特色和少数民族特色，能充分凸显少数民族文化，巩固民族医药文化旅游的发展基础。科学开发民族医药文化旅游资源，既能推动民族医药得到保护和传承，又能促进民族地区文化旅游蓬勃发展，值得探索和研究。

从实践探索来看，本文选择的案例地为四川省兴文县，当地苗族文化特色浓厚，旅游配套完善，苗医药发展基础扎实，目前正在积极发展苗医药文化旅游。如何科学统筹用好文化旅游资源和苗医药资源，在苗医药文化旅游开发过程中获得最大化的价值认同，值得研究和讨论。

（二）研究问题

本文对兴文县苗医药文化旅游感知价值进行研究，主要是通过分析当地相关部门、居民和游客对于苗医药不同的感知价值和态度，探讨兴文县苗医药文化旅游发展存在的问题，并提出合理建议，推动苗医药文化旅游科学开发。重点研究以下两个方面的问题：一是当地相关部门、居民和游客对苗医药文化认同是否存在差异，三者对苗医药文化旅游的感知价值是否相同？二是如何增强不同利益相关方在苗医药文化旅游开发中的文化认同，实现苗医药文化旅游价值感知的最大化？

二　研究相关概念内涵解析

（一）苗医药文化旅游

苗医药文化旅游既属于健康旅游范畴，又属于民族文化旅游范畴，基于此，研究和理解苗医药文化旅游的概念应从两方面入手，一是基于健康旅游的角度对其民族医药属性进行理解，二是基于民族文化旅游的角度对其苗族文化属性进行理解。

从健康旅游的范畴来看，一般认为一切对身心健康有好处的旅游活动，都可以算作健康旅游（Health Tourism）。中医药旅游则是结合中医药的特点，进一步细化和延伸了健康旅游的内涵，王景明和王景和最早提出"中医药旅游"的概念，他们认为，作为生态旅游分支之一的中医药旅游，是一种探索性的，尚未被开发和享用的，集旅游与中医药为一体的交融性产业，是中医药的延伸和旅游业的扩展。《四川省中医药健康旅游示范基地规范与评价》将中医药健康旅游定义为"依托中医药资源，以促进健康为目的，开展观赏、游览、休憩、疗养、养生、度假、文化体验等，兼有传承弘

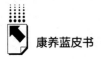

扬中医药文化的旅游活动"。结合对中医药健康旅游内涵相关文献的整理和理解，本文认为，中医药旅游即依托中医药资源和传统中医药文化开展的各类旅游活动。苗医药作为民族医药，适用于中医药旅游的大概念，即依托苗族医药资源和苗族非物质文化遗产等民族文化开展的各类旅游活动。

从民族文化旅游的范畴来看，目前学界关于民族文化旅游的概念还没有形成一致认可的意见，也没有系统性概念。在民族文化的研究基础上，吴必虎等认为，民族文化旅游是"以某一地区的民族文化为基础，通过某种方式或从某种角度对民族文化形成及内涵加以产品化体现，构成为旅游者提供旅游经历的一种吸引物"。本人认为吴必虎较好地总结了民族文化旅游的概念，本文在此基础上概括认为，苗族文化旅游即以苗族文化为载体，在苗族聚居地对苗族文化加以符号化产品化体现，构成为游客提供旅游经历的吸引物。

通过上述两个方面概念的界定和理解，本文认为苗医药文化旅游即：依托苗族医药资源和苗族文化资源，以促进健康养生和体验少数民族文化为目的，开展观赏、游览、休憩、疗养、养生、度假、文化体验等，兼有传承弘扬苗族医药文化的旅游活动。

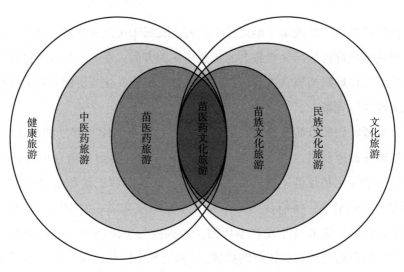

图1　苗医药文化旅游概念范畴示意图

资料来源：本研究整理。

（二）旅游感知

"旅游感知"是旅游心理学研究的范畴，是由"感知"衍生出来的概念。"感知"一词最早出现在社会心理学中，指的是人脑通过感觉器官对外界客观事物作出的直接反映。Mayo 和 Jarvis 在 1981 年曾指出，感知是个体在接受、筛选、重构和解释外界信息时，形成一幅关于外界意识的过程。而感知价值又常被用来解释和理解顾客的行为，它被认为是"消费者对获得与付出的感知，对产品效用的整体评价"。黎洁等指出旅游感知是人们通过感觉器官获得对旅游对象、旅游环境条件等信息的心理过程。Sheth J. N 提出感知价值的五大维度，即功能价值、情感价值、认知价值、社交价值和条件价值。

三　研究思路与方法

本文采用案例研究方法中的个案研究来进行分析和论述，研究的基本单位是兴文县当地居民和游客，研究情境是对苗医药文化旅游的感知，在研究过程中围绕感知价值展开分析。具体通过参与式观察、半结构化访谈、二手资料收集三种方式进行调研，以获取研究所需素材。

本研究主要围绕当地居民和游客对于苗医药文化旅游不同的感知与行为，判断苗医药文化旅游在发展过程中存在的问题和经验，探讨如何推动开发苗医药文化旅游。将当地居民和游客对苗医药文化旅游的感知、满意度以及相应的参与行为与当地相关部门目前推动苗医药文化旅游发展的相关举措进行对标，分析其感知差异，用来检验当地相关部门推动苗医药文化旅游发展举措是否有效。本研究在文献回顾中对当前关于旅游感知价值相关理论及案例研究进行了整理，在分析当地相关部门这一利益相关主体相关行为及成果后，充分考虑居民感知价值的三大维度（环境影响、经济影响、社会文化影响），以及游客感知价值五大维度（功能价值、认知价值、情感价值、社交价值、条件价值），概念化模型如图 2。

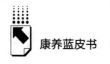

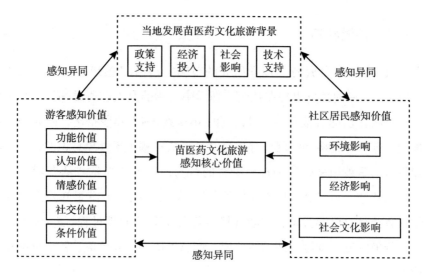

图 2　兴文县苗医药文化旅游研究概念模型图

资料来源：本研究整理。

四　兴文县苗医药文化旅游发展背景分析

（一）兴文县苗医药文化旅游基本情况

1. 兴文县概况

兴文县地处四川盆地南缘、川滇黔接合部，地域面积 1380 平方公里，辖 12 个乡镇，其中 4 个苗族乡，总人口 50 万人，其中少数民族 5.2 万人。自然条件优越，现有林地面积约 110 万亩，森林覆盖率达到 52.75%，年平均气温 18℃左右，属亚热带湿润型气候，四季分明、气候温和、雨热同期，夏秋两季气候凉爽宜人。全年有 6 到 8 个月都适宜进行健康旅游活动，时间段集中在春、夏、秋三季。兴文县被评为中国天然氧吧、绿色名县、全国康养 100 强县，是四川省最大的硒资源富集区，特别适合保健养生、休闲度假。

2. 兴文县文化旅游概况

兴文县文旅资源丰富，拥有四川省首家世界地质公园、被联合国教科文组织称为"喀斯特地貌博物馆、教科书式地质景观"的兴文石海。作为四川省文旅资源普查首批唯一试点县，兴文县共查明文旅资源 1905 个，新发现 557 个，优良级资源占 39.6%。现有国家级风景名胜区 1 个，全国科普教育基地 1 个，国家 4A 级景区 4 个，国家 3A 级景区 4 个，省级生态旅游示范区 2 个，省级森林康养基地 7 个，四川省中小学研学实践教育基地 1 个，宜宾市中医药旅游示范基地 1 个。兴文县是四川省最大的苗族聚居县，也是古僰人生息繁衍之地，更是川南早期革命的主要发源地，拥有红色遗迹遗址 30 余处，国家、省、市、县非物质文化遗产 77 项，是中国民间文化艺术之乡。县域内现有各级文物保护单位 14 处。兴文县从 20 世纪 80 年代初开始进行旅游开发，旅游发展基础扎实，2015 年以后，通过连年举办苗族花山节，大力挖掘弘扬苗族文化，将苗族文化与旅游发展有机融合，持续改善旅游基础设施，旅游收入和人次都有较大幅度增加。2017 年推动全域旅游以来，兴文县旅游人数又再次取得突破，但与此同时，旅游收入增幅却增长较缓，反映出以观光旅游为主的发展模式难以刺激旅游消费，因此从观光旅游向康养度假转型成了兴文文旅发展的必然选择。

3. 兴文县苗医药概况

千年苗医，万年苗药。兴文县海拔落差大，土壤和气候都适宜多种中苗药材的种植培育，现已查明中苗药材约 500 种，野生中药材面积 10 万余亩。2020 年，苗医药被四川省中医药管理局列入四川 4 大（藏、彝、羌、苗）民族医药。近年来，兴文县深入实施"基层中医药服务能力提升工程"，围绕"强中医、建体系、兴苗医、促创新"的发展思路，全力推动中（苗）医药高质量发展。打造僰王山泽泻、仙峰苗族乡黄精、天麻等规范化中（苗）药材种植基地 10 余个，全县天麻、淫羊藿、黄精等中（苗）药材种植面积已达 3 万亩，2020 年被列入四川省中药材溯源试点县。2009 年成立的兴文县苗医药研究所，是全国最早成立的三家（湖南、贵阳、兴文）苗医药研究所之一，目前收集整理苗医药标本 139 个，获 16 项医药国家专利，

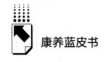
3 项省级科研课题、6 项市县级科研课题，成功申报 11 项传统医药技术，4 项省级民族医药适宜技术，其中"苗医膝痛散外敷疗法"适宜技术作为国家民族医药推广项目在全国广泛应用。高标准打造中国·兴文苗医药文化展示馆，占地 10 亩，建筑面积 5800 平方米，1~2 楼为苗医药文化体验馆，共 12 个展厅，馆内展示了 300 余种苗药、1300 余件展品，是四川省内最大的苗医药单体体验馆，3~6 楼分设康养体验馆、药膳厅和苗医药研究所实验室。开馆以来，年均接待游客 5 万余人次，获评"宜宾市科普教育基地"，正在争创四川省中医药文化宣传教育基地。县财政投入 2 亿元，新建 3 个县域医疗卫生次中心，4 个苗族乡镇建立苗医医院，12 个乡镇卫生院全部建成标准化中（苗）医馆，村卫生室中医角建设占比达 76%，90% 的村卫生室都能提供中（苗）医药服务，并能开展"四类六项"中苗医适宜技术。18 项苗医药技术被纳入宜宾市非物质文化遗产名录，100 余项技术被纳入县级非物质文化遗产名录。有国家级、省级、市级、县级非物质文化遗产代表性传承人 20 余人，构成了较为完整的苗族特色、苗族医药非物质文化遗产保护体系。

（二）兴文县推动苗医药文化旅游发展愿景及政府行动

兴文县旅游业发展比较早，而苗医药及苗医药文化旅游产业是在 2017 年之后开始逐步推动的，回顾兴文县文化旅游发展历程和苗医药文化旅游发展历程发现，苗医药的发展为兴文文化旅游的转型提供了较好的思路和支撑，兴文县围绕苗医药文化旅游的发展配套了相关政策措施。2021 年，兴文县第十四次党代会明确要建成一批中高端康养度假基地，建立以苗医药为特色、生态环境为支撑的个性化医疗康养体系。这是兴文县首次提出"苗医药+康养"发展思路，也是在探寻基于苗医药的文化旅游转型发展方向。随后兴文县《政府工作报告》中明确提出要加快中苗医药与康养产业创新发展，建成仙峰康养度假基地，建设中国苗医苗药之乡，全力打造西部医疗康养高地。从苗医药文化旅游开发的定位来看，重点是开发以苗医药康养为主题的康养产业，发展方向更多倾向于医疗技术和养生保健部分。因此与之相对应的相关部门行动重点体现在完善政策配套、强化规划引领、延伸产业链条、加快项目建设、推动产品开发、加强品牌建设和宣传推广等方面。

（三）兴文县苗医药文化旅游发展成效与不足

1. 产业基础有规模，但加工创新不够

兴文县苗医药种植已形成一定规模，但通过观察和走访发现，现阶段苗医药种植与观光旅游组合发展还不够，此外苗医药加工转换及产品创新方面也存在薄弱环节，苗医药的附加值提升还有待提高，后续产品研发制作支撑力度不足。

2. 技术研发有成果，但产品转化不够

兴文县苗医药在技术方面已取得多项专利，并将部分专利转换为产品，但就目前而言，这些产品开发还不能满足游客的需求。如研发的苗医药康养膳食虽然具有吸引力，但实际落地转换效果不佳，除了苗医药研究所运营了专门的药膳餐厅外，兴文县鲜有苗家养生膳食店，普通餐厅也几乎没有提供苗医药康养膳食。此外在购物方面，全县范围内缺乏能够提供购买苗医药产品的场所，导致出现产品不好卖、游客买不到的情况，加之部分产品包装侧重于突出"药用感"，缺乏文化创意，难以刺激游客消费欲望。兴文县虽然在"十四五"期间规划了疗养康复、美容保健、会展节庆、高端医疗服务等产品，但目前开发空间仍然较大。可见兴文县苗医药文化旅游产品的开发总体内容匮乏，缺乏创新和体系。

3. 项目建设有成效，但管理运营不够

兴文县目前已完成了具有文化展示和产品研发功能的苗医药文化展示馆（苗医药研究所）和具有康养度假功能的磊兮康养酒店等项目，但就前者而言，在发挥其旅游价值方面还存在差距，苗医药文化展示馆更多功能是展示苗医药的起源、相关研究等，与旅游相关要素结合主要体现在理疗按摩、药膳美食方面，旅游市场化运营力度还处于初级阶段，加之地理位置与景区剥离，不利于吸引游客。磊兮康养酒店建成后，因其能够夏避暑、冬赏雪的优势和高端的配套设施，受到游客的青睐，苗医药体验服务还在进一步完善当

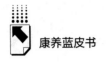

中。又如石菊古地苗家百药园、兴文石海景区的苗医药体验馆等目前也处于暂停开放状态。

4.文化挖掘有深度，但整理推广不够

兴文县前期收集整理了完整的苗医药文化，并在苗医药文化展示馆及兴文僰苗博物馆作了全面的展示，让神秘的苗医药文化能够被居民和游客知晓和接受，但目前知道苗医药文化展示馆的游客并不多，到实地参观过的更少，场馆宣传力度和开放程度有待提高。且除了在展馆了解到苗医药文化，其他渠道对苗医药文化的宣传推广也比较少，苗医药文化的普及程度不够。

5.品牌打造有亮点，但宣传营销不够

近年来兴文县虽开展了较多宣传推广活动，创建了多个中医药领域的重要品牌，2022年下半年更是成功创建市级中医药健康旅游示范基地，但作为全省乃至全国独有的苗医药文化旅游目的地的打造愿景来说，兴文县还需要更高等级的文旅新业态品牌来提升知名度和影响力。宣传推广方面针对医药的专项推荐多，也在日常各类宣传中有意识加入苗医药元素，但专门针对苗医药文化旅游的宣传内容较少，难以在游客或居民心中留下深刻印象。

五　兴文县苗医药文化旅游感知价值研究

（一）当地居民对苗医药文化旅游的感知价值

根据前文整理的居民旅游感知价值主要内容，重点分析居民对苗医药文化旅游的总体感知、经济影响感知、社会文化影响感知、环境影响感知。总体感知方面，主要分析了解居民对苗医药的总体印象和认识；经济影响方面，主要分析居民对苗医药文化旅游在就业、投资商业、产业发展、基础配套建设、物价等方面的感知；社会文化影响方面，主要分析苗医药对居民自身的直接受益影响、传承弘扬苗族非物质文化遗产、建立居民与游客的关系、提高地方形象等方面的感知；环境影响方面，主要分析居民对苗医药文化旅游在影响当地自然环境、人居环境等方面的感知。

1. 苗医药的健康养生价值方面

苗医药的健康养生效果得到了社会的认可，健康养生保健功能的开发符合社会发展的节奏和产业发展的趋势，对于投资者、基层卫生医疗机构等来说，也更加看重苗医药的养生保健功效。因此在苗医药文化旅游的开发过程中，相关部门应更加注重养生保健方面的产品开发而非纯医疗行为，也应该将苗医药的功能更多体现在治未病方面，通过拓展此类业务，挖掘苗医药文化旅游的价值，才能真正推动医旅融合发展。

2. 苗医药的日常诊疗价值方面

一是传统苗医药多用于日常诊疗。在当地居民看来，苗医药作为少数民族民间偏方，更多是用于治疗跌打损伤等日常疾病，除了苗医药从业者和传承人外，普通居民也常常把它们和中医药等同看待，从访谈中得知，兴文县苗医药的疗效也多用于日常疾病的治疗，在一些大病治疗方面存在局限，且目前兴文苗医药的诊疗价值因受其传承人数量、缺乏资质、理论体系不完善等原因也没有得到很好发挥，影响力相对有限，部分从业人员和传承人认为苗医药因年代久远，缺乏完整体系，在推广运用等方面普及程度远不及普通中医药，正因为如此，居民对苗医药的感知存在较大局限，对苗医的来历、诊疗手法、发展历史、产品体系以及和中医之间的关系等不够了解。二是乡镇苗医馆的设立更多为居民提供中医药诊疗服务。前文中提到兴文县在各乡镇建立了苗医馆，这一举措让广大群众对"苗医药"的概念有了接触和了解，但乡镇苗医馆本身就是依托以前卫生院的中医机构建立的，运营过程中因受用药准字、医保支持力度低等方面的影响，苗医药在用于正规诊疗的过程中会受到较大限制，日常诊疗基本是用普通中医药。

3. 苗医药的经济价值方面

一是苗医药能够促进绿色发展。苗医药文化旅游的开发符合国家"五位一体"发展战略，尤其是在生态发展绿色发展方面，得到的评价比较正面，作为依托动植物作为原料开发的产业，苗医药文化旅游的开发有利于保护和改善自然生态环境，改善人居环境，符合兴文目前的发展政策和居民自身对环境的期待；二是苗医药文化旅游开发能够产生综合经济效益。苗医药

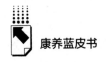

文化旅游对于促进地方就业、带动乡村产业发展、群众增收致富、转变发展思路、带来更多商业机会等方面有很大价值。相关部门对于苗医药的政策支持和目前推动苗医药的举措，也为社会相关投资商、从业人员、传承人等提供了信心和支撑，普遍比较看好兴文县苗医药产业的发展，参与发展的意愿比较强烈。三是苗医药文化旅游的经济价值应融入旅游场景，聚焦到产品业态。目前而言，兴文的苗医药开发没有很好地融入旅游场景，在"吃住行游购娱"六要素中体现得不够明显，配套设施不够完善，在产品开发过程中存在一定短板，但值得欣慰的是目前兴文市面上已经开始有服务行业在自发地有意识提供苗医药的相关服务，应该积极鼓励并做好引导。因此苗医药和文化旅游的发展，应该依托景区和旅游场景、面向游客开发相关特色产品，与消费者形成良好互动。

4. 苗医药的文化传承价值方面

一是传承和保护作用明显。当地居民尤其是传承人感知到苗医药强烈的文化属性，认为苗医药是属于苗族文化的一个重要部分，能够很好地展现苗族文化，发展苗医药文化旅游对于传承当地苗族非物质文化遗产、提高地方形象等具有正向影响，不仅如此，发展苗医药文化旅游也能让更多人尤其是游客更加深入了解苗族文化，这种文化的传承在一定程度上也能够提高当地居民尤其是苗族同胞的自我认可，还能够有效挖掘和保护苗族古老方剂等传统苗族非物质文化遗产。二是挖掘和发扬存在差距。当地居民同时也明显感知到目前兴文苗医药文化旅游的挖掘力度还不够，普及程度不高。也就是说社会对苗医药文化的深层次理解不够，当地居民和游客大多知其然而不知其所以然，发展苗医药文化旅游的社会文化氛围尚未真正形成。

（二）游客对苗医药文化旅游的感知价值

游客对苗医药文化旅游的感知主要从总体感知、功能价值感知、认知价值感知、情感价值感知、社交价值感知、条件价值感知等 6 个方面进行分析和评价。总体感知包括对兴文旅游的总体印象和对苗医药的总体印象；功能价值感知方面主要包括游客对苗医药文化传承功能和药用养生功能的感知；

认知价值感知方面主要包括游客对苗医药拓展自身认知方面的感知；情感价值感知方面主要包括游客对苗医药文化旅游的情感收获等；社交价值感知方面主要包括游客在苗医药文化旅游社交方面的价值感知；条件价值感知主要了解游客对于苗医药文化旅游配套条件如交通、购物、住宿等的感知。

1. 苗医药文化旅游的传承性

游客对兴文县浓郁的苗族文化兴趣浓厚，苗医药作为体验苗族文化的重要载体，具有很好的传承性，在访谈中，游客表示希望在了解了苗医药背后的文化、发展历程后，能够有参观、体验、购物等完整的旅游过程。

2. 苗医药文化旅游的神奇性

一是关于苗医药的神秘印象。苗医药的神秘让苗医药和其他民族医药有明显的区别，具有独一无二的神奇特征，游客希望能够通过苗医药来揭开苗族文化的神秘面纱。文学作品里对于苗族巫医文化形态的描述，也让游客对它的"神秘"多了一份幻想，苗医药的神奇神秘成为吸引游客的重要因素。二是关于苗医药文化旅游的猎奇体验。"神奇"的苗医药让游客在体验过程中，期待能够刷新自身对神秘苗医药的相关认知，包括拓展文化的认知和养生保健功效的认知，也期待能够带来一些猎奇的体验。

3. 苗医药文化旅游的鲜活性

一是苗医药文化旅游能够给游客真实和鲜活的体验。兴文苗医药本身的多项技术就被列入非物质文化遗产，传承人被列入非物质文化遗产传承人，日常中持续运用于民间和中医机构。苗医药文化旅游能够让游客沉浸其中感受苗族文化的鲜活和魅力，且苗族的古方通过被挖掘被保护，让游客能够在现代也体验到传统的保健疗效，再结合文化的体验感受，能够给人鲜活的疗效体验。苗医药文化展示馆给游客留下深刻印象，鲜活的苗医药文化旅游也让游客在体验的过程中拓展人际交往的范畴。游客认为非遗传承人在非遗的传承、保护、延续、发展中，起着超乎常人的重大作用。二是鲜活的苗医药文化旅游也需要产品等载体作为支撑。对于已经在兴文旅游或者附近旅游的游客来说，愿意在旅途中将苗医药作为一种特别的体验，与其他吸引物组合在一起可大幅增强吸引力，但需要文化显性化和舞台化，提供旅游消费场

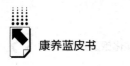

景。因此设置丰富的购物体验场景，才能让苗医药的鲜活性得到更加充分的展现，把文化优势转变为经济优势。

（三）居民和游客对苗医药文化旅游的态度和行为分析

对于居民来说，对苗医药文化旅游开发的态度主要体现在是否支持和看好，对应的行为主要体现在是否愿意从事相关行业、体验相关业态、购买相关产品等。对于游客来说，对苗医药文化旅游开发的态度主要体现在满意度，对应的行为体现在忠诚度上，即是否有意愿重游和推荐。

1. 居民的态度和行为

居民对于发展苗医药文化旅游的态度是非常支持的，认为它既符合兴文的发展策略，又能得到老百姓的认可，得到包括苗族同胞、传承人在内的广泛认同。开发苗医药文化旅游，对内能改善健康观念，对外也能展示兴文形象。居民对苗医药文化旅游相关行业的就业意愿相对比较乐观，但会考虑相关部门推动苗医药文化旅游的思路、决心、力度及相关配套政策，同时也会观望苗医药文化旅游发展的前景势头和市场反应，认为相关部门在加强组织领导、强化顶层设计等方面还应加大力度，同时也希望兴文苗医药文化旅游能够打造一些特色产品和体验项目。

2. 游客的态度和行为

游客对兴文苗医药文化旅游的态度基本满意，满意之处在于兴文苗医药文化底蕴丰富，总体旅游配套良好，不够满意之处在于苗医药相关的业态和配套条件还未真正面向游客开放。游客对苗医药文化旅游的忠诚度一般，若首次旅行没有很好的旅游体验，之后没有针对游客的喜好开发出受游客和市场喜欢的产品，游客不一定会重游。

（四）居民和游客的感知对比分析

1. 感知相同之处

一是对苗医药感知不明显。居民和游客均对苗医药文化旅游产品感知不明显，说明苗医药在实际推广运用的过程中对外对内的宣传的力度还不够，缺乏在旅游场景中的体现和体验。基于此，苗医药文化旅游需要通过"符号化"和"文化显性化"来确保其传承性和鲜活性。二是苗医药的功能价值应是文化和养生相结合。游客和居民均感知到了苗医药的文化消费价值和养生保健功能价值，且认为重点应把握苗医药的养生保健功能与文化旅游相结合，在苗医药的功能价值和文化消费价值方面存在一致性。三是看好苗医药文化旅游的发展前景。游客和居民都对苗医药文化旅游的前景比较看好，持支持和认可态度，但同时也表现出了观望和犹豫，这主要是基于目前兴文苗医药文化旅游产品供给不够丰富，没有真正形成全域全民推动苗医药文化旅游发展的氛围。

2. 感知差异之处

一是居民对苗医药文化旅游经济价值感知明显。居民认为苗医药日常主要用于兜底医疗，对于苗医药文化旅游的经济价值感知比较明显，希望通过发展苗医药来带动当地发展。二是游客对苗医药文化旅游文化价值感知明显。游客认为苗医药是了解苗族文化的一个渠道和窗口，在没有接触之前认为它具有"神秘"感，了解之后认为它具有吸引力。同时游客更希望在兴文县旅游期间了解到苗医药背后的文化，并在了解之后能够有参观、体验、购物等完整的旅游过程。因此站在游客的立场视角来看，体验苗医药文化旅游实际是对神奇的少数民族文化的一种鲜活体验。根据"舞台真实"理论，民族文化旅游的开发可通过"舞台化"实现文化再创造，满足游客的真实文化体验，增加游客文化认同。

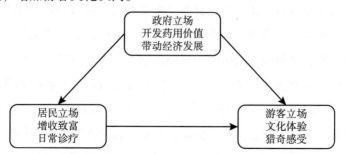

图3 苗医药文化旅游政府、居民、游客三方立场示意图

资料来源：本研究整理。

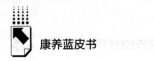

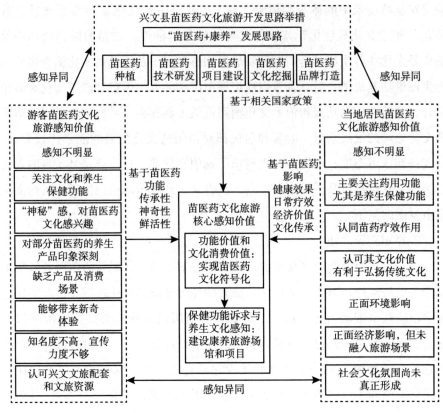

图4　苗医药文化旅游核心价值感知示意图

资料来源：本研究整理。

3. 当地政府行动与"主客"感知价值对比分析

一是从感知价值对比来看。目前兴文苗医发展初步取得的成效体现在苗医药文化展示馆的建设，各类种植基地渐成规模，苗医药相关产品、各项专利日渐成熟，磊兮康养酒店等一批项目落成。这能够解释本章中居民对苗医药文化旅游的经济价值感知，认为苗医药文化旅游的发展能够带动当地的经济发展，同时其良好的"治未病"保健功能也让游客对其印象良好。另外，近年来兴文县对于苗族文化的保护传承和宣传在游客心目中留下了深刻印象，使其产生了浓厚兴趣，这也解释了本章中游客对于苗医药文化价值感知明显。

　　而兴文县苗医药文化旅游主要不足在于产品开发不足、宣传力度不大、专利转换不够、管理运营欠佳等，归结起来是因为苗医药文化缺乏符号化和显性化，同时缺乏产品支持。缺乏文化认同很好地解释了本章分析的游客和居民均对苗医药文化旅游感知不够明显、知晓度不高等，对兴文县苗医药文化旅游的发展在看好的时候也持一定观望态度。

表1　政府行为和旅游感知价值对比分析一览

政府行为	旅游感知价值表现
明确"苗医药+康养"发展思路 制定政策 编制规划	居民和游客的正面期待
苗医药药用专利研发 乡镇卫生院设置"苗医馆"	游客和居民对苗医药文化旅游感知不明显 居民感知日常诊疗价值
"苗医药+康养"项目建设 完善产业链 产品研发	居民的经济价值感知明显 游客对苗医药鲜活性感知
苗族文化保护传承及宣传	游客对苗医药文化传承性、神秘性感知 居民对苗医药的文化价值感知
存在不足	感知不明显 居民的观望态度 游客满意度、忠诚度一般

　　二是从发展潜力来看。虽然目前居民和游客对兴文县苗医药文化的感知并不强烈，但由于当地相关部门近年来认识到了苗医药价值发挥的关键，正在逐步向其养生保健、休闲度假、文化传承、研学科普等功能倾斜，在"十四五"期间还策划储备了大量相关"苗医药+康养"项目。加之当地相关部门、居民和游客对苗医药文化旅游的态度大多是支持的，可见兴文县苗医药文化旅游开发具有较大潜力。对兴文县来说，下一步应针对居民和游客对苗医药文化旅游的感知价值异同，找到可以平衡各方利益的最佳解决方案，瞄准苗医药文化旅游的发展定位和方向，弄清苗医药文化旅游功能与情感，以及文化与产品定位的问题。

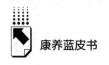

六 兴文县苗医药文化旅游发展对策建议

（一）研究结论

第一，苗医药功能价值与文化消费价值，在"传承人"与"苗药"等具体的"人"与"物"上存在共同感知，应基于苗医药传承人、保健和药膳类苗药以实现文化显性化和舞台化展现，相关部门通过非遗保护、集中展现系列品牌活动等实现苗医药文化符号化是旅游开发的关键，通过苗药的技术标准化和产业化能够加强多方文化认同与价值感知。通过前文分析，兴文县苗医药文化旅游发展优势明显，其生态环境优越、苗医药资源丰富、苗文化特色明显、旅游基础稳固，相关部门也在苗医药文化旅游产品开发、品牌创建、产业培育、市场开拓、模式创新上作了大量探索，但这与访谈分析中居民和游客对苗医药"感知较弱"的现实存在差异，究其原因，是在兴文县苗医药文化旅游开发过程中，不同利益相关者的共同价值感知与文化认同考虑不够充分。苗医药文化旅游开发的利益相关者涉及当地居民和游客，而不同的利益相关者都有各自的价值感知和认同。当地相关部门对苗医药文化旅游的价值感知和认同在于把握上级政策红利，打造苗医药康养旅游品牌，为当地旅游发展注入新动力，带动当地经济发展；当地居民对苗医药文化旅游的价值感知和认同在于其兜底保障的基础医疗功效，以及随着旅游发展可能获得更多的就业机会等经济价值，传承苗族非物质文化遗产的文化价值以及完善基础设施等社会价值；游客对苗医药文化旅游的价值感知和认同在于能够找寻满足各自旅游需求的体验和感受的功能价值和文化价值。因此，苗医药文化旅游开发需要寻找到不同利益相关者的共同价值感知与文化认同，并努力扩大文化认同的范围，最终实现旅游价值的认同。

第二，康养旅游开发能够将居民对苗医药的保健功能诉求与游客对苗医药的养生文化感知有机结合，苗医药文化旅游开发应依托苗医药文化场馆载体打造和苗医药康养旅游项目建设。兴文县前期投资建设的磊兮康养酒店作为苗医药文化旅游的一个探索和尝试，得到游客和当地居民的青睐，而且对比前文中提到的兴文县苗医药文化旅游的产品供给与游客和居民的感受，可以看到在苗医药文化旅游发展过程中，相关部门做得最好的是苗医药健康保健价值和文化价值的供给。苗医药文化展示馆作为苗医药文化体验的重要窗口，能够让游客从中获取知识、增长见识并对苗医药产生浓厚兴趣，对于当地居民来说，也是展现和传承苗族文化的一个重要载体和场所，因此，依托兴文良好的旅游基础、苗医药专利技术和生态环境，讲好苗医药故事，发挥苗医药文化价值，开发更多产品，发挥其经济价值能够满足三方利益相关者的共性价值内容，其中把苗医药的养生价值和文化价值相结合，是开发苗医药文化旅游的关键。兴文县应进一步拓展"苗医药+康养"的发展思路，以环境为依托、以文化筑基底、以旅游带流量、以苗医兴产业。

（二）启示与建议

1. 瞄准"苗医药+文化+旅游+康养"发展思路

一是挖掘文化要素，提升苗医药文化价值。苗医药文化旅游的核心实质是传统苗族文化和中医文化的体验，在开发苗医药文化旅游的过程中，建议进一步梳理苗医药文化资源，选取其核心代表文化，营造苗医药的文化氛围，打造特色苗医药文化旅游的文化空间，通过苗医药传承人和苗医药产品实现苗医药文化的显性化和舞台化，为游客带来良好旅游感知。利用苗族花山节、苗族"四月八"、苗年节等苗族特色活动，打造基于原真性的苗医药文化旅游圣地化。同时要讲好苗医药文化故事，提高苗医药文化认同感，形成科学的、心理性的、主观上的共同文化认识。

二是加快资源开发，提高苗医药经济价值。建议将苗医药资源打造为重要旅游吸引物。一方面突出养生保健性，充分发挥苗医药的养生保健功效，在兴文高海拔地区依托气候、温湿度等康养生态环境资源为主，苗医药养生馆、康复保健理疗服务等为辅，打造避暑养生、康复疗养等康养项目，重点推动苗医药医养设施建设。另一方面要注重娱乐体验性，突出其文化消费价值。在低海拔地区依托优越的自然资源环境和现有的苗医药种植基地、农业

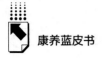

公园、乡村田野、森林湖泊等，打造参与性和体验性较强的旅游项目，如运动健身、研学自然教育等，重点将苗医药融入旅游体验项目中。在吸引物打造的过程中，除了做好资源开发项目投入，还应明确投资回报周期，关键做好运营，明确产品核心盈利点。

2. 构建苗医药文化旅游感知体验场景

一是游客感知提升。建议为游客提供高质量的苗医药文化旅游感知体验，如在主要景区和县城主干道增加苗医药文化旅游宣传元素、标识标牌等，营造浓厚氛围，让游客从视觉上增强正面感知。运营好现有苗医药文化展示馆、㵲·苗博物馆、苗医馆等，在酒店、客运站、高铁站等提供苗医药服务，科学增加和分布购物点位，推出苗医药文化旅游特色旅游线路等，让游客在"吃住行游购娱"的全过程中充分感受苗医药元素，在互动和体验的同时实现利益感知。

二是居民感知提升。首先建议充分保护和弘扬当地苗族文化尤其是苗医药文化，强化居民对苗医药文化的认同感和自豪感，如加强苗医药在当地居民日常健康养生中的使用频率，真正发挥好苗医医院及各乡镇苗医馆的作用，将苗医药文化展示馆常态化对当地居民免费开放，在苗医药文化展示馆周边打造公共游憩空间，让当地居民在日常休憩中也能接触苗医药。利用全县中小学生研学活动、党政机关工会活动、企业团建活动等载体，广泛组织人员到苗医药文化展示馆参观，提升苗医药文化的当地居民正面感知。其次应该加强苗医药非遗传承人的鼓励和支持，适当推出典型人物宣传，做好苗医药基层后备人才培养，积极引导当地群众参与苗医药种植、经营相关业态等，避免当地居民对苗医药文化旅游发展的负面感知，让苗医药的正面形象深入人心。再次应鼓励县域内的服务性场所积极参与苗医药元素的推广和运用，在餐厅推出苗族养生宴（药膳）、在浴足按摩店推广苗医药浴足粉、在茶馆推广苗医药养生茶等，把苗医药元素植入当地居民日常消费的场景，增强正面感知。最后，相关部门还应加大健康养生的宣传力度，为当地居民灌输"治未病"的养生理念，为苗医药文化旅游及康养产业的发展奠定思想基础。

3. 塑造鲜明的兴文苗医药文化旅游品牌感知形象

一是强化品牌建设。提炼苗医药核心宣传品牌和口号，挖掘如"千年苗医、万年苗药，苗医苗药之乡"等特色鲜明的文化或景观元素作为兴文苗医药的区域形象核心内容，通过提炼打磨，用简单精练、凸显特色的语言来表达，植入游客记忆，推动高效传播。此外应瞄准关键品牌建设，积极争创国家级、省级中医药旅游示范基地等高级别"官方认证"品牌，及时归纳苗医药文化旅游发展模式并进行推广，不断巩固兴文苗医药文化旅游品牌。

二是强化宣传营销。苗医药文化旅游的发展目前仍处于起步阶段，与传统的旅游项目比较起来，它的市场认可度还不高，因此应在提炼的兴文苗医药文化旅游核心品牌和核心宣传口号的基础上，充分利用各类文化旅游推介会、博览会、展销会等平台，加强苗医药文化旅游的宣传力度，展现苗医药文化旅游独特魅力，提高大众对苗医药文化旅游产品的认可程度，刺激带动消费。同时应加强内外宣传力度，讲好苗医药的故事，创新宣传营销方式，如开设苗医药直播等，通过与文旅宣传"捆绑营销"，在主要客源市场投放大量营销宣传广告，让苗医药真正走出去，把游客引进来，打响兴文"苗医苗药之乡"的品牌。

4. 开发多元化苗医药文化旅游产品

通过相关文献回顾得知，只有充分满足顾客的体验才能实现正面的感知价值。建议兴文县苗医药文化旅游的产品开发充分以市场为导向，制定产品开发策略，创新产品内容，调整产品结构，真正把苗医药文化旅游产品丰富起来，把苗医药文化符号化、具象化，把兴文苗医药文化旅游丰富的生态优势和文化优势转换为经济优势。应注重生产、加工、销售、体验等各环节产品的打造，并积极融入文化旅游场景，通过苗医药与观光、文创、养生、研学、膳食、度假、体育等融合发展方式，形成让游客来兴文即可看、可购、可体验、可品尝、可玩与苗医药相关的产品体系，真正把苗医药的产品具象融入旅游场景的方方面面。但值得注意的是，产品的创新也不是一味标新立异，应根据兴文县的资源文化等，进行升华和提炼，这样才能让苗医药文化

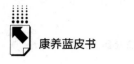
旅游产品更有吸引力和生命力。此外，除了产品创新，更应该注重服务创新，用高水平高质量的服务来提升游客的旅游感知价值。

参考文献

[1]《国务院关于加快发展旅游业的意见》，《中华人民共和国国务院公报》2009年第34期，第6~10页。

[2]《国务院关于扶持和促进中医药事业发展的若干意见》，《人民日报》2009年5月14日。

[3]《国务院关于促进旅游业改革发展的若干意见》，《辽宁省人民政府公报》2014年第18期，第12~20页。

[4]《国务院办公厅关于进一步促进旅游投资和消费的若干意见》，《中华人民共和国国务院公报》2015年第24期，第13~17页。

[5]《国家旅游局 国家中医药管理局关于促进中医药健康旅游发展的指导意见》，《中国中医药报》2015年11月26日。

[6]《国务院关于印发中医药发展战略规划纲要（2016—2030年）的通知》，《中华人民共和国国务院公报》2016年第8期，第21~29页。

[7]《关于促进健康旅游发展的指导意见》，《中华人民共和国国家卫生和计划生育委员会公报》2017年第5期，第7~10页。

[8] 郭鲁芳、虞丹丹：《健康旅游探析》，《北京第二外国语学院学报》2005年第3期，第63~66页。

[9] 田广增：《我国中医药旅游发展探析》，《地域研究与开发》2005年第6期，第82~85页。

[10] 吴必虎、余青：《中国民族文化旅游开发研究综述》，《民族研究》2000年第4期，第85~94+110页。

[11] 张群：《中医药旅游游客行为特征研究——基于广西药用植物园的调查》，《湖南工程学院学报（社会科学版）》2013年第3期，第1~5页。

[12] 杜娟、高永翔、祝捷、汤朝晖、泽翁拥忠：《论四川民族医药文化旅游模式的构建》，《中国民族民间医药》2010年第10期，第70~71页。

[13] 汤朝晖、高永翔、杜娟、祝捷、泽翁拥忠：《四川省民族医药文化的旅游资源开发初探——以南派藏医药为例》，《康定民族师范高等专科学校学报》2009年第5期，第59~61页。

[14] 游来林：《传统苗医药文化对苗药发展的影响》，《贵州民族学院学报（哲学社会

科学版）》2011年第5期，第29~33页。

［15］余江维、王永秀、杜江、张建国：《试论贵州苗医药文化的活态传承》，《中国民族民间医药》2016年第1期，第1~2+4页。

［16］戴凡、保继刚：《旅游社会影响研究——以大理古城居民学英语态度为例》，《人文地理》1996年第2期，第41~46页。

［17］梁旺兵、孔令娜：《民族地区居民对旅游文化影响的感知研究——以甘南藏族自治州为例》，《西北民族大学学报（哲学社会科学版）》2013年第2期，第86~91页。

［18］刘星、黄燕玲、罗盛锋、刘永丽：《"主客"感知对比下民族地区旅游环境影响测评》，《梧州学院学报》2014年第2期，第16~23页。

［19］肖远平、王伟杰：《大健康产业背景下民族医药民俗的传承与保护研究》，《中南民族大学学报（人文社会科学版）》2016年第4期，第29~33页。

［20］何莽：《基于需求导向的康养旅游特色小镇建设研究》，《北京联合大学学报（人文社会科学版）》2017年第2期，第41~47页。

［21］Goodrich Jonathan N., Goodrich Grace E.. Health-care tourismâ an exploratory study［J］. Tourism Management, 1987, 8（3）.

［22］Sheth J. N, Newman B. I, Gross B. L. Why we buy what we buy: A theory of consumption values［J］. Journal of Business Research, 1991, 22（2）: 159-170.

［23］HE, M., LIU, B., & LI, Y. Tourist inspiration: how the wellness tourism experience inspires tourist engagement［J］. Journal of Hospitality & Tourism Research, 2021, （2）, 109634802110263.

B.13
人口老龄化背景下康养社区投资效益与启示

——以 TK 企业康养社区项目为例

李 星 周 浩 纪丽芝 杨远媚*

摘 要: 人口老龄化已经成为今后较长一个时期中国的基本国情,而人口老龄化会让社会承担巨大压力,发展养老产业是解决当前和未来人口均衡发展的重中之重,而康养社区便是在这种背景下应运而生的一种新的养老产业项目。本文首先以 TK 公司康养社区为例,建立运用 AHP 熵值法对 A 股上市保险企业进行盈利能力评估,得出康养社区项目的盈利能力水平以及该水平与市场相比较的结果;其次,构建投资效益模型,运用灰色关联分析法进行康养社区的投资成本效益关联度分析,得出康养项目在各项资金投入收益较强的方面;最后,总结 TK 公司康养社区的优势、存在问题和解决措施。本文通过分析康养社区项目盈利能力,证明康养社区项目的可行性,并为今后新进入康养社区行业的公司在投资价值和项目投资重点方向上提供参考借鉴,有效地指导企业关于康养社区项目的投资决策。

关键词: 人口老龄化 康养社区 AHP 熵值法 灰色关联分析法投资效益模型

---

* 李星,经济学博士,广东财经大学地理与旅游学院副院长,硕士生导师,主要研究方向:经济周期、会展产业经济;周浩,广东财经大学研究生;纪丽芝,广东财经大学研究生;杨远媚,广东财经大学研究生。

一 引言

第七次全国人口普查公告显示，60 岁及以上人口高达 26402 万人，我国是目前世界上老年人群体最庞大的国家。随着人口老龄化趋势的日益加剧，养老问题已成为制约我国社会发展的一个严峻问题，但也意味着投资养老社区项目具有广阔的发展空间和巨大的市场前景。同时近几年，国家出台了一系列政策鼓励与支持养老和康养产业的发展。近 5 年，各家公司通过轻重资产两种模式在全国不同的城市加快速度布局，截至 2017 年 6 月末，我国共有 8 家机构投资 29 个养老社区项目，计划投资金额 678.2 亿元，床位数超过 4 万个；而截至 2020 年 9 月末，投资康养社区的项目增加到 47 个，床位数量新增到 84155 个，总投资额超过 1000 亿元人民币。2020 年我国养老产业投资规模高达 7.7 万亿元，同比增长 28.1%。同时，投资康养社区项目也给保险公司带来了大量与养老社区挂钩的保单。合众人寿与养老社区对接的保险，销售额从 2013 年的 3300 万元，增加到 2015 年的 11.55 亿元，较当年新单保费增长 34 倍。国内企业特别是保险机构陆续投资康养社区项目，经营效益可观，但有些公司长期承受资金压力大，或者偏重于硬件设施的投入，对健康护理、专业人才等软件投入太少，投资规模不适度，投资结构不合理，项目管理不到位等，最终导致经济效益低下，甚至面临亏损倒闭的局面。康养社区投资效益的研究，可以有效地指导企业的投资决策，降低投资风险，指引新进入该行业的机构进行合理经营以获得可观的经济收益。康养社区的投资效益分析有利于我国康养社区项目的发展，减轻我国严峻的养老压力，对我国国民经济的增长具有重大的意义。

二 文献综述

2017 年全球健康旅游产业规模约 6785 亿美元，占全部旅游收入的

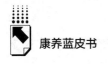

16%。康养社区作为康养产业的分支之一，近年来备受关注。国外对康养社区的研究集中在康养社区的服务、模式等方面。

John Parr 呼吁社区应建立一个公共的社区卫生档案来收集居民健康信息以提高社区居民的生活质量。P. Schopflin 提出给予老年人群特殊的社区服务，会提高老年人群的生活质量。Kane（1987）指出，生理照料以及心理照料是老年人群迫切的需要，是其日常生活的基本保障。William Warren Bartley（2012）对美国的社区养老模式进行了分析，指出其优势在于向不同类型的客户提供不同类型的产品，不仅能够满足老年人的物质需求，而且也注重老年人的心理需求。国内学者对康养社区的研究，集中在规划设计、服务管理或开发模式的研究。魏维、顾宗培对国内外现有养老社区的类型与特点进行归纳，从选址布局、住宅规划设计、公共服务设施配建及室外环境适老性等四个方面探讨了养老社区的规划设计方法。程雁、孙志明等提出由政府主导提供部分服务，为整个养老服务体系提供必要支撑，促进社区/乡镇卫生服务机构改革转型，扩充"医养+康养"综合服务。刘晶晶从服务功能、服务环境、服务支持体系三方面构建我国民生视角下的现代养老社区服务体系。穆光宗、朱泓霏认为养老的服务职能社会化、服务地点社区化、服务机制市场化和服务联结网络化是打破我国养老困局的基本路向。燕妮认为新时代健康养老产业与保险业融合模式可以实现保险公司、医院和消费者三方共赢。江生忠、杨汇潮、袁卓群等利用合作模式、BOT 模式、REITs 投资、信托方式等投资方式，建设多社区共享养老设施、全龄社区内养老机构，配合以房养老入住模式，建设与物业分离的运营模式以形成新的、符合国情的、可供各种投资机构组合选择的商业模式。相比之下，国内养老社区投资效益的研究较为缺乏，研究大多停留在投资养老社区的现状、问题或对策方面，研究方法采用定性研究较多。李子耀、钟雯等总结了我国保险公司投资养老地产现状，指出保险公司投资养老地产具有可行性和必要性。李家琦列举了我国寿险企业投资养老社区的现状及对策建议。黄挺分析了我国康养地产项目投资问题，立足于康养地产项目存在的投资困境，在社会资本和政府两个层面提出了康养地产项目投资支持对策建议。

本文创新之处在于运用 AHP 熵值法对 A 股上市保险企业进行盈利能力评估，先证明康养项目的可行性，接着构建投资效益模型，运用灰色关联分析法进行康养社区的投资成本效益关联度分析，明确影响项目盈利的投资重点。相比之下，国内养老社区投资效益的研究较为缺乏。

三 投资效益模型的构建

随着人口比例老龄化加重等加性背景和进入市场资金越来越多等乘性背景这两种项目风险的影响，分析项目盈利情况成为直接判断项目是否具备可行性和投资价值的强有力指标。因此，关于康养社区项目投资效益的研究，即康养社区项目是否具备盈利能力和投资价值，以及如何制定科学的投资决策，进而提高投资效率，使投资风险最小或回报最大的研究显得至关重要。

（一）研究方法的选择

目前关于项目盈利能力的研究方法主要包括专家模糊评价和熵值法，其中专家模糊评价法在评价法中的层次分析，通过定量分析与定性分析结合起来，用专家的经验判断各指标实现标准的相对重要程度，并合理地给出每个指标所占权数，主观性较强；而利用所收集数据中熵值携带的信息进行权重计算，结合指标的变异程度，计算出各项指标的权重，为多指标综合评价提供依据，客观性较强。文章结合企业投资项目的财务可行性研究方法中的分析思路，通过 AHP 熵值法构建以盈利能力评估作为项目可行性分析，目的是更好地结合主观赋权和客观赋权，使指标赋权公正，评价结果更加真实、科学、可信。目前对投资项目的分析大多仅限于单方面的盈利能力的分析或者投资效益因素分析，没有形成综合的项目评价体系，而运用灰色分析法，以投资关联度分析作为项目投资决策分析，再创造性结合以盈利能力评估作为项目可行性分析构建投资效益模型，模型将对研究对象的公司盈利能力进行评判并对投资行为中主要因素进行权重分析，得出该公司盈利状况以及对

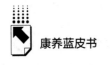

该结果影响较大的投资行动，分析结果可直接用于判断康养社区项目的投资价值和投资决策。

（二）投资效益评估的基本方法

TK 保险集团股份有限公司（以下简称 TK 公司）是一家保险金融服务集团，成立于 1996 年，注册资本为 272919 万元。TK 公司作为国内于 2010 年第一个投资康养社区项目，以及 2015 年第一批用户入住康养社区的公司，是目前国内康养社区市场份额大、投资力度强、营运时间长的代表性公司，具备较大的研究价值。该康养社区以"保险+社区+康复医院"模式运营，因此判断 TK 公司的康养社区的投资效益，应该以整个保险公司的盈利能力进行评估，以及对康养社区项目涉及投资效益进行分析。

1. 盈利能力评估的基本方法

对公司的盈利能力进行评估，就是评价公司的投入产出水平和盈利质量。根据财政部印发的《金融企业绩效评价办法》，保险公司的盈利能力主要从以下六个方面加以评价：资本利润率（净资产收益率）、资产利润率（总资产报酬率）、成本收入比、收入利润率、支出利润率、加权平均净资产收益率。

在得到前面的六项指标后，通过 AHP 和熵值法组合赋权，就能够避免人为判断和熵值法极值数据影响所造成的误差，计算步骤如下。

第一步，进行 AHP 分析计算，通过建立盈利能力层次分析结构，采用 Saaty 的 1~9 标度法作为定性等级量化值，构建判断矩阵，计算各指标 AHP 权重，求出最大特征根和所对应的特征向量，并进行一致性检验分析，若 CR 值小于 0.1 则说明通过一致性检验，反之则说明没有通过一致性检验。计算公式为：

$$矩阵 \times 权重 = 最大特征根值 \times 权重$$

一致性检验 CR＝1/（n-1）×（最大特征根-n）/RI RI 为随机性指标，可以通过文献查询得知。

第二步，进行熵值法分析，首先对数据进行标准化处理，通过计算单个指标数据占指标全部数据比重，并计算出指标信息熵和信息效用值，最后计算熵值权重。计算公式为：

信息熵 = − 1/ 指标数的自然对数 × 每个指标和指标自然对数乘积的和
信息效用值 = 1 − 信息熵
熵值权重 = 每个信息效用值 / 效用值之和

第三步，求综合权重，将 AHP 权重和熵值权重进行组合。计算公式为：

综合权重 = 该指标 AHP 权重 × 该熵值权重 /（每个指标 AHP 权重
乘以该熵值权重的乘积之和）

2. 投资成本效益关联度分析的基本方法

项目的投资成本类型多样且投资额存在差异，根据类别划分，运用灰色关联分析法根据各类投资成本和盈利能力强指标（盈利能力计算中权重最高指标）之间发展态势的相似和相异程度来确定各类投资与效益关联程度。灰色关联分析法分为以下三步：

（1）无量纲化处理

（2）关联系数计算

其中，灰度取值范围为 [0，1]，灰度越小，关联系数间差距越大，更能区分，通常情况下灰度取 0.5。

（3）关联度计算

（三）投资效益基本模型的构建

公司的盈利能力除了自身数据分析，同时还要跟市场水平进行对比。由于研究对象属于保险企业，通过计算 A 股 6 家上市保险企业的市场盈利能力，运用 AHP 熵值法得出，并对应求出均值，计算出市场盈利水平。再通过定量方式对比，判断企业的盈利能力。

1. 模型定量指标

企业的总体盈利能力是由各方因素组成，确定盈利能力权重后，分别计算市场得分和企业得分，评估得出市场盈利水平和企业盈利情况，总体判断

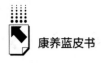

企业盈利能力是否达到行业水平。

盈利能力评估指标如下，其中 T 作为 AHP 法第一层目标层，T1 至 T6 共 6 个指标为第二层准则层。由此方法计算出的 AHP 权重系数为第三层方案层。

表 1   盈利能力评估指标

	运用资本获得利润的能力 T1	净资产收益率 =（净利润/股东权益）×100%
	资产利用效益 T2	资产利润率 =（净利润/资产平均余额）×100%
	成本获取收入能力 T3	成本收入比 =（营业费用/营业收入）×100%
	收入获取利润能力 T4	收入利润率 =（利润总额/销售收入）×100%
盈利能力 T	成本获取利润能力 T5	支出利润率 =（利润总额/成本费用总额）×100%
	净资产变化对净利润影响情况 T6	加权平均净资产收益率 = 扣除非经常性损益后归属于公司普通股股东的净利润/（归属于公司普通股股东的期初净资产 + 归属于公司普通股股东的净利润÷2+报告期发行新股或债转股等新增的、归属于公司普通股股东的净资产×新增净资产次月起至报告期期末的累计月数÷报告期月份数−报告期回购或现金分红等减少的、归属于公司普通股股东的净资产×减少净资产次月起至报告期期末的累计月数÷报告期月份数±其他交易或事项引起的、归属于公司普通股股东的净资产增减变动×发生其他净资产增减变动次月起至报告期期末的累计月数÷报告期月份数）

注：原计算公式为资产利润率 =（利润总额/资产平均占有额）×100%，但银监会规定金融机构资产利润率计算方式为资产利润率 =（净利润/资产平均余额）×100%。
资料来源：本研究整理。

营业费用是指企业在业务营销、产品销售和机构管理等工作中所产生的货币支出，损益表中一般直接采用"营业费用"科目。营业收入是指企业从事主营业务、其他业务及利息收入所产生的货币收入，损益表中一般直接采用"营业收入"科目。

将企业作为研究对象，市场水平作为参考对象进行比较，若企业盈利性定量方式指标中得分对比值大于等于 1，说明企业该指标达到或领先行业水平，属于正向关系，如若小于 1，则说明企业未达到行业标准，该指标待加强，属于反向关系。企业盈利性定量方式指标如下：

表2 企业盈利性定量方式指标

序号	指标名称	指标含义	计算指标的数据或者办法
1	净资产收益率得分对比值	对比运用资本获得利润的能力是否达到行业标准	企业净资产收益率得分/A股上市保险企业净资产收益率得分
2	资产利润率得分对比值	对比资产利用效益是否达到行业标准	企业资产利润率得分/A股上市保险企业资产利润率得分
3	成本收入比得分对比值	对比成本获取收入能力是否达到行业标准	企业成本收入比得分/A股上市保险企业成本收入比得分
4	收入利润率得分对比值	对比收入获取利润能力是否达到行业标准	企业收入利润率得分/A股上市保险企业收入利润率得分
5	支出利润率得分对比值	对比成本获取利润能力是否达到行业标准	企业支出利润率得分/A股上市保险企业支出利润率得分
6	加权平均净资产收益率得分对比值	对比净资产变化对净利润影响情况是否达到行业标准	企业加权平均净资产收益率得分/A股上市保险企业加权平均净资产收益率得分

资料来源：本研究整理。

项目的投资成本类型包括扩张成本、管理成本、项目资本、咨询成本，关联度越大，说明该成本类别对投资效益的影响越大，项目投资效益定量方式指标可同时适用于正面投资效益模型和负面投资效益模型，计算得出的具体指标如下：

表3 项目投资效益定量方式指标

序号	指标名称	指标含义	计算指标的数据或者办法
1	扩张成本关联度	增加社区建设或加大销售成本等市场扩张行为与投资效益相关性	灰色关联分析法计算在建工程资产增加额和盈利能力强指标相关性
2	管理成本关联度	加强业务人员管理培训与投资效益相关性	灰色关联分析法计算业务及管理费和盈利能力强指标相关性
3	项目资本关联度	加大资本投入与投资效益相关性	灰色关联分析法计算康养项目资本和盈利能力强指标相关性

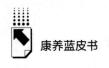
续表

序号	指标名称	指标含义	计算指标的数据或者办法
3	咨询成本关联度	产品研发咨询与投资效益相关性	灰色关联分析法计算集团内共享服务费收入以及资产管理费和盈利能力强指标相关性

注：盈利能力强指标指的是盈利能力计算中权重最高指标，但在项目投资效益定量方式研究时，盈利能力强指标数据采用康养项目本身的具体数据。

资料来源：本研究整理。

2. 投资效益基本模型应用流程

模型首先判断输入的各公司盈利能力数据是否符合模型提供的盈利能力指标，如若符合将进行以 AHP 熵值法为核心的盈利性定量指标计算，计算出相关权重并计算出研究对象公司是否达到市场水平，如若判断不符合模型提供的盈利能力指标，则需重新输入数据；如若研究对象达到市场水平，说明投资效益为正向效益，及其投资行为对其投资结果都有正向影响，反之则为负面效益，及其投资行为对其投资结果都有负面影响；通过灰色关联法分析得出正向影响主要影响因素或负面影响主要影响因素。具体流程如图 1 所示。

四 TK 公司康养社区项目的投资效益计算和分析

（一）盈利能力分析

本文以 TK 公司作为研究对象，以沪深两市的保险企业上市公司共 6 家公司（除去有退市风险的 ST 西水）作为参照对象，通过合并报表数据数据计算各项指标，财务数据来自 2018~2020 年财务报表，运用 AHP 熵值法计算指标占比，并分别计算 TK 公司得分和参照对象的六家公司得分平均分，判断该项目本身盈利或亏损，是否达到市场平均水平，并分析相比之下优劣势。

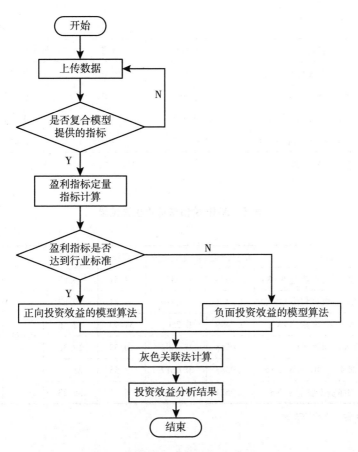

图 1　投资效益基本模型应用流程

资料来源：本研究整理。

1. 盈利能力情况表格

数据处理和分析主要用 Excel 和 SPSS 软件，各项指标的描述统计在表 4 中报告，AHP 熵值法的结果在表 5 中报告。

表 4　指标描述统计

指标	平均值	标准差	与盈利能力的关系
资本利润率(净资产收益率)X1	0.123	0.048	正向关系
资产利润率(总资产报酬率)X2	0.015	0.005	正向关系

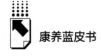

续表

指标	平均值	标准差	与盈利能力的关系
成本收入比 X3	0.927	0.044	反向关系
收入利润率 X4	0.08	0.04	正向关系
(成本利润率)支出利润率 X5	0.089	0.05	正向关系
加权平均净资产收益率 X6	0.132	0.053	正向关系

资料来源：本研究整理。

表5　AHP熵值法计算权重结果

单位：%

指标	信息熵值	信息效用值	熵值权重	AHP权重	CR	综合权重
资本利润率(净资产收益率)X1	0.9644	0.0356	7.81	6.89		7.35
资产利润率(总资产报酬率)X2	0.9781	0.0219	4.81	9.67		7.24
成本收入比(逆向指标)X3	0.7499	0.2501	54.93	12.16	0.081	33.54
收入利润率 X4	0.9518	0.0482	10.59	19.32		14.96
(成本利润率)支出利润率 X5	0.9383	0.0617	13.55	21.73		17.64
加权平均净资产收益率 X6	0.9621	0.0379	8.31	30.23		19.27

资料来源：本研究整理。

2. 盈利能力数据计算结果和分析

表4的六个指标中，指标 X3 为反向指标，其他五个指标为正向指标，所以在做 AHP 熵值法分析权重之前，先把指标 X3 数据进行逆向化处理为指标 X3，转换成正向关系。由于指标 X3 数据大于1，其他五个指标数据均大于0小于1，所以运用归一化的方法进行数据量纲处理。表5是六个指标中通过数据前期处理后运用 SPSS 软件计算出的信息熵值、信息效用值、熵值权重、以及通过调查问卷和数据处理得出的 AHP 权重、一致性值 CR，并综合算出最终的综合权重。其中，一致性值 CR=0.081<1，说明矩阵满足一致性检验，数据有效；指标 X3 所占综合权重为33.54%，权重占比远高于其他指标，为盈利能力强指标。通过各指标数值乘以对应权重再相加，就可

以得到每个公司的盈利能力评分，求出6家上市保险企业的评分均值，就可以得出市场水平。表6表明，AHP熵值法求解得6家上市保险企业的对应指标权重均不相同，而TK公司对应指标的权重为6家上市保险企业对应指标权重的平均值，即表5中的综合权重。表7中，TK公司盈利能力明显高于市场盈利能力水平，其盈利能力仅次于行业龙头企业中国平安，属于行业中盈利能力较强的企业。

表6　AHP熵值法计算6家上市保险企业盈利水平指标权重结果

单位：%

指标	中国平安	中国人保	中国人寿	中国太保	新华保险	天茂集团
资本利润率(净资产收益率)	7.15	7.27	7.43	7.29	7.35	7.44
资产利润率(总资产报酬率)	7.05	7.40	7.38	7.34	7.03	7.26
成本收入比(逆向指标)	33.46	33.42	33.65	33.81	33.44	33.49
收入利润率	13.95	14.89	14.95	15.40	15.16	14.89
(成本利润率)支出利润率	18.30	17.52	17.91	17.48	17.71	17.36
加权平均净资产收益率	20.09	19.50	18.68	18.68	19.31	19.56

表7　市盈利能力得分计算结果

项目	中国平安	中国人保	中国人寿	中国太保	新华保险	天茂集团	TK公司
资本利润率(净资产收益率)得分	1.4362	0.7507	0.7229	0.9482	1.0628	0.4489	1.8936
资产利润率(总资产报酬率)得分	0.1256	0.1712	0.0777	0.1164	0.0975	0.0780	0.1942
成本收入比(逆向指标)得分	39.8344	35.3280	35.6623	36.5136	34.6575	35.6513	37.6774
收入利润率得分	2.2282	0.8097	0.8369	1.1336	1.1062	0.9567	1.6832
(成本利润率)支出利润率得分	3.4808	1.0071	1.0756	1.3900	1.3475	1.1982	2.2317
加权平均净资产收益率得分	4.3729	2.1580	1.9832	2.6027	3.0265	1.2010	4.9646
盈利能力总体得分	51.4782	40.2248	40.3587	42.7045	41.2981	39.5340	48.6446
市场盈利能力水平和研究对象对比	42.5997						48.6446

资料来源：本研究整理。

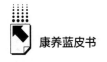

其中，资本利润率得分、资产利润率得分和加权平均资产收益率得分比较突出，说明 TK 公司的运用资本获得利润和收入能力较强，资产利用效益较好，经营管理水平较高，但成本收入比得分、收入利润率得分和支出利润率得分都低于行业龙头中国平安，位居第二，说明 TK 公司在利润获取能力上和中国平安存在一定差距，但根据企业盈利性定量方式指标计算，TK 公司的总体得分和平均得分均高于市场水平，企业盈利性定量方式指标对比值均大于 1，所以 TK 公司的投资效益作为正向投资效益。

（二）投资成本关联度分析

TK 公司得分高于市场水平，企业盈利性定量方式指标对比值均大于 1，说明 TK 公司指标均为正向关系，根据投资效益模型，TK 公司的模型为正面投资效益模型，即公司的业务扩张、人员管理、资本投资和发展咨询等行为都均为项目盈利做出了贡献，其项目投资效益将采用正向投资效益的模型算法。

1. 投资成本情况表格

在表 3 中将集团内共享服务费收入以及资产管理费列入咨询成本，是因为原先由 TK 公司为集团内其他公司提供"IT、运营和财务共享服务，并收取相应的服务费用（集团内共享服务费收入）"，并于 2020 年增加咨询项目，聘请其子公司"就其不动产和生态链战略投资项目的开发管理和运营管理提供综合管理服务，就其不动产及生态链战略投资项目和股权项目的投资交易和资产管理提供财务顾问和投资咨询服务"，并且支付相应服务费用（资产管理费）。且从表 8 可见，在 2020 年聘请子公司增加咨询项目后，集团内共享服务费收入锐减 30.69%，在集团资产没有大量变动的前提下，共享服务费中的咨询费用部分转移至由子公司收入，因此需将集团内共享服务费收入和资产管理费 Y4 作为咨询成本。表 8 中，指标 Y1 指的是集团在建工程中涉及康养社区项目（包括社区和康复医院）年末较年初的增加额，Y2 的计算主体以整个集团为计算单位，Y3 则为康养社区项目（业务项目基本为养老服务和医疗服务，少数部分为投资及房地产开发）的资本总额，Y5 则是代表项目盈利能力强指标。

表8 投资成本情况

指标名称	指标类型	2020 年	2019 年	2018 年
在建工程固定资产增加额 Y1	正向指标	3536	1848	1545
业务及管理费 Y2	正向指标	22136	21066	18470
康养项目投资资本 Y3	正向指标	29495	19806	11366
集团内共享服务收入和资产管理费 Y4	正向指标	1222	1378	1116
医疗及养老项目成本收入比 Y5	反向指标	1.0173	0.9285	0.9854

注：指标 Y1 到 Y4 共 4 个指标的单位为百万元。
资料来源：本研究整理。

2. 投资成本和效益关联度计算结果和分析

根据灰色关联分析法步骤，确定表8中的Y5为母序列，其他四个指标为特征序列。由于Y5指标为反向指标，所以先对Y5指标数据进行逆向化处理为Y5。而各个指标的单位不同和数值较大，采用均质化对指标数据进行无纲量化处理。根据模型中的计算方法，解得母序列和特征序列之间的灰色关联系数值，求出关联度值并对关联度值进行排序。得出结果如表9所示。

表9 关联系数情况

关联系数指标名称	在建工程固定资产增加额	业务及管理费	康养项目投资资本	集团内共享服务收入和资产管理费
2020 年	0.379	0.473	0.392	0.497
2019 年	0.401	0.447	0.437	0.468
2018 年	0.979	1	0.874	0.997

资料来源：本研究整理。

根据公式，得到各项指标与收入成本比的关联度大小如表10所示，分别为：集团内共享服务收入和资产管理费>业务及管理费>在建工程固定资产增加额>康养项目投资资本，说明 TK 公司康养项目的投资效益影响因素的重要程度为：战略决策和咨询，业务优化及培训的优先级高于投建新项目和资产投入。

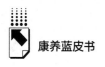

表10 关联度情况

评价项	关联度	排名
在建工程固定资产增加额	0.587	3
业务及管理费	0.64	2
康养项目投资资本	0.568	4
集团内共享服务收入和资产管理费	0.654	1

资料来源：本研究整理。

五 结论和政策建议

（一）研究结论

1. TK公司康养社区项目的优势

（1）TK公司高层制定了正确且坚定的战略决策，领先布局，步伐紧密。当其他公司对于养老行业举棋不定时，TK公司做出了最坚定的决策，成为第一家进军养老产业的保险公司，占据了市场优势。随后TK公司先后考察了日本、加拿大及美国养老社区，最终将美国的CCRC养老社区模式带回国内，将虚拟的保险与实体的养老服务有机地结合在一起。后来TK公司将业务扩展到医疗康复，寻找到保险资金可靠的投资出口。TK公司在不断的实践中认识到保险业与养老产业的协同效应，经过多年的调研结合中国的国情，总结出一套在中国切实可行的养老社区设计及建设标准，成为国内第一个"持续关爱社区设计及建设标准"企业标准的制定者，中国第一个养老保险计划与养老社区实体结合模式的先行者，成功将虚拟的保险与实体的养老服务有机地结合在一起。最终制定出大健康产业生态体系战略，依托保险公司投资康养养老社区的独特优势。目前，TK公司已经搭建起了"三甲医院临床诊疗+社区配建二级康复医院+CCRC持续关爱养老社区"三层次的医疗养老服务体系。在TK社区，老人们可以很便利地获得国内外最好的医疗资源。

（2）TK 公司对业务结构不断进行优化。从负债资金成本率变化趋势来看，刨除与市场利率联动的保户储金及投资款负债，TK 公司的保险业务或保险准备金的资金成本率整体呈下行趋势，说明其保险业务结构在不断进行优化。由于逐步改善的保险业务质量，逐步拉低了 TK 公司的负债端资金成本率，进而使 TK 公司可以从容不迫地进行大笔不产生即刻收益的医养事业长期投资。在风险管控方面，公司实行内部与外部双向风险管控的方式防患于未然。公司委员会下设风险管理委员会、稽核中心，与董事会形成风险管理三道防线。建立董事会负最终责任的制度，由风险管理委员会直接领导，负责统筹开展各项工作，职能部门之间和子公司密切合作，稽核中心单独负责审计监督。公司风险管理工作坚持贴近集团发展战略，支持公司经营决策。通过加强内部控制，推动全面风险管理体系建设，实现风险管理专业化管控，为公司做好风险前瞻。此外，基于集团发展战略及子公司经营策略，公司从品牌价值、盈利、资本、流动性等四个方面制定了外部风险底线，确保在达成战略协同效应过程中，积极防范和控制可能存在的风险，维持集团整体长期良好评级及持续稳健经营的风险策略。集团各子公司分别设立独立法人以经营保险、投资、不动产开发及销售、物业管理、医院管理等业务。TK 公司经营的非保险领域业务均实现专业化独立经营。持续优化的业务结构，支撑起 TK 公司业务的持续健康发展，为 TK 公司投资康养社区项目提供了良好的内部环境及硬件基础。

（3）TK 公司重视员工培训，采用先进的专业人力资源管理理念与人才策略。在选才方面，TK 公司有近 15 万人的销售、业务、管理人才队伍，其中 80% 内勤管理人员具有大专以上学历，年龄多在 25 岁至 35 岁之间，工作经验较为丰富。坚持不降低营销员的录用标准，对新进公司的营销员培训历时三个星期。在用才方面，重视内部提拔，兼顾外部招聘。"能者上，平者让，庸者下"，TK 公司坚持通过差别激励，优化员工的整体素质，提升公司的整体竞争力。在育才方面，TK 公司聘请了国际知名咨询公司华信惠悦作为人力资源改革的合作伙伴，建立了"以岗位为核心，以平衡计分卡为绩效管理模式"的先进人力资源管理理念。同时内部建立多层次的培训体

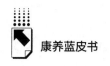

系，成立了"T企业大学"，以"E-learning"为平台，充分发动中高层管理者和经验丰富的专业技术人员担任内部培训讲师，探索出一条"企业大学"+"E-learning"的培训体系新模式。与北京大学合作为中高层管理人员举办 EMBA 课程培训，投入超过 1000 万元。在培训中 TK 公司最重视的是人格的教育和理念的培养，其次才是专业知识和展业技巧的传授，这为 TK 公司开展康养社区项目提供了从理念、技术到管理各方面都过硬的雄厚人才储备。

2. TK 公司康养社区项目投资效益存在的问题

（1）重资产投入康养社区，经营风险较高。TK 公司投资康养社区项目资金大，投入成本高，社区高端定位，造成建设和运营成本高，同时由于盈利回报周期长，近几年 TK 公司的利润没有达到其对应投入应获得的利润高，且带来了资金流动性风险。而对于 TK 公司康养社区来说，社区环境维护成本、护理设备创新成本、人力成本、娱乐活动开销等普遍高于一般的养老机构，盈利风险更为严峻，其董事长也表示，TK 养老社区类似于投资长期国债，十年、二十年以后才能获取稳定的现金流。

（2）康养社区行业标准缺乏。郭锐欣（2011）在研究过程中指出与保险公司投资养老社区的相关政策尚未做出明确规定，行业标准尚未统一建立，这就增加了保险公司的开发运营成本。由于市场上尚未建立康养社区行业标准，包括 TK 公司在内的投资康养社区的保险公司的开发运营成本高。我国医养结合模式兴起时间较短，相关标准的制定仍处于摸索阶段，具体细则化服务标准尚未确立，无法有效满足老年人的高质量需求，降低了老人对于医养服务机构的满意度，进而制约了医养服务业的有序发展。

（3）目标客户养老需求大于支付能力。孔月红、王莉莉（2013）指出当前保险公司投资养老社区的市场定位是为其拥有的高端客户提供高端养老社区来满足其养老需求，然而我国老龄化呈现出"未富先老"的特征，老年人收入普遍偏低，导致养老社区的入住率偏低。TK 公司康养社区的市场定位是高端客户，而国内多数养老服务需求者都是普通收入，消费不起昂贵的服务产品，从而导致康养社区的居住率偏低，影响公司的盈利。基于第四次中国城乡老年人生活状况抽样调查数据，全国老年人的人均年收入为34600元（约2883元/月）；其中，城镇老年人的人均年收入为46100元（约3842元/月），农村老年人的人均年收入为22100元（约1842元/月）。我国城镇老年人生活收入主要还是来源于养老金以及家庭其他成员补助，分别占71%和9.9%，而农村老年人的首要收入来源是子女亲戚给予（占比为25%），农村老年人的养老金收入仅占其收入的24.1%，养老金收入的占比和子女亲戚给予的收入占比合计为49.1%，尚不足农村老年人收入的一半。我国老年人收入水平相对较低，城乡老年人收入水平差距较大，若子女补助较少，老年人对于高端医养社区的需求便难以满足。

（二）解决投资效益存在问题的措施

第一，采用将康养社区与保险产品相挂钩的预销售方式，降低回报周期过长而带来的风险。社区房屋未完工或者配套设施未齐全时，可以提前销售，有助于缓解回报周期长所带来的风险。同时也可以借鉴外国以租赁方式为主来经营康养社区以降低投资成本。

第二，关注不同客户需求注重产品服务创新。针对不同的目标客户群体的消费能力及年龄段，设计不同服务等级和标准的产品，以满足市场上更多的服务需求，实现覆盖全年龄段。TK公司的康养社区目标客户主要为高端养老人群，而此类人群对保险公司提供的养老社区服务有着更高的要求，因此TK公司在完善服务的同时，要更加细致周到人性化：一是配置完善优质的基础设施，住房、绿化、医疗都要达到优质水平；二是设置专门的生活区，提供休闲娱乐场所，满足老年人的精神需求；三是组成高素质的专业团队，一切以客户为中心，提供人性化服务；四是提升社区科技含量，借助先进技术使入住老人得到及时的无微不至的照顾与保护。

（三）康养社区项目的投资效益分析

综上所述，康养社区项目的盈利能力是相当可观的，通过康养社区项目的运营服务以及绑定服务所带来的保费等收入能够带来一定的投资收益，是

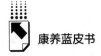

值得投资者进行投资的。但由于康养社区开发建设资金需求量大、回收周期长，在投资时应注意以下几点。

（1）应根据自身的管理能力和资金实际情况，选择不同投资模式，如全资模式、股份合作模式、股份投资模式、发行类 REITS 的投资计划模式等，对于资金充足且管理能力较强的投资者争取更多的投资权益，给管理能力不足或资金紧张的投资者尽可能避免投资资金压力和风险。

（2）投资康养社区时，要细分市场，找准市场定位，根据目标客户群的特性，通过不同的保险业务区分客户问题，并就养生、康复、流行疾病隔离等不同需求，针对性地开发设计不同的产品和服务，以满足不同的目标客户。

（3）有效地控制土地成本和融资成本，尽可能采用低成本的复合型用地模式，通过合理的用地组合，降低用地成本。

（4）选择与自身定位相吻合的运营模式，引入专业的康养服务运营团队，提高运营管理效率。

（5）完善服务体系，加强专业人才队伍建设，提高人才建设资本投资。精心打造专业的管理服务团队，不断提升自身的服务水平。

参考文献

[1] 张珉：《康养将成为下一个"大牛"产业》，《企业观察家》2019 年第 6 期，第 36~37 页。

[2] 汪汇源：《我国康养产业现状及海南康养产业对策研究》，《农业科研经济管理》2020 年第 1 期，第 45~48 页。

[3] 刘新、孟霏：《康养产业发展模式的管理绩效研究——以上海亲和源老年社区与云南卧云仙居养老模式为例》，《知识经济》2017 年第 16 期，第 5~6 页。

[4] 高帆：《我国寿险公司投资养老社区的案例分析文献综述》，《商》2016 年第 28 期，第 61 页。

[5] 魏维、顾宗培：《老龄化背景下的养老社区规划设计》，《规划师》2015 年第 11 期，第 12~17 页。

［6］ 程雁、孙志明：《供给侧改革视角下基于社区的"医养+康养"新路径思考》，《卫生软科学》2021 年第 3 期，第 42～45 页。

［7］ 刘晶晶：《民生视角下现代养老社区服务体系研究》，哈尔滨工业大学，2014。

［8］ 穆光宗、朱泓霏：《中国式养老：城市社区居家养老研究》，《浙江工商大学学报》2019 年第 3 期，第 92～100 页。

［9］ 燕妮：《新时代健康养老产业与保险业融合模式研究》，《金融与经济》2018 年第 3 期，第 87～91 页。

［10］ 江生忠、杨汇潮、袁卓群：《我国养老地产商业模式研究》，《现代管理科学》2014 年第 10 期，第 6～8 页。

［11］ 李子耀、钟雯：《我国保险公司投资养老地产运作模式研究》，《甘肃金融》2017 年第 5 期，第 40～45 页。

［12］ 李家琦：《我国寿险企业投资养老社区的运行现状及发展对策研究》，《商讯》2018 年第 13 期，第 11～12 页。

［13］ 黄挺：《中国康养地产项目投资支持对策研究》，厦门大学，2019。

［14］ 洪志国、李焱、范植华、王勇：《层次分析法中高阶平均随机一致性指标（RI）的计算》，《计算机工程与应用》2002 的第 12 期，第 45～47+150 页。

［15］ 黄秋丽、邓攀、陈东升：《揭秘泰康养老模式》，《中国企业家》2014 年第 19 期，第 62～65 页。

［16］ 郭振华：《泰康人寿的"保险+医养"战略是如何成功的?》，《上海保险》2020 年第 7 期，第 21～25 页。

［17］ 张尧、关欣、孙杨、佐飞：《考虑背景风险的项目投资决策》，《中国管理科学》2016 年第 9 期，第 71～80 页。

［18］ 洪海燕：《企业投资项目的财务可行性研究》，《行政事业资产与财务》2017 年第 34 期，第 82+81 页。

［19］ 孟广文、杜明明、赵钏、王继光、于涂阳、马祥雪、张宁月：《中国海外园区越南龙江工业园投资效益与启示》，《经济地理》2019 年第 6 期，第 16～25 页。

［20］ 刘志新、郭校敏：《中国大型企业培训体系有效性评价研究——以中国石化、首都机场、泰康人寿为例》，《北京航空航天大学学报（社会科学版）》2011 年第 5 期，第 76～81 页。

［21］ 高帆：《我国寿险公司投资养老社区的案例分析文献综述》，《商》2016 年第 28 期，第 61 页。

［22］ 李军、王丽民：《我国老年人的收入状况——基于第四次中国城乡老年人生活状况抽样调查数据的分析》，《老龄科学研究》2018 年第 6 期，第 3～17 页。

［23］ 康凯、初锟：《我国保险公司发展养老社区的现状及策略选择——以泰康人寿保险公司为例》，《赤峰学院学报（自然科学版）》2015 年第 8 期，第 104～106 页。

B.14
国际上健康城市的评价标准与科学认证

沈山 司然 马跃*

摘　要： 介绍世界卫生组织的健康城市的评价指标体系，欧洲健康影响评估的实施过程和评价模型，对比分析国际上健康社区的基本标准，以及欧洲健康城市的认证过程。总结国际上健康城市的建设路径：将健康置于城市政治和社会议程的重要位置，并在地方层面倡导公共卫生运动；强调健康公平、公共参与、跨部门合作和对健康影响因素采取有效的措施；协调公众、个人、志愿者、社区组织之间进行合作。

关键词： 健康城市　评估标准　科学认证

　　世界卫生组织（World Health Organization，简称 WHO）于 1986 年发布《健康城市与乡村倡议》；随之，世卫组织欧洲区域办公室开始启动"城市健康促进计划"，全面实施区域性的"健康城市工程"（Healthy Cities Project，简称 HCP），随后演化为"欧洲健康城市网络"，这是世界卫生组织面对 21 世纪城市化、老龄化问题给人类健康带来挑战而倡导的行动战略。自欧洲"健康城市网络"成立以来，就注重强有力的价值观和原则。申请加入"健康城市网络的城市"必须满足一系列的准入条件："提高公共卫生水平的政治承诺和行政承诺，城市要有相应的地方、国家和国际层次的关系网络，具备与其他

---

　*　沈山，江苏康养产业研究院负责人，江苏师范大学教授，博士，研究方向：地域文化与旅游规划，康养政策与市场战略，区域协同与城市规划；司然，江苏师范大学城乡规划学硕士研究生；马跃，江苏师范大学人文地理学硕士研究生。

城市合作交流合作的基础，拥有健康监测和评价机制，申请时需要提交翔实的健康城市发展报告，总结相关领域的经验教训"等。世卫组织欧洲区域办公室将健康城市定义为一个过程，而不是结果。任何一座城市，无论其当前是否达到健康城市的标准，只要对城市的自然和社会环境健康的系统改善有承诺，并制定相应的制度框架以实现该承诺的城市，就是世卫组织认可的健康城市。因此，任何城市都可以建设成为"健康城市"。

一　国际上健康城市的评价标准

1996 年 4 月 7 日，世卫组织将该年度的卫生日主题定为"城市与健康"，并提出了健康城市的 10 条标准：一是具有清洁安全的城市环境；二是具备稳定的食物、饮水和能源供给，以及有效的垃圾处理系统；三是能够满足城市居民基本生产生活需求的经济体系；四是倡导互相帮助价值认同的市民群体；五是制定了完备的健康和福利政策；六是能够提供可沟通交流的休闲娱乐场所；七是尊重城市居民和保护地方历史文化遗产；八是赋予市民选择有利于健康行为的权利；九是不断改善公共健康服务质量和城市公共卫生条件；十是促进居民长久健康和降低疾病患病风险等。由此开启促进健康城市的建设和发展工作。同时，世卫组织欧洲区域办公室主导的"健康城市网络"启动，并按照每 5 年一个周期发布行动纲领，第一期为 1987~1992 年，2019~2024 年为第七期，从起步阶段、行动阶段、健康关注阶段、融合发展阶段、人本理念阶段，进入到可持续发展阶段。

自 2000 年起，世卫组织欧洲区域办公室主导的"健康城市网络"已开始将健康影响评估（Health Impact Assessment，简称 HIA）确定为阶段发展的重要内容，并广泛应用于实践。随之，欧洲各个国家均将健康影响评估（见图 1、图 2）逐渐成为一项重要城市公共政策工具被运用于健康城市规划和建设实践之中。

健康影响评估是欧洲健康城市网络的第三阶段（1998~2002 年）推出的，并在第四阶段（2003~2008 年）成为工作核心加以推广应用，取得了创新。

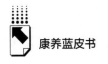

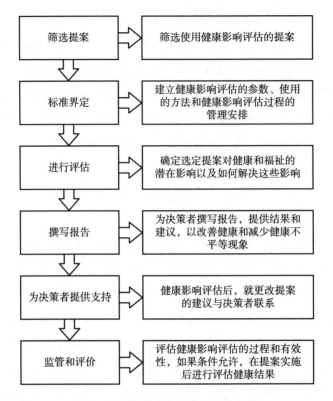

图1 健康影响评估实施的六个阶段

资料来源：WHO《欧洲健康城市网络第五期的评估总结（2009—2013年）》。

不同国家对健康影响评估的接受程度不同，如意大利从地区层面采用健康影响评估，瑞士从联邦层面采用，而法国和立陶宛则从国家层面采用。位于斯堪的纳维亚半岛和英国、法国的城市走在健康影响评估的前沿并一直探索技术革新，适合当地政府在发展环境中优化政策的目的。例如：在北爱尔兰贝尔法斯特的尚吉尔庄园重建规划中，房屋主管部门将专家研讨会、项目评估小组和社区公共咨询作为健康影响评估的重要方法，评估一共11个重建方案可能的健康影响结果，选定的方案能够有效解决各利益集团之间的矛盾。瑞典赫尔辛堡市政府开发了一套"筛选"工具，地方政府官员参与设定关键问题并明确参数的具体范围，判断申请项目是否需要开展评估工作。促进健康影响评估的两个最重要因素是政治支持和专业化的培训，其次是与提供专业知识的学术或公共卫生机构的联系以及之前的经验。取得经验成功的城市往往率先开展了跨部门合作。其他对实现目标至关重要的因素包括持续实施健康影响评估的承诺、支持性的国家政策背景和加入健康影响评估子网络。

关于健康城市规划的评估主要是通过构建健康城市评价指标进行。现有的健康城市评价指标是世卫组织的健康城市指标体系，经多次调整修改，涉及健康人群、健康服务、环境指标、社会经济指标等 32 个指标（见表 1）。

表 1 WHO 的健康城市的指标体系与指标定义

	指标	指标定义
健康人群	死亡率	各个年龄层的年死亡率（各年龄层：<1、1～14、15～19、20～24、25～29、30～34、35～39、40～44、45～49、50～54、55～59、60～64、65～69、70～74、75～79、80～84 及 85 岁以上）
	主要死因	比较每一死因的年死亡率
	低出生体重率	出生时体重等于或低于 2.5kg 的婴儿的百分比
健康服务	城市健康教育计划	由多个规划组成，目的在于提供完整的服务，使城市居民得以发展及维持健康的生活。
	疫苗接种率	列出(三剂)、小儿麻痹(三剂)、麻疹(一剂)、卡介苗(一剂)及法律规定儿童六岁以前应接受法定预防接种的项目。幼儿一岁以前完成白喉/百日咳/破伤风须接种疫苗的百分比。儿童两岁以前完成麻疹疫苗的百分比。若有提供六岁以下儿童接种德国麻疹及嗜血性流行性感冒二种疫苗，请列出完成此两项预防接种的百分比。
	基层保健医生服务的居民数	从事基层健康照护的医师数、护理人员数；分类从事基层健康照护专业人员数。
	护理人员服务的居民数	各领域、各部门的执业护理人员；医院工作之助产护理人员数、精神卫生护理人员数。
	健康保险覆盖率	有健康保险的人口数，可分公、私立健康保险人口占比数。
	外语服务可用性	基层健康照护以少数族群语言提供服务，或有翻译员协助。若有翻译员，请说明是否为受雇的专职翻译员，是否能提供即时服务。
	政府议会健康相关问题数量	市议员所质询或讨论的健康议题数量。市议员每年讨论健康议题的会议次数。

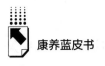

	指标	指标定义
环境指标	空气质量	分项评估下列空气污染物:NO_2、SO_2、CO、O_3、落尘、黑烟及铅等重金属,每一污染物的年平均值。
	水质	测量值大于 WHO 建议值的比例。
	污水处理率	净水程度、废水处理比例。
	生活垃圾无害化处理率	各种收集系统形态的收集品质,并说明废弃物收集的量及成分;废弃物回收的比例;废弃物未被收集或非法倾倒的比例。家庭废弃物处理的形态及比例,一般垃圾掩埋量;所有废弃物处理量。
	绿地覆盖面积	土地中绿地所占的面积百分比。绿地种类包含如下:公园、私人耕种土地、野生动植物生长或分布之无人管理土地;每位民众可使用的绿地面积。
	闲置工业用地	工业用地占城市所有土地面积的百分比。工业用地包含已停工未使用且有明确使用意向的用地。
	运动休闲设施	每千位居民所能使用的运动设施数目,包含使用者的年龄层及性别。
	步行化	人行街道为完全供行人使用,且所有车辆被禁止通行的街道。
	自行车路线	街道中划界专为自行车使用的道路。
	公共交通可达性	每千位居民分配到的大众运输座位数目(也包括站位)。请说明:大众运输的频率及可信赖度;大众运输每十公里之成本费用相较于私人交通工具同距离之成本费用。
	公共交通服务范围	提供大众运输服务的公里数,包含使用公共及私人运输工具的人口比例。
	生活空间	每位居民平均拥有的房间数(面积大于 $4m^2$ 之空间,浴室、洗衣房、玄关等不计算)。
社会经济指标	不适合居住标准房屋内居住的人口比例	居住于住屋设备低于标准的人口百分比。所谓住屋设备低于标准是指住屋无厕所、浴室或淋浴设备及自来水。
	无家可归者	没有住屋的人数(不包括住在拖车型活动房屋的人),包括住在专为没有住屋的人所设置的避难所、招待所或住在街上的游民。
	失业率	工作人口群中未受雇者之百分比。指 15~64 岁人口在某查询调查期间是失业者,包括:没有工作,没有收入;待业中,找工作中。

续表

	指标	指标定义
社会经济指标	贫困率	收入低于国民平均所得的人口百分比;接受政府或福利补助的人口比例。
	托儿所数量	可提供学龄前儿童照护的场所数。
	女性生育年龄	各年龄层母亲所生育儿的百分比。
	流产率	流产和堕胎数占所有活产数的比例。
	残疾人就业比例	劳动年龄之残障者从事规律工作之百分比。

资料来源: WHO Regional Office for Europe. WHO Healthy Cities－Revised Baseline Healthy Cities Indicators. Centre for Urban Health, March1998。

不同国家在世卫组织的指标基础之上,结合自身国情选择指标并构建健康城市指标体系。欧洲国家或政府机构多根据人口、健康、交通和公共服务设施等四个领域来构建指标体系,并通过分项分值量化后综合分值来评价。2019 年西班牙 Spot a Home 网站推出了"全球最健康城市排名",采用了"健康、餐饮、工作和环境"4 个维度来构建评价指标体系,包含日照时间、平均预期寿命、社会人群肥胖程度、平均休假时间长度、工作与生活时间的均衡度、环境状况、空气和水质状况、体育馆场分布、快餐店分布、城市绿地以及电动汽车充电站密度等指标。对评价指标标准化处理后,按分值高低标识城市健康水平。结果发现,欧洲、澳洲和北美地区的城市排名位居前列、亚洲和南美洲排名靠后。新加坡排名第 22 位,布宜诺斯艾利斯排名第 74 位,是亚洲和南美洲健康城市水平较高的城市。

健康影响评估成为国际上尤其是欧洲推动健康城市运动发展的主要工具。世卫组织在《欧洲健康城市网络第五期的评估总结(2009—2013年)》中,提出基于"营造关怀和支持性环境"的健康影响理论模型(见图 2)。该模型通过健康城市规划、健康城市设计、健康交通规划、城市住区和住房更新,营造"宜居""安全"的城市健康生活能力。城市的

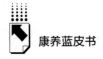
领导组织能力、居民健康意愿和政府策略等，是健康影响评估的重要基础保障。城市政策、方案和计划是健康评估的对象。城市层面的行动措施是健康城市规划和健康交通规划；社区邻里层面的行动措施是健康城市设计和住区更新设计，如提高安全性、便利性和舒适性的空间设计和文化标识；提供更好的住房、绿色开敞空间等；地方环境层面，营造一种充满生机的健康宜居环境。

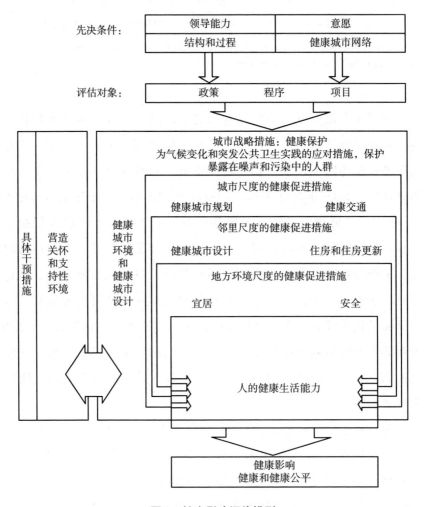

图 2　健康影响评价模型

资料来源：WHO《欧洲健康城市网络第五期的评估总结（2009—2013 年）》。

二　国际上健康社区的基本标准

伴随着全世界健康城市运动的实践推进，健康社区的规划与建设实践也全面展开，各类建设指标和评估体系不断出现。目前国际上健康社区的规划标准和评估体系比较多，基本形成成熟的体系。如美国疾病预防控制中心（Centers for Disease Control and Prevention，简称 CDCP）的健康社区计划（Healthy Communities Program，简称 HCP），分别针对儿童、青少年、成年人、老年人、吸烟者、饮酒者等不同群体，提出健康社区行动指南和建设模式。美国绿色社区认证体系（Leadership in Energy and Environmental Design for Neighborhood Development，简称 LEED-ND）包含五大领域56个亚类指标，是一部推进社区生态化和持续发展的社区规划和发展的评价体系。国际健康建筑研究院（International Well Building Institute，简称 IWBI）致力于健康性、公平性、包容性、综合性和活力性的社区建设，制定的全球健康社区标准（Well Community Standard，简称 WCS），包括10个领域110项指标。

目前，国内住房和城乡建设部尚未颁布国家健康社区建设标准，但是上海、北京等城市均颁布"指标标准"或"规划导则"（见表2），从城市社区公共卫生、城市社区公共服务、城市社区体育设施、城市社区公共交通、城市社区公共环境和城市社区医疗服务等领域提出标准或建设导则。

表2　国际健康社区与国内健康社区对比

指标体系	健康社区计划	绿色社区认证体系	全球健康社区标准	北京市健康社区指导标准	上海社区生活圈规划导则	台湾健康社区六星计划
健康建筑	引导居民使用步行设施	绿色建筑认证	保障基本住房质量	—	多样化住宅;舒适住宅建筑等	—
健康环境	维护公园和绿道网络;提高公园绿地的可达性	自行车路网密,机动车依赖度低;保护湿地与水体	空气质量优良;增强行人单车环境;混合用地开发	—	高效可达、网络化公共空间布局;人性化、活力与文化的公共空间组织	环境绿化美化;改造视障空间布局

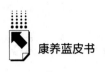

续表

指标体系	健康社区计划	绿色社区认证体系	全球健康社区标准	北京市健康社区指导标准	上海社区生活圈规划导则	台湾健康社区六星计划
健康设施	健康食物供应商店;提供儿童、母婴友好型设施	通用设计和残疾人友好型设施	行人可达性强;自行车基础设施和公共卫生设施配置	提供"六位一体"社区卫生保健服务;社区健身设施完善	便捷可达高品质、多层次的社区服务体系;多样化的社区服务内容	提供安全就医服务;确保公共安全
健康交通	建造宜于非机动出行的人行道、自行车系统	对机动车交通需求量管理,构建适宜步行街道	停车限制;自行车系统配置;支持公共交通运输系统	—	舒适通达的步行网络;便捷的公共交通;停车服务设施合理布局;通达高密度道路系统	保障交通安全,健康步道、安全通学路等
健康社会	鼓励参与健康社区项目;提供各种民族平等就业机会	多元社区共存;公共参与社区建设,教育机会平等	支持母乳喂养、都市农业;公共教育与社区参与等	成立社区全民健身协会,推进社区健康社会风尚建设	—	活化社区文化;鼓励社区民众关心社区健康;重视社区参与
健康活动	为体育创活动空间;举办社区健康运动会等	—	保障健康的社交空间、体育活动空间等	建设社区健康广场,小型健身器材进楼门、进庭院、进家庭等	形成大众日常公共活动网络、针对不同群体设计活动广场	建设社区篮球场、社区棒球球场等

资料来源:本研究整理。

2016年英国伦敦工党市长萨迪克·卡汗履职,发布《伦敦健康街道》宣言,承诺"创建健康街道的愿景旨在减少机动化交通、减少污染与噪声,营造更具有吸引力、可达性、人本化、友好型的城市街道,让每个人可在其中享受生活,主动运动和增加活动,最终提升全民健康"。同时将健康理念贯穿所有战略与政策,将"健康街道建设"纳入城市政府施政纲领。《伦敦健康街道——优先步行、自行车和公共交通打造健康城市》中提出伦敦健康街道的 10 条标准(见表 3),同期设立健康街道专项建设资金,任命城市街道步行与自行车市长特派员或指导员,要求在全伦敦实现更为安全、更为便捷、更为人本的步行交通与自行车出行。

表 3　伦敦健康街道十条标准

序号	指标	含义
1	健康出行(People choose to walk, cycle and use public transport)	步行和骑自行车是最健康、最可持续的旅行方式,伦敦街道将致力于打造适合步行、自行车和公共交通出行的环境。通过减少汽车交通的数量和主导地位并改善健康出行的街道体验以提高健康出行方式的吸引力
2	开放包容(Pedestrians from all walks of life)	伦敦的街道欢迎所有人步行、消遣时间和参与社区生活
3	清洁的空气(Clean air)	空气质量对人群健康有直接影响,改善空气质量有利于改善健康不平等问题
4	安全的感受(People feel safe)	整个人民都应该在伦敦的街道上感到舒适和安全。严格管理机动交通,应用"街道之眼"提高街道安全感,不使个人担心道路危险和个人安全受到威胁。严厉制止反社会行为、暴力与威胁等
5	噪音可受(Not too noisy)	减少车辆噪音有益于行人健康,可改善游客的步行体验
6	易于穿行(Easy to cross)	街道易于穿行有利于社区、商业区等空间的连接,物理障碍和车流会使街道难以穿越,应设置便捷的过街人行通道,限制车辆速度
7	停留和休息的场所(Places to stop and rest)	确保有停车和休息的地方,为步行与自行车出行设置服务设施,营造包容环境,打造宜人的停留、休憩场所
8	遮阴避雨(Shade and shelter)	将为每个人提供全时段、全天候的遮阴和躲避大风、大雨和阳光直射的步行街道
9	感觉放松(People feel relaxed)	嘈杂、年久失修的街道环境令人感觉极度不适,如果机动车不再是主要的出行方式,街道环境将不会脏乱嘈杂或年久失修,会有更多人选择步行或骑行
10	体验多样(Things to see and do)	当街道拥有吸引人的植被、建筑、景色、街头文化和便利的服务、商店时,人们会更乐意选择步行与骑行

资料来源:https://www.healthystreets.com/what-is-healthy-streets《Healthy Streets for London Prioritising walking, cycling and public transport to create a healthy city》。

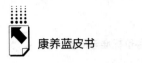

三 欧洲健康城市的科学认证

世卫组织欧洲健康城市网络的加入机制自第二阶段（1992~1997年）
就开始不断完善，适用于城市加入健康城市网络的认证标准在第五阶段
（2009~2013年）正式得到确定，具体可归纳为10项指定要求（见图3）。
加入机制的确立使得城市与世卫组织欧洲区域办公室建立了直接联系。

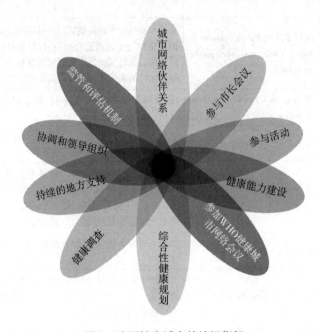

图3 欧洲健康城市的认证指标

资料来源：本研究整理。

欧洲每个城市都可以随时申请加入世卫组织欧洲健康城市网络。城市政
府可以和世卫组织建立稳定的交流与协商机制，以保障健康城市项目的实
施。城市政府行政主管需要出席世卫组织主办的相关会议，并将其计划陈
述，以取得健康城市网络会员的资格。

世卫组织欧洲健康城市网络对于加入健康城市计划的城市保持着相对稳

定和可执行的入选标准。第一步，申请加入的城市的政治承诺：城市"人人享有健康"和"健康城市规划"。资本投入承诺，调配城市资源，保障对城市卫生政策、规划实现目标的资本投入。首先，确认城市健康现状；其次，制定完善可行的"城市健康计划"；最后，制定"城市健康发展计划"，并开展更为严格的内部、外部的监督和评估工作。同时，城市政府需要建立欧洲健康城市项目协调办公室，有专职的计划联络协调员。

对于被世卫组织欧洲健康城市网络认定的欧洲健康城市，需要通过持续的、发展的、不断完善的投入以及其他政策保障其能够从"确认城市健康现状"，保障性进入"城市健康计划"阶段，实施性进入"城市健康发展计划"阶段。"城市健康计划"作为一份政策文件，包括总结健康现状、确认当前面临的问题与挑战及其相关影响因素。"城市健康发展计划"主要确定发展的战略性目标，整合城市发展规划，保障可持续发展和健康公平性。

总体上，欧洲健康城市的认证标准包括：具有持续的地方政府支持；具备完整的协调和领导组织；具有完善系统的健康调查；具有综合性的健康规划；具有健康能力建设行动；积极参与市长会议；持续组织和参与各项健康城市活动；参与世卫组织健康城市网络会议；与其他城市结成网络伙伴关系；具有完善的监督和评估机制等十个方面。

关于如何建设健康城市，世卫组织欧洲区域办公室提供了一个实施路径：（1）将健康置于城市政治和社会议程的重要位置，并在地方层面倡导公共卫生运动；（2）强调健康公平、公共参与、跨部门合作和对健康影响因素采取有效的措施；（3）协调公众、个人、志愿者、社区组织之间进行合作的必要性。要让当地人参与到政策制定中需要在政治承诺、组织和社区的发展方面做出努力，并且要认识到过程和结果同样的重要。

参考文献

[1]《北京市"六型"社区指导标准细则（试行）》，http：//www.beijing.gov.cn/

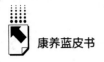

zfxxgk/110009/tzgg53/2011-12/28/content_ 288861. shtml/。

［2］ 上海市规划和国土资源管理局：《上海 15 分钟社区生活圈规划研究与实践》，上海人民出版社，2017。

［3］ 《台湾健康社区六星计划推动方案》，https：//safemyhome. npa. gov. tw/NPAGip/wSite/ct? xItem=43402&ctNode=11505。

［4］ 魏贺：《以健康街道方法塑造健康城市——大伦敦健康街道政策的启示》，《城市交通》2020 年第 9 期。

［5］ 吴一洲、杨佳成、陈前虎：《健康社区建设的研究进展与关键维度探索——基于国际知识图谱分析》，《国际城市规划》2020 年第 4 期。

［6］ Introduction to healthy cities，http：//www. WHO. dk/healthycities/introducing.

［7］ Greeng, Tsourosa. City leadership for health：summary evaluation of the Phase IVof the WHO European Healthy Cities Network ［M］//City Leadership for health：summary evaluation of the phase iv of the Health 2020- a European policy framework and strategy for the 21st century ［R］. Copenhagen：WHO Regional Office for Europe；2013.

［8］ Brennan Rlk，Baker Ea，Metzler M. Promoting health equity：a resource to help communities address social determinants of health ［M］. Atlanta：U. S. Department of Health and Human Services, Centers for Disease Control and Prevention, 2008.

［9］ Centers for DiseaseControl and Prevention. Community health assessment and group evaluation（change）action guide：building a foundation of knowledge to prioritize community needs ［M］. Atlanta：U. S. Department of Health and Human Services, 2010.

［10］ CDC's Healthy communities program ［EB/OL］，https：//www. cdc. gov/nccdphp/dch/programs/healthycommunitiesprogram/.

［11］ A Jay G. Sustainable by design? insights from US LEED-ND pilot projects ［J］. Journal of the American planning association, 2009, 75（4）：424-440.

［12］ Well Community Standard - a global benchmark for healthy communities ［EB/OL］，https：//www. wellcertified. com/certification/community/.

［13］ Transport for London. Healthy Streets for London：Prioritising Walking, Cycling and Public Transport to Create a HealthyCity ［R］. London：Mayor of London, Transport for London，2017.

［14］ Phase V of the WHO European Healthy Cities Network：goals and requirements. Copenhagen：WHO Regional Office for Europe；2009.

［15］ https：//www. euro. WHO. int/en/health - topics/environment - and - health/urban - health/WHO-european-healthy-cities-network/what-is-a-healthy-city.

后　记

时光荏苒，自第一本蓝皮书出版以来，至今已是第六版。2021年，新兴的一批康养产业顺势而起，在全国各个地区都有明显的发展，《康养蓝皮书：中国康养产业发展报告（2021）》对这一趋势进行了全面系统的阐释。2022年时值党的二十大召开之年，国家层面重磅政策文件频繁出台，提振银发经济，推动新康养事业和新康养产业协同发展。目前新康养产业已进入"精准发力、多措并举"新阶段，未来行业也将迎来发展新机遇。《康养蓝皮书：中国康养产业发展报告（2022~2023）》是对过去一年康养政策和项目的总结与分析，其中字字珠玑，无不凝聚着康养旅游与大数据团队的精力与心血。对于《康养蓝皮书》中的内容，我不敢恃功矜能，谨此后记纪念《康养蓝皮书：中国康养产业发展报告（2022~2023）》成功付梓，也热情欢迎各位读者能对书中的观点与我交流探讨。

在蓝皮书编撰之初，受限无法赴现场开展调研之时，所幸有诸多同仁（尤其是西部博士团挂友）与康养旅游与大数据团队成员的支持，不仅保障了数据收集、采集以及研讨工作顺利进行，还丰富完善了多年来已成系统的康养数据库。参与蓝皮书撰写的各位同仁与团队成员无不殚精竭虑、精益求精，秉持着实事求是的原则，对于康养产业的发展现状力争给出客观而准确的评估。在此过程中，编委会成员数次增删审阅、字斟句酌，才将这本蓝皮书送到各位眼前。再次衷心感谢所有对《康养蓝皮书》给予过关心与帮助的各位领导、同僚和亲友，正是因为有你们的帮助和支持，才有了我不断继续钻研康养的动力源泉。

首先，要感谢十届全国人大常委会副委员长顾秀莲女士对我国康养事业发展的支持和对本书的认可。顾委员长亲自为本书作序，是我们团队之幸，极大地激励和鼓舞着我们团队成员用科学严谨的态度对待蓝皮书的撰写和编排，也进一步鼓励着我们未来继续投身康养事业，用国际化的视野对待康养

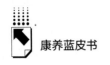

事业。同时感谢"健康中国50人论坛"和中国老年学和老年医学学会等组织对本书编写提供各类指导和支持。

其次，感谢参与本书编写的专家学者、业界人士和政界人士。感谢副主编彭菲副研究员、沈山教授、崔永伟副所长为本书编写与出版工作所付出的辛勤劳动，自第一版蓝皮书面世以来，有幸与几位同仁一路同行，推动着6版蓝皮书顺利付梓。感谢副主编杜洁女士，为《康养蓝皮书》提出的宝贵建议，保障皮书撰写和团队工作更加顺利进行。感谢社会科学文献出版社的领导和责任编辑连凌云先生在蓝皮书出版过程中的认真细致和一丝不苟，您工作的细致入微使得蓝皮书的内容更加哀梨并剪。

同时，特别感谢中山大学旅游学院康养旅游团队，为了能顺利完成本版《康养蓝皮书》，他们投入了大量的时间和精力。感谢负责团队调研与协调工作的游为、赵婧、李宗霖、顾媛霞、张婧、方倩琳等成员，团队成员夜以继日、慎重其事，对于蓝皮书撰写的每一个细节都精准把握安排，感谢你们为丰富康养数据库所进行的搜集工作，也感谢你们为了蓝皮书的撰写而投入宝贵的时间与精力，为康养产业的发展提供了"青年意见"。感谢所有参与《中国康养产业发展报告（2022~2023）》调研与编写的同学，正是大家的共同奉献为它的编撰工作提供了坚实的数据支撑和质量保障。

提笔至此，我知道《中国康养产业发展报告（2022~2023）》的撰写已经"奏响"了最后一篇，欣喜于本版蓝皮书所取得的新成就，感动于团队成员一年多来的付出与投入，我也仍对本书中存在的不足深感难安：一是本书虽然通过多种方法，在理论上建立了康养产业可持续发展评价体系，但受客观条件所限，仍未深入到国内大中型康养企业以及重大康养项目内部，未能及时追踪到诸多项目实际落地的情况，因而对于康养项目最新动态的掌握仍有不足。二是尽管康养产业在近年来得到了不断的丰富和发展，培育出多个新型业态，但是与之相适配的康养标准还未建立起来，亟须对国内外成熟的标准体系进行研究学习与探讨，并引导行业自发形成标准引领，以此才能助力实现康养产业可持续健康发展。在反思以上不足之后，我们吸取之前的调研与编写经验，紧锣密鼓地铺开安排新的一版《康养蓝皮书》的编写工作，希冀以往的不足能在其中得以完善，同时我们也满怀真诚的期待，期待各位读者不吝批评指教，对于新的一版康养蓝皮书的内容提出宝贵意见。总的来说，下一本《康养蓝皮书》将关注重点转向老年人群体，人口老龄化是人类社会发展的客观趋势，我国老年人口规模大，老龄化速度快，发展老年人旅游成为事关人民福祉的事业，下一版报告拟从政府、企业、社会、家庭和老年人个体与群体等多个视角来调查我国老年旅游发展特点，总结发展规律，发现当前老年旅游发展存在的问题和阻碍因素，最终提出相应的解决思路和政策建议，主要包括如下内容：

（一）调查老年旅游行为及需求现状，归纳中国老年旅游特点和规律；

（二）洞悉中国老年旅游的产品结构及相关供给的现状与趋势；

（三）发现中国老年旅游存在的不足与障碍并探析成因；

（四）提出促进老年旅游发展的相关政策意见。

"忆往昔峥嵘岁月稠"，2017~2023，康养蓝皮书的发展从未止步。我们相信，康养产业的发展有如鲲鹏扶摇而上九万里，必将迎来更加辉煌的明天！

何　莽

2023 年 4 月

Abstract

Standing in the key year of promoting the implementation of the 14th Five-Year Plan, high-quality development has become an important direction for the development of many local governments and industries. In the process of tracking and researching for many years, the writing team of "Health care Blue Book" realized the importance and urgency of health care industry standards for the high-quality development of the health care industry. The lack of standards caused by the unclear boundary of the health care industry, the uneven health care products and services, the lack of market supervision and management and other problems have become the weak board restricting the development of the industry. Taking "health care standards" as the entry point, the general report conducted data retrieval, cross-verification and summary analysis of various standards closely related to the health care industry, and initially established a database of China's Kangyang standards.

The general report found that among the few standards related to health care, the development of standard levels and fields is relatively unbalanced. At the same time, the management system of the standardization of the health care industry is not clear, not only the lack of a special "health care industry standardization technical committee" and unified management of the organization, but also the insufficiency in the technical personnel and financial support is. The health care industry standardization is in urgent need of breaking through all the shortcomings. Based on the problem-oriented, in order to accelerate the standardization process of Chinese health care industry, the general report finally puts forward some suggestions from the aspects of organizational structure, basic research, system optimization, tracking, and financial support, in order to promote the Kangyang industry in China .

The sub-report focuses on two major areas ofKangyang : agriculture and climate. In the field of Kangyang agriculture, the transformation of leisure agriculture into Kangyang agriculture is gradually becoming a trend, but the concept connotation and development mode are not mature, and the standard system for Kangyang agriculture is incomplete and the number is small, which hinders the promotion of advanced experience and the development of leisure agriculture. Climate Kangyang has always been one of the focuses of the Blue Book. The sub-report sorted out the related research on cold-avoidance climate and rehabilitation in China, and found that the research on cold-avoidance climate and rehabilitation in China is still in the initial stage. The report summarizes the definition, connotation, classification and characteristics of cold-avoidance climate health care, as well as the status quo of domestic research in recent years, and puts forward the prospect of the development of cold-avoidance climate Kangyang destinations during the " 14th Five-Year Plan" period.

There are two evaluation reports. On the basis of improving various databases, the regional evaluation report updated the list of top 20 cities and top 100 counties in China. On the whole, the overall change of Kangyang strong cities and counties is small, but it also shows a trend worth paying attention to : first, the development of healthy and strong industry is not affected by the restriction of administrative regional planning, showing the characteristics of cross-province and cross-region agglomeration, such as Jiaozuo of Henan province, Yuncheng of Shanxi Province, Sanmingxia of Fujian province, etc. ; second, resources, environment, location and other factors are the core factors that determine the level of local health development. ; third, the more developed the provinces are, the weaker the stability of the development of health policies. Guangdong and Jiangsu are typical representatives. In general, through five consecutive years of follow-up research on the sustainable development ability of the Kangyang industry across the country, the report found that the sustainable development of the health and wellness industry in various regions mainly includes five modes : resource-driven, policy-led, project-driven, operation and promotion, and standard-led. The evaluation report on the effect of hot spring Kangyang focuses on the influence of

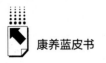

sensory intake in various environments on the participants of hot spring Kangyang. It explores the core factors affecting the effect of hot spring health care by situational experiment method and finds that visual intake still plays a major role in hot spring health care, but tactile intake, especially the factors of water environment, is the decisive premise of the effect of hot spring health care. This paper reveals the positive effect of multi-sensory intake breadth on recovery experience.

There are four special reports, which respectively respond to some hot spots in the health and care industry in 2022 from the aspects of health and care policies, appropriate renovation of community buildings for aging, tourism for the elderly, cross-border health and leisure in Hengqin and Macao. Among them, there are special reports on health and wellness policies in the 2018 edition and the 2020 edition. This is the third follow-up survey on health and wellness policies across the country in the past six years. Based on the continuous survey, it is found that although most places have formulated relevant policies for the development of Kangyang industry based on local resources, location and economic conditions, the sustainability of health and wellness policies is weak in economically developed regions. The report focuses on the characteristics of community space, and proposes the updated design strategies from three aspects: improving the organization structure of community space, establishing the barrier-free space system of community, and implanting the community age-appropriate space module, so as to provide reference and inspiration for the construction of age-friendly cities and inclusive urban environment in the future. Based on the theory of social emotional choice, the elderly travel report explains the elderly's travel motivation and travel obstacle factors. The Guangdong-Macao Cross-border Health Care and Leisure report further analyzes the key opportunities for China's health care industry to break the shackle of transformation based on the construction background of Hengqin Guangdong Macao Deep Cooperation Zone, proposes to set up a "National Health care tourism reform pressure test base" around Hengqin Cooperation Zone, and puts forward the corresponding development ideas and safeguard measures.

A total of four case studies and references were presented, which were based on the case studies of Xingwen County's traditional Chinese medicine tourism, elderly care group, professional health care community, and international health city standards, it provides the experience for the local governments in other areas of our country and the health-care enterprises to promote the high-quality development of the industry by the health-care standard.

Keywords: Health Industry; High Quality Development; Standard of Health care; Standard System

Contents

I   General Report

Abstract: "The world belongs to those who hold to the standard." Standardization is an important technical support for the high quality development of health care industry. In order to understand the development of China's health care industry standardization in 2022, this report takes the health care standards published by June 2022 as the research object, carries out data retrieval, cross-verification and summary analysis of various standards closely related to the health care industry, and preliminarily establishes the database of China's health care standards. The report found that the standardization process of China's health care industry is slow, resulting in uneven quality of health care products and services, non-standard development of relevant formats, lack of market supervision and management, and other problems have become the weak board restricting the growth of the health care industry. The report further investigated the overall situation of China's health care standards, and found that: (1) the classification of health care industry is not clear. Based on multiple industry classification methods related to health care, the health care industry is highly integrated, covering the primary, secondary and tertiary industries closely related to health care, mainly including health care agriculture, health care manufacturing and health care service industry; (2) Among the total 277 standards related to health care, the development of standard levels and fields is unbalanced, which is mainly manifested as follows: first, there is a serious shortage of national standards and industrial standards, and the existing standards are mainly local standards, among which Panzhihua City, Sichuan Province is outstanding; Second, there are more service standards, less management standards, the highest proportion of standards in the field of elderly care, forest and traditional Chinese medicine health care standards are relatively mature; Third, the participants are not equal. In the government-led standardization process, the participation of enterprises needs to be improved. (3) The management system of the standardization of the health care industry is not clear, not only the lack of a special "health care industry standardization technical committee" and unified management of the organization, but also the lack of professional scientific theoretical research on standardization, technical personnel and financial support is insufficient, the health care industry standardization urgently needs to break through many shortcomings. Based on the problem-oriented, in order to accelerate the standardization process of Chinese health care industry, the report finally puts forward some relevant suggestions from the aspects of organizational structure, basic research, system optimization, tracking and efficiency, and financial support, in order to promote the healthy and orderly development of Chinese health care industry.

Keywords: Standardization; Health Industry; High-Quality Development

II Sub-Reports

Abstract: With the boost of aging and sub-health problems, leisure agriculture is transforming to the direction of health care, which includes horticulture therapy, five senses therapy and pet therapy. However, at present,

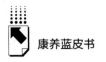
the concept connotation and business form of health and leisure agriculture are not mature enough. There are few standards for health and leisure agriculture, and the system has not been constructed, which hinders the industrial development and the promotion of advanced technology experience. It has become important to further strengthen the research in the field of health care and leisure agriculture, transform the theory into practice, and promote industrial development with standardization as the carrier. The national standards should be regulated, and the construction of industry standards for health care and leisure agriculture in the agricultural field should also be strengthened, so as to meet the actual needs of industrial production and supervision.

Keywords: Recreation Agriculture; Standardization; Natural Healing; Kangyang Tourism

B. 3 Research Report on the Development of National Geographic Indication Products in the Model of Health‑Care Agriculture

Xing Lu, *Cui Yongwei* / 057

Abstract: With the improvement of living standards and the enhancement of health awareness, people's attention has changed from the basic food and clothing problem to health problem, the demand for high-quality and healthy national geographic indication products is increasing day by day, and a number of new models of healthy agriculture have emerged in rural. Most of the national geographical indication products have accumulated for many years, but the healthy agriculture is still in the initial stage, and the representative mode with strong practice and quick effect is lacking. This paper firstly summarizes the development situation of national geographical indication products in China, selects Tangerine peel in Xinhui, Guangdong Province as a case to analyze the problems and difficulties, applies the theories related to health care planning and agricultural products, draws lessons from the construction experience of well-known health care agriculture, integrates agricultural advantages with health care development, and discusses the value of health care agriculture development. It provides development countermeasures with the new model of healthy agriculture of more national geographical indication products.

Keywords: Kangyang Agriculture; Geographical Indication Products; Xinhui Tangerine

B.4　Study on the Development of Cold‑Proof Climate Health
　　　Destination in China　　　　　　　　　　*Lei Yingzhao* / 078

Abstract: In recent years, summer tourism and summer destinations have become the focus of attention, but the quiet rise of cold-avoidance tourism has not been widely paid attention to, and the research of cold-avoidance climate health is still in the primary stage. Therefore, by combing the definition and research status of cold-shelter climate health, this paper proposes the prospect of the development of cold-shelter climate health destinations during the "14th Five‑Year Plan" period. It is pointed out that future research can be improved and innovated from the following aspects, including more targeted research perspectives, more quantitative research from qualitative research methods, and more comparability of research areas.

Keywords: Cold‑Avoidance Tourism; Climate Kangyang; Kangyang Destination

Ⅲ　Evaluation Reports

B.5　2022 Regional Assessment Report on the Sustainable
　　　Development of China's Health Care Industry
　　　　　　　　　　　　　　　　He Mang, Zhang Jing / 087

Abstract: In the report on the Work of the Government delivered by the Premier of The State Council at the Fifth session of the 13th National People's

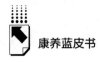

Congress in March 2022, it was pointed out that "hundreds of millions of Chinese people have a strong desire to pursue a better life, great potential for entrepreneurship and innovation, and the firm will to overcome difficulties together." The better life of nationals, high-quality elderly care services, health care services, the elderly care services, keep the pursuit and development of health industry. In order to understand the development level and sustainable development ability of the health care industry in different regions of China in 2022, our team established the sustainable development evaluation system of the health care industry in the past years as an indicator to evaluate the sustainable development ability of the health care industry of more than 2800 county administrative units and more than 330 municipal administrative units in China. The top 20 cities (prefecture-level) and top 100 counties (cities) in China were selected. From the perspective of region, the development level of health care industry in Southwest and East China maintains a strategic leading position, and Shanxi and Shaanxi have strong development potential. The development of health industry shows the characteristics of cross-province and cross-region agglomeration. The more developed the economy of the province, the weaker the stability of health policy development. From the perspective of model, the sustainable health industry mainly has five ways: resource-driven, policy-leading, project promotion, operation promotion and standard leading.

Keywords: Kangyang Industry; Standard Guidance; Regional Kangyang

B.6 A Study on the Effect of Multi-Sensory Intake on the

Recovery Experience of Hot Spring Tourists

Mai Zhiwei, He Mang / 112

Abstract: Whether hot spring can contribute to health, and how to develop hot spring tourism to produce more nourishing value, lack of corresponding academic research support. Existing studies have shown that a healthy environment and high-quality service have significant positive effects on tourists' health recovery, but which factors in the environment and service quality impact the recovery experience? How do the environment and services affect the recovery experience, independently or interactively? In order to answer the above questions and evaluate the effect of hot spring health care more scientifically, this study selects Guangzhou Bishuiwan hot spring as the research site, and obtains materials through participatory observation, qualitative interview and situational experiment. First of all, the participatory observation method and qualitative interview method are used to investigate the health environment and service quality that are most concerned in the study of hot spring health care, to find out the core factors that affect the recovery experience. The extracted core elements were classified and analyzed, and the core elements of health and wellness experience with the strongest influence were selected for scenario experiment, that is, the breadth and depth of sensory intake in the core elements of the environment were grouped for experiment. emWave pro, a physiological instrument, was innovatively used to collect cardiac electrophysiological data of hot spring tourists, and heart rate variability, a specific physiological index, was used to reflect the effect of recovery experience, so as to explore the influence of sensory intake of various environments on the hot spring patients.

Keywords: Hot Spring Health; Restorative Environment; Restore the Experience; Heart Rate Variability

Ⅳ Special Reports

Abstract: 2022 is the key year promoting the implementation of the 14th Five-Year Plan. This year's health care policy has far-reaching significance for the future development of the health care industry. By collecting and sorting out the "health care" industry development policies issued by the central government to

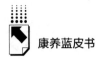
local governments from August 2021 to December 2022, and focusing on the analysis of the health care related content in the 14th Five-Year Plan, this research report has obtained the development trend of the health care industry at the four levels of The State Council, province, city and county. The study found that the health care content of the 14th Five-Year Plan involves five aspects: Support the aged by means of intelligence, rural revitalization, industrial integration, sports environment construction and the development of traditional Chinese medicine. The national health care industry policy in 2022 overlapped with the 14th Five-Year Plan and showed five other trends, including forest health care, talent training, health insurance, combination of medical care and education, and aging adaptation. At the provincial level, compared with 2020, the total number of health policies in provincial administrative regions showed an increasing trend. Among them, Jiangsu Province, Sichuan Province, Shandong Province, Jiangxi Province and other provincial-level administrative regions ranked top in the number of health care policies this year. From the perspective of policy tools at the prefecture level, it is found that environmental policy tools account for the largest proportion, and the development of the health care industry requires the government to control the development direction from a macro level and provide a favorable policy environment for the development of the health care industry. The transmission of health and wellness policies is analyzed from horizontal and vertical perspectives. Horizontally, the transmission effect of central ministries and commissions to local ministries and commissions is relatively general. Most local government departments put forward local health and wellness industry development plans mainly based on local resource conditions, location conditions, economic conditions, etc. Vertically, provinces actively respond to central policies. The formulation of county-level health and wellness policies on the basis of provincial health and wellness policies combined with regional characteristics points out the development path of wellness industries of different regional health. At the same time, different counties and cities in a province have a excellent policy linkage and complementarity.

Keywords: Kangyang Policy; Kangyang Industry; The 14th Five-Year Plan

Contents ↖↘

Abstract: Community is an important part of living environment and also
the main place to carry the daily life of the elderly. In view of the current situation
and problems of the community environment, focusing on the characteristics of
community space, this study combines with the practice of Residential
environment projects for the elderly community, put forward the design strategy of
improving the organization structure of community space, establishing the
community barrier-free space system and inserting the community age-appropriate
space module, in order to provide reference for the current high-quality
development of community construction.

Keywords: Age ‒ Appropriate Design; Community Landscape; Aging
Society; High Quality Development; Design Strategy

Abstract: With the continuous increase of the elderly population, China's
old-age tourism industry has developed rapidly. In this context, pension tourism
has attracted extensive attention from the academic circle, and it is necessary to
introduce a new theoretical perspective for the research on the motivation and
behavior pattern of pension tourism. Based on the social emotion choice theory ,
this paper systematically combs domestic and foreign literature on old-age tourism,
introduces time perception, knowledge, emotion and other dimensions, explains
the elderly's travel motivation and travel obstacle factors, and builds an analysis

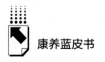
framework for the motivation and behavior pattern of old-age tourism.

Keywords: Old－Age Tourism; The Elderly; Social Emotional Choice Theory; Tourism Motivation; Behavioral Intention

B.10　Research on the Transformation of Health－Care Tourism
　　　　Industry From the Perspective of the Construction of
　　　　Guangdong－Macao In-depth Cooperation Zone in Hengqin

Li Jun, Zhang Yu and Dong Hao / 205

Abstract: The main contradiction in our country's current society has been transformed, and the masses of the people look forward to living a happy life. The concept of "pursuing quality of life" has become commonplace, and health tourism has taken advantage of the change in consumption concepts, showing a majestic growth momentum. General Secretary Xi Jinping has made clear instructions for Hengqin to learn from Hainan's medical policy and strengthen industrial cooperation with Macao. In accordance with the spirit of General Secretary Xi Jinping's instructions, Hengqin can be used as a stress test area for the opening-up and internal reform of the national wellness tourism field, so as to accumulate experience for the in-depth reform of China's wellness tourism field. This paper summarizes the main existing problems of the health care tourism industry in my country, and further analyzes the key opportunities for my country's health care industry to lift the shackles of transformation based on the background of the construction of Guangdong－Macao In-depth Cooperation Zone in Hengqin. A pressure test base for tourism reform.

Keywords: Guangdong－Macao In-depth Cooperation Zone in Hengqin; Health Tourism; Cross－Border Tourism

V Case and Reference Reports

B . 11 The Environmental Needs of the Living-in Elderly and the

Aging Transformation of the Base: Based on the

Investigation of the Elderly Easy－Care Group   *Wang Lei* / 218

Abstract: Residential care conforms to the concept of active aging and is also an important new form of tourism. However, the research on the transformation of residential care for aging is still in its infancy. The research on the aging adaptation of traditional nursing homes and communities mainly focuses on the habitual environment, while the resident pension is a pension model in an irregular environment with high personnel mobility. The traditional aging adaptation theory and method are not applicable in the resident pension scenario. This paper focuses on investigating the environmental needs of retirees and puts forward corresponding renovation ideas for aging.

Based on the research results of aging adaptation under the usual environment, this study adopts the method of literature, case study, comparative study and semi-structured interview, and adopts the participatory observation method as volunteers to conduct in-depth investigation on the residential and public environment of the four bases of Sichuan Old-age Care Group, namely Qingcheng Mountain, Yutang, Longchi and Peak Heart Hotel. The semi-structured questionnaire is used to interview the retirees in the retirement base to explore the actual experience and needs of the elderly for aging facilities in the retirement base, focusing on sorting out and studying the environment and facilities of the base from the aspects of internal moving lines, lighting, bathroom, furniture and household appliances, overall layout of public areas and various auxiliary functional areas.

The study found that there are many differences between the reform of aging adaptation in the unusual environment of resident care and the traditional nursing home care and home-based care. Aging sojourners' environmental needs also show

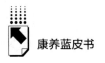

their particularity in an unusual environment. Based on the above results, the author explored three principles for the aging renovation of the residential base for the elderly: first, it is necessary to ensure the safety of the residential and public environment of the base. Secondly, more attention should be paid to practicability in terms of layout and facilities. Thirdly, the base should attach importance to the construction of space related to social entertainment, rehabilitation and self-value realization. The three principles guide each link of the aging adaptation transformation of the residential elderly care base and have certain guiding significance for the environmental transformation of the residential elderly care base in the future.

Keywords: Active Aging; Sojourn for the Aged; Environmental Needs; Suitable for Aging; Lrregular Environment

B.12 Research on Tourism Development of Chinese Medicine Culture: Take Xingwen County as an Example

Fang Qianlin / 237

Abstract: The report of the 20th National Congress of the Communist Party of China pointed out: "Promote the inheritance and innovation of traditional Chinese medicine", "persist in shaping tourism through culture, promoting the in-depth integration of culture and tourism". Developing the ethnic medicine cultural tourism resources scientificly can not only promote the protection and inheritance of ethnic medicine, but also promote the vigorous development of cultural tourism in ethnic areas. This paper adopts qualitative research methods to conduct in-depth research on the background process, development status and main problems of the Miao medical cultural tourism development in Xingwen County, Yibin City. Besides, this paper identify and compare the similarities and differences among the government, residents and tourists about the perceived value of Miao medical cultural tourism, find the Miao medical functional value and cultural consumption value. The research discover a common perception exists in specific "people" and "things" such as "inheritors" and "Miao medicine". Cultural manifestation and stage presentation should be realized based on Miao medicine inheritors, health care and Miao medicine. The key to tourism development is to realize Miao medicine culture symbolization through intangible cultural heritage protection and centralized display of a series of brand activities for the government. Through technical standardization and industrialization of vaccine and medicine can strengthen multi-cultural identity and value perception. The development of health tourism can combine residents' demands for health function of Miao medicine with tourists' perception of health culture of Miao medicine. It is suggested to build a health tourism project of Miao medicine relying on the carrier of Miao medicine culture venues.

Keywords: Miao Medicine; Health; Cultural Tourism; Perceived Value; Tourism Development

B.13　Investment Benefit and Enlightenment of Rehabilitation Community Under the Background of Population Ageing: Take TK Enterprise Rehabilitation Community Project as an Example

Li Xing, Zhou Hao, Ji Lizhi and Yang Yuanmei / 260

Abstract: The data of the seventh census shows that aging has become the basic national conditions of China for a long period of time in the future, and the aging population will make the society bear great pressure. The development of the pension industry is the top priority to solve the current and future balanced development of the population, and the health care community is a new pension industry project under this background. This paper first introduces the background of population aging policy and the development background of health care industry, and takes health care community of TK Company as an example,

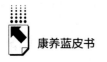
establishes AHP entropy method to evaluate the profitability of A-share listed insurance companies, and obtains the profitability level of health care community project and the result of comparing the level with the market. Secondly, the grey correlation analysis method is used to carry out the investment benefit model of the investment cost-benefit correlation analysis of the health care community. Finally, the advantages, existing problems and solutions of TK company health community are summarized. The purpose of this paper is to prove the feasibility of the project through the analysis of the profitability of the project, and provide reference for the new companies entering the industry in the future in the investment value reference and the key direction of project investment, effectively guide the enterprises on the investment decision of the project, and achieve considerable economic benefits.

Keywords: Population Aging; Health Community; AHP Entropy Method; Grey Correlation Analysis; Investment Benefit Model

B. 14 International Healthy City Evaluation Standards and Scientific
Certification   *Shen Shan, Si Ran and Ma Yue* / 280

Abstract: This paper introduces the evaluation index system of healthy city of the World Health Organization, the implementation process and evaluation model of the European health impact assessment, the comparison and analysis of the basic standards of the international healthy community, and the certification process of the European healthy city. To summarize the international pathways to healthy cities: placing health high on the political and social agenda of cities and advocating for public health campaigns at the local level; Emphasizing health equity, public participation, cross-sectoral cooperation and effective response to health factors; Coordinate the cooperation among the public, individuals, volunteers and community organizations.

Keywords: Healthy City; Evaluation Criteria; Scientific Certification

权威报告·连续出版·独家资源

皮书数据库
ANNUAL REPORT(YEARBOOK)
DATABASE

分析解读当下中国发展变迁的高端智库平台

所获荣誉

- 2020年，入选全国新闻出版深度融合发展创新案例
- 2019年，入选国家新闻出版署数字出版精品遴选推荐计划
- 2016年，入选"十三五"国家重点电子出版物出版规划骨干工程
- 2013年，荣获"中国出版政府奖·网络出版物奖"提名奖
- 连续多年荣获中国数字出版博览会"数字出版·优秀品牌"奖

皮书数据库

"社科数托邦"
微信公众号

成为用户

登录网址www.pishu.com.cn访问皮书数据库网站或下载皮书数据库APP，通过手机号码验证或邮箱验证即可成为皮书数据库用户。

用户福利

- 已注册用户购书后可免费获赠100元皮书数据库充值卡。刮开充值卡涂层获取充值密码，登录并进入"会员中心"—"在线充值"—"充值卡充值"，充值成功即可购买和查看数据库内容。
- 用户福利最终解释权归社会科学文献出版社所有。

数据库服务热线：400-008-6695
数据库服务QQ：2475522410
数据库服务邮箱：database@ssap.cn
图书销售热线：010-59367070/7028
图书服务QQ：1265056568
图书服务邮箱：duzhe@ssap.cn

社会科学文献出版社 皮书系列
SOCIAL SCIENCES ACADEMIC PRESS(CHINA)

卡号：722522875889
密码：

中国社会发展数据库（下设 12 个专题子库）

紧扣人口、政治、外交、法律、教育、医疗卫生、资源环境等 12 个社会发展领域的前沿和热点，全面整合专业著作、智库报告、学术资讯、调研数据等类型资源，帮助用户追踪中国社会发展动态、研究社会发展战略与政策、了解社会热点问题、分析社会发展趋势。

中国经济发展数据库（下设 12 专题子库）

内容涵盖宏观经济、产业经济、工业经济、农业经济、财政金融、房地产经济、城市经济、商业贸易等 12 个重点经济领域，为把握经济运行态势、洞察经济发展规律、研判经济发展趋势、进行经济调控决策提供参考和依据。

中国行业发展数据库（下设 17 个专题子库）

以中国国民经济行业分类为依据，覆盖金融业、旅游业、交通运输业、能源矿产业、制造业等 100 多个行业，跟踪分析国民经济相关行业市场运行状况和政策导向，汇集行业发展前沿资讯，为投资、从业及各种经济决策提供理论支撑和实践指导。

中国区域发展数据库（下设 4 个专题子库）

对中国特定区域内的经济、社会、文化等领域现状与发展情况进行深度分析和预测，涉及省级行政区、城市群、城市、农村等不同维度，研究层级至县及县以下行政区，为学者研究地方经济社会宏观态势、经验模式、发展案例提供支撑，为地方政府决策提供参考。

中国文化传媒数据库（下设 18 个专题子库）

内容覆盖文化产业、新闻传播、电影娱乐、文学艺术、群众文化、图书情报等 18 个重点研究领域，聚焦文化传媒领域发展前沿、热点话题、行业实践，服务用户的教学科研、文化投资、企业规划等需要。

世界经济与国际关系数据库（下设 6 个专题子库）

整合世界经济、国际政治、世界文化与科技、全球性问题、国际组织与国际法、区域研究 6 大领域研究成果，对世界经济形势、国际形势进行连续性深度分析，对年度热点问题进行专题解读，为研判全球发展趋势提供事实和数据支持。

法律声明